ALLERGIEN IM GRIFF

ALLERGIEN IM GRIFF

Ines Landschek

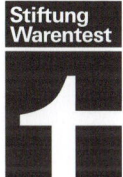

LIEBE LESERINNEN, LIEBE LESER,

alle Jahre wieder können all jene unter uns, die Pollenallergiker sind, ein Lied über blühende Bäume singen. Andere schnupfen ständig, weil sie Hausstaubmilben „mögen", im Sommer freuen sich alle Sonnenallergiker, im Winter die Nesselsüchtigen. Hört das denn niemals auf?

Es scheint so, als hätten wir eine neue Geißel, andere sprechen von der Volkskrankheit des 21. Jahrhunderts. Das klingt vielleicht doch zu dramatisch, gemessen an der Schwere von Krebs- und Herz-Kreislauf-Erkrankungen. Dennoch, Allergien haben ein Viertel von uns im Griff und schränken nicht nur unseren Bewegungsradius ein. Sie sind mehr als lästig und irgendwie ist es nicht einzusehen, warum unser Immunsystem bei Selbstverständlichkeiten, die es fast immer gegeben hat, verrückt spielt. Eine Allergie empfinden viele Betroffene als Beleidigung, gerade weil das Immunsystem eigentlich zu unserem Schutze reagieren sollte. Irgendwas ist falsch gelaufen, und die Experten sind sich immer noch nicht sicher, was es sein könnte.

Obwohl es immer noch nicht klar ist, warum manches Immunsystem überreagiert, warum an sich harmlose Stoffe zu Überreaktionen führen und warum es erst wenige Ansätze gibt, Allergien wirklich zu heilen, gibt es auch viele Hoffnungsschimmer:

In der Forschungspipeline befinden sich immer bessere Hyposensibilisierungen, Anti-Antikörper-Therapien, Studien zu vorbeugenden Schluckimpfungen. Interessant sind auch die neuesten Empfehlungen zur Prävention von Allergien: Tipps, wie man das Immunsystem vom allerersten Lebenstag an abhärten kann.

Wer es schafft, sich mit dem scheinbar Unabänderlichen wie einer Allergie abzufinden und seinen Frieden mit ihr machen kann, kommt im Alltag besser zurecht. Das ist das Rezept für jede chronische Krankheit. Mit dieser Einstellung und unseren Empfehlungen bekommen Sie eine Allergie auch gut in den Griff.

Ines Landschek, Medizinjournalistin

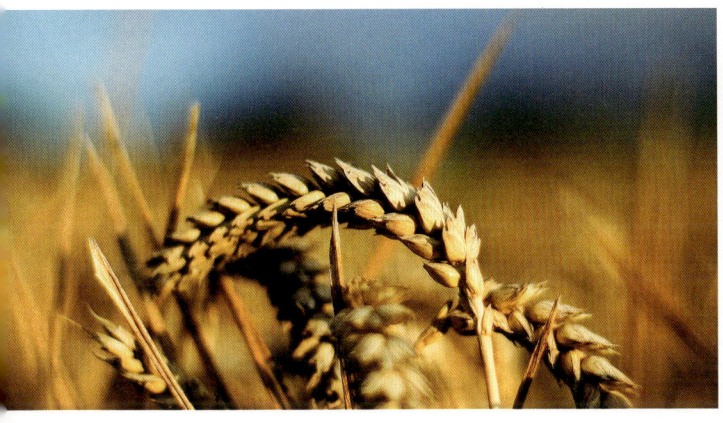
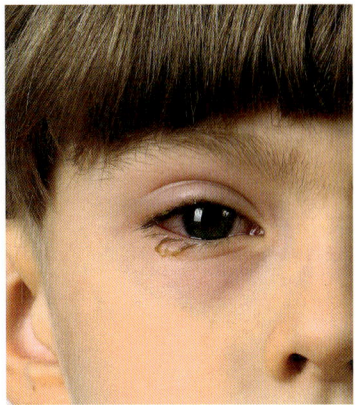

INHALTSVERZEICHNIS

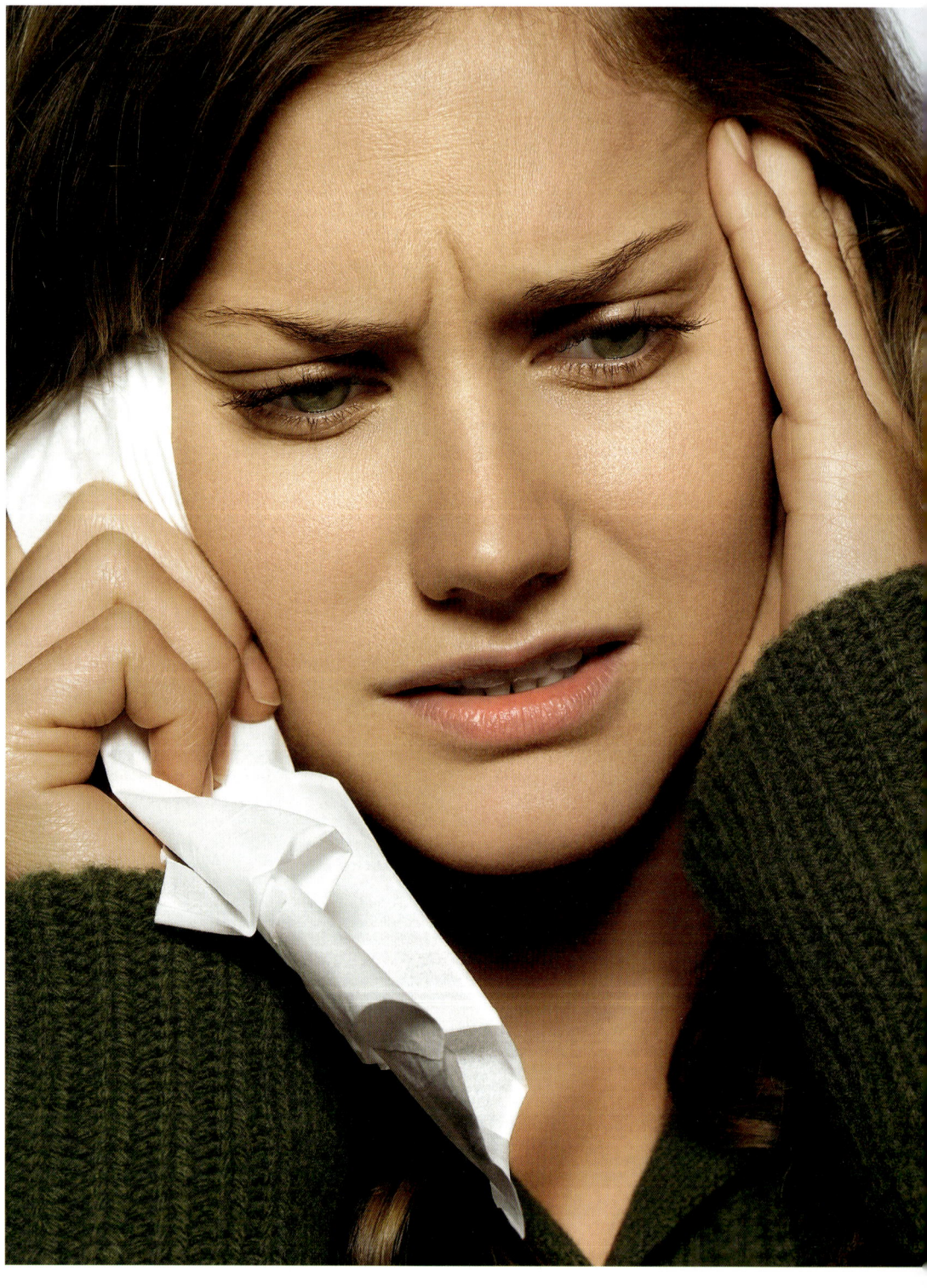

ALLERGIEN
UND KEIN ENDE

Jeder dritte Deutsche glaubt an einer Allergie zu leiden. Ganz so schlecht steht es zum Glück nicht. Doch die Zahl der Allergiker ist in den letzten Jahren gestiegen. Wenn Sie fürchten, an einer Allergie zu leiden – weil Sie in bestimmten Situationen Juckreiz in den Augen, der Nase oder am Gaumen bekommen, Ihre Haut sich plötzlich rötet, Sie Magen-Darm-Beschwerden haben oder sehr müde und abgeschlagen sind – , sollten Sie sich untersuchen lassen.

WAS IST EINE ALLERGIE?

Eine Allergie ist fachlich gesehen eine spezifische Änderung der Immunitätslage im Sinne einer krank machenden Überempfindlichkeit des Immunsystems. Das Immunsystem ist in diesen Fällen sehr immunstark, also sehr leistungsfähig, und nicht wie manchmal gedacht immunschwach. Das Immunsystem eines Allergikers reagiert unverhältnismäßig stark auf harmlose Stoffe aus der Umwelt, das ist eine Fehlleistung des Immunsystems. Dieser Prozess, erst einmal in Gang gesetzt, wiederholt sich: Bei einem bestimmten Auslöser kommt es zur immer gleichen Reaktion. Haut, Atemwege und Verdauungstrakt sind vor allem von den Krankheitszeichen betroffen.

Der Begriff „Allergie" wurde 1906 erstmals von dem österreichischen Kinderarzt Clemens von Pirquet in die medizinische Fachsprache eingeführt. Er unterschied damit schädliche Überreaktionen von nützlichen Reaktionen des Immunsystems.

Häufigkeit von Allergien

In den 1950er und 1960er Jahren neigten etwa zwei bis fünf von 100 Kindern zu allergischen Reaktionen. Nach neueren Studien betreffen Allergien aber bereits bis zu 25 Prozent der Bevölkerung in den westlichen Industrieländern.

Nach dem Weißbuch Allergie 2010 haben jedes Jahrzehnt fünf Prozent mehr Kinder in Deutschland beim Allergietest positiv reagiert. Ob diese Rate in Deutschland inzwischen auf einem gleichbleiben-

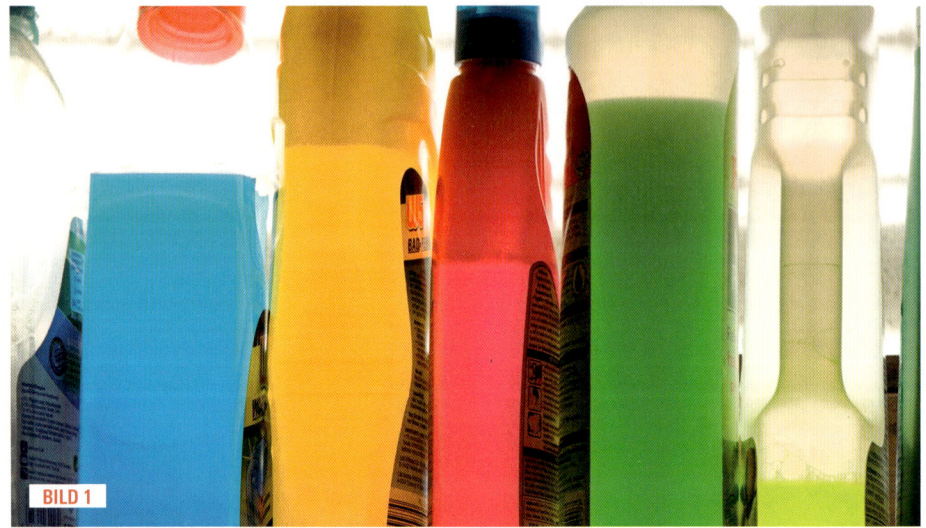

BILD 1

BILD 1 Woher kommen Allergien – übertriebene Hygiene ...

den hohen Level verharrt oder die Allergien weiterhin zunehmen werden, lässt sich bislang nicht eindeutig sagen.

Woher kommen Allergien?

Warum es überhaupt eine Zunahme von Allergien gibt, ist immer noch ein Rätsel. Verschiedene Studien untermauern die These, dass es einen Zusammenhang mit der erhöhten Umweltverschmutzung gibt, andere Studien belegen beinahe das Gegenteil: Übertriebene Hygiene im Kindesalter verhindere die Reifung des Immunsystems und begünstige damit Allergien. Oder andersherum: Dreck härtet ab.

Offensichtlich scheint der Lebensstil der westlichen Industrienationen mit der Allergierate zu tun zu haben. Zwei Studien belegen diesen Zusammenhang. Der Ost-West-Vergleich nach Öffnung der Mauer in Deutschland zeigte, dass es wegen der unterschiedlichen Lebensbedingungen in beiden deutschen Staaten unterschiedliche Allergieraten gab. Kurz nach der Wende hatte jedes fünfte Schulkind in Leipzig einen positiven Allergietest, einige Jahre nach der Grenzöffnung schon jedes dritte, damit lagen die ostdeutschen Kinder

schnell fast gleichauf mit ihren westdeutschen Altersgenossen z. B. in Hamburg. Nach wenigen Jahren hatten sich sowohl Lebensstil als auch Allergie-Testrate in Ost und West angeglichen, heute weichen die Häufigkeiten laut Weißbuch Allergie 2010 nur geringfügig voneinander ab.

Eine finnisch-russische Studie kommt zu ähnlichen Ergebnissen. In Karelien, einem Landstrich an der Grenze zwischen beiden Staaten, wurde die Reaktion von Schulkindern auf Birkenpollen getestet. Birken gibt es auf beiden Seiten der dortigen Grenze zur Genüge. 30 von 100 finnischen Kindern reagierten auf den Test positiv, bei den russischen waren es lediglich zwei. Es liegt also nicht an der Birke.

Was ist nun die Ursache, dass es immer mehr Menschen gibt, die auf bestimmte von Haus aus harmlose Stoffe allergisch reagieren? Vorweg gesagt: die Studienlage ist nicht eindeutig. Es könnte an den veränderten Hygienebedingungen liegen. Immer sauberer, „nicht sauber – sondern rein", fast steril ist unsere Wohnumgebung. Der britische Epidemiologe David Strachan stellte 1989 die Hypothese auf, dass die verbesserte Hygiene ein Grund

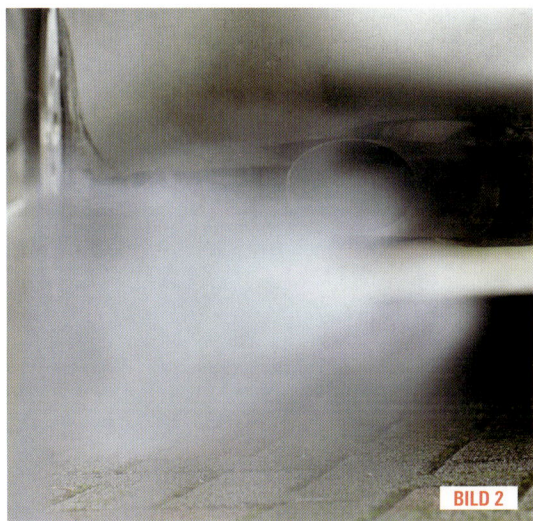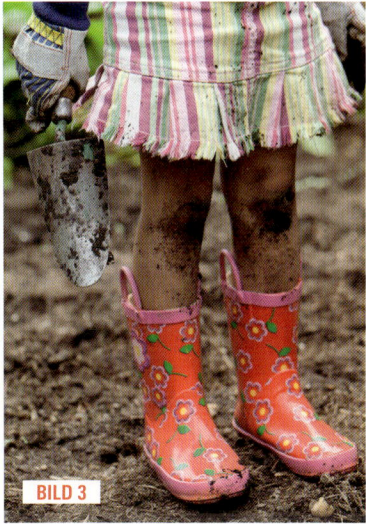

BILD 2

BILD 3

BILD 2 + 3 … Feinstaub oder zu wenig Abhärtung?

für die steigende Allergierate sein könnte. Seine „Hygienehypothese" leitete er von der Beobachtung ab, dass es in kinderreichen Familien aufgrund mangelnder Hygiene mehr frühkindliche Infektionen gab, dafür aber weniger Allergien. Sind wir heute zu klinisch rein?

Dreck stärkt

Viele Allergologen vertreten die Auffassung, dass zu viel Sauberkeit und zu wenig Infektionen in der Kindheit – grob gesagt, der moderne industrialisierte Lebensstil – eine wesentliche Rolle bei der Allergieentwicklung spielt.

Unter anderem der Vergleich zwischen Kindern, die in westlichen Industriestaaten aufwachsen und solchen, die in Papua-Neuguinea auf kleinen Inseln leben, stützt diese Hygienehypothese.

Die Untersuchung auf den fernen Inseln zeigte, dass dort, wo ein traditioneller Lebensstil gepflegt wurde, nah an der Natur und mit engem Tierkontakt, die Allergieraten deutlich geringer waren, als bei den Kindern, die dem „westlichen Lebensstil" folgten. Vermutlich wird das Im-

munsystem durch frühkindliche Infektionen trainiert. Der Umkehrschluss hieße: ein nicht trainiertes Immunsystem eines Kindes aus einem „sterilen" Haushalt reagiert überschießend, wenn es mit einem ganz normalen Stoff konfrontiert wird. Häufig mit der Folge einer Allergie.

Auch eine andere Studie stützt die Hygienehypothese: Sie zeigte, dass Kinder, die auf einem Bauernhof aufwachsen, seltener an allergischen Atemwegserkrankungen leiden als Stadtkinder. Das Leben auf dem Bauernhof bedeutet eine ständige Konfrontation mit Dreck, Mist und Tieren. Dies scheint das Immunsystem wirkungsvoll zu trainieren.

Die PARSIVAL-Studie von 2006 fand einen weiteren Zusammenhang von Konfrontation und Allergiehäufigkeit: Wenn ein Kind die Milch vom eigenen Bauernhof, möglichst noch vor dem ersten Geburtstag, getrunken hatte, entwickelte es weniger Asthma und Heuschnupfen und weniger positive Allergietests auf die Substanzen des Bauernhofs, von denen das Kind umgeben ist, als Kinder, die ohne Kuhmilch und in der Stadt aufwuchsen. In der PARSIVAL-Studie wurden speziell Kinder aus

Waldorf/Steiner-Schulen (4606 Schüler von Steiner-Schulen, 2024 von konventionellen Schulen) zwischen 5 und 13 Jahren in fünf europäischen Ländern auf ihre allergische Sensibilisierung oder Erkrankung hin untersucht.

Ursachen-Puzzle

Inzwischen wird die Hygienehypothese wieder relativiert. Einige neuere wissenschaftliche Studien stellten nämlich fest, dass es offenbar mehrere Faktoren sind, die Allergien bei Landkindern vorbeugen könnten: die reinere Luft, der enge Kontakt zu Tieren, die eigene Milch vom Bauernhof (abgekocht oder nicht abgekocht) oder das Fehlen von Autoabgasen und Feinstäuben.

Die PARSIVAL-Studie fand zudem heraus, dass bei Kindern, die Waldorf/Steiner-Schulen besuchten, weniger Allergien vorkamen als bei Schülern in staatlichen Schulen.

Die Erklärung der Untersucher: Kinder, die anthroposophisch erzogen werden, erhalten weniger Antibiotika und fiebersenkende Mittel. Sie machen mehr Kinderinfektionskrankheiten durch. Das scheint ihr Immunsystem zu trainieren. Diese Kinder werden auch anders ernährt, meist länger gestillt und essen selten Fertiggerichte. Sie wachsen anders, wenn man so will „natürlicher", auf.

ORGANE UND DIE ZUGEHÖRIGEN ALLERGIESYMPTOME	
Augen	Bindehautentzündung, Lidschwellungen
Atemwege	Niesreiz, Schnupfen
	Atemnot, Asthma
	Schwellungen im Hals und Kehlkopf
	Entzündung der Lungenbläschen
Haut	Rötung, Schwellungen
	Ekzeme, Quaddelbildung
	Neurodermitis
Magen-Darm-Trakt	Übelkeit, Durchfall
	Entzündung der Magenschleimhaut
Blutgefäßsystem	Kreislaufzusammenbruch (anaphylaktischer Schock)

Das Robert-Koch-Institut in Berlin untersuchte 2006 den Gesundheitszustand von 18 000 Kindern im Alter von 0 bis 17 Jahren aus ganz Deutschland. Die Wissenschaftler stellten fest, dass nur 13,6 Prozent von Kindern aus sozial benachteiligten Familien eine Allergie haben, während 18,9 Prozent der Oberschichtkinder daran leiden. Weniger anfällig waren auch Migrantenkinder oder Kinder mit mehreren Geschwistern. Das Fazit der Studie: Ein geringer Kontakt mit Krankheitserregern und Allergenen ist mit einem erhöhten Risiko für spätere Allergien verbunden.

Das Wissen aus diesen Studien stellt nach heutigem Kenntnisstand eine Art Puzzle dar, das zum Nachdenken beitragen kann, warum wir es mit so vielen Allergien zu tun haben oder wie man sie vermeiden könnte.

Saubere Luft – weder drinnen noch draußen

Ein Bestandteil dieses Puzzles ist sicherlich die uns umgebende Luft. Stickoxiden und Feinstaub entkommt man in unseren Innenstädten nicht, daran ändern bisher auch beispielsweise die Umweltzonen in einigen Großstädten, die die Luftbelastung senken sollen, nichts. Studien haben ergeben: Das Einatmen dieser Emissionen ist ein Risikofaktor für die Entwicklung von Asthma. Wer an verkehrsreichen Straßen leben muss, hat in der Folge außerdem ein höheres Risiko für eine Pollenallergie als ein Dorfbewohner. Pollen wirken aggressiver, wenn sie sich mit Rußpartikeln aus dem Feinstaub, der hauptsächlich von Dieselfahrzeugen ausgeht, zusammentun. Die erhöhte Kohlendioxidkonzentration in unseren Städten regt zusätzlich die Pollenproduktion bestimmter Pflanzen an.

Die Innenluft in unseren Räumen ist nicht viel gesünder. Die Belastung mit Allergenen (siehe im Folgenden) ist – trotz vielfältiger Anstrengungen zur Minderung in den vergangenen Jahren – immer noch gewaltig. Organische Verbindungen wie Möbellacke, Politursprays, Duftsprays, Ausdünstungen aus Teppichauslegeware, Formaldehyd, Pestizide in Holzschutzmitteln, Farben, Weichmacher in Plastikspielzeug, Duschvorhängen, die durch Berühren freiwerden – die Liste ließe sich beliebig fortführen –, sorgen dafür, dass das Klima in unseren Räumen nicht unbedingt als gesund gelten kann. Und wiederum gibt es wissenschaftliche Hinweise darauf, dass die Innenluftschadstoffe das Risiko für allergische Erkrankungen, insbesondere Asthma, erhöhen.

Hinzu kommt, dass die erhöhten Wärmeschutz- und Isoliermaßnahmen häufig einen höheren Luftfeuchtigkeitsgehalt zur Folge haben, was Schimmelpilze und Milben in ihrem Wachstum begünstigt.

WIE ENTSTEHT DIE ALLERGIE?

Kein Baby kommt als Allergiker auf die Welt, allerdings kann es Gene in sich tragen, die die Bereitschaft, eine Allergie zu entwickeln, erhöhen. Es hat sich gezeigt, dass Kinder von Allergikern ebenfalls häufig Allergien entwickeln. Nicht immer führt aber die Veranlagung für eine Allergie auch zu deren tatsächlicher Ausbildung. Für diesen Schritt spielen Umweltfaktoren eine große Rolle.

Damit sich die Krankheit entwickelt, muss der Körper mit einem Allergen in Berührung kommen, das geschieht auf vielfältige Art und Weise. Manche Stoffe, die Allergien auslösen, werden eingeatmet wie Hausstaub, Pollen oder Pilzsporen; andere finden über die Nahrung den Weg in den Organismus oder sie verbinden sich über die Haut mit körpereigenen Eiweißen, dann können Kontaktallergien entstehen. Auslöser einer Allergie sind oft körperfremde Eiweiße. Bricht die Krankheit aus, werden die allergieauslösenden Stoffe (Allergene) vom Körper als fremde, potenziell gefährliche Stoffe eingestuft, gegen die sich die körpereigene Abwehrreaktion richtet, die spezifisch immunologische Reaktion. Dabei kommt es zu einer Fehlregulation, vor allem zu einer starken Ausschüttung des Botenstoffes Histamin.

Sensibilisierung

Jeder Allergie geht eine beschwerdefreie Phase der Sensibilisierung voraus. Das Immunsystem wird zunächst bei der allerersten Berührung mit den Allergenen auf diese fremden Stoffe eingestimmt, und es bilden sich Antikörper, meist handelt es sich um IgE-Antikörper (spezifische Immunglobuline), die sich im Blut nachweisen lassen. Das heißt zum Beispiel, wenn ein Kind mit Birkenpollen in Berührung kommt, kann der Körper entsprechende IgE-Antikörper auf Birkenpollen bilden, die sich dauerhaft nachweisen lassen. Damit ist das Kind auf Birkenpollen sensibilisiert. Der Nachweis von solchen Antikörpern bedeutet, dass eine Sensibilisierung stattgefunden hat, aber nicht, dass eine Allergie gegen diese Substanz (Allergen) vorliegt. Der Körper bereitet sich durch eine Sensibilisierung darauf vor, bei einem späteren Kontakt rasch auf die vermeintlich gefährlichen Eindringlinge reagieren zu können. Erst bei weiteren Kontakten mit der jeweiligen Substanz kann es dann infolge einer übermäßigen und letztlich sinnlosen Produktion von Abwehrstoffen zur allergischen Reaktion kommen. Bei jedem neuen Kontakt mit den an sich harmlosen Allergenen rüstet sich das Immunsystem des Allergikers zum Kampf; so als müsste es einen schädlichen Angreifer vernichten. Um das Beispiel fortzuführen: Im nächsten Frühjahr, wenn die Birkenpollen wieder fliegen, reagiert das Immunsystem des Kindes mit Allergiesymptomen darauf. Die körpereigene Abwehr, die den Organismus eigentlich unempfindlich

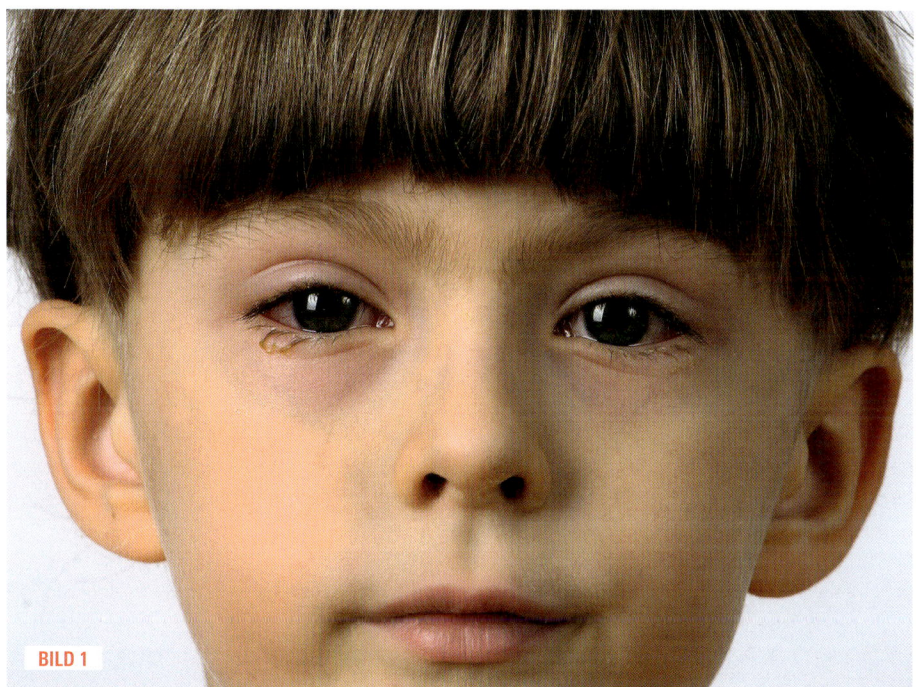

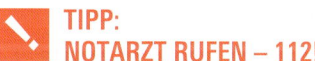

BILD 1

gegen Schädlinge machen soll, verursacht stattdessen eine Überempfindlichkeit. In der Folge können sich bei einer allergischen Erkrankung unterschiedliche Entzündungen im Körper entwickeln. Betroffen sind am häufigsten die Grenzflächen zur Umwelt: Haut, Atemwege, Magen-Darm-Trakt, Augen, Blutgefäßsystem.

Was ist ein Atopiker?

Menschen, die eine familiäre Neigung zu bestimmten allergischen Krankheiten wie Bronchialasthma, Heuschnupfen, Neurodermitis oder chronischer Bindehautentzündung besitzen, werden als Atopiker bezeichnet. Sie leiden unter einer vererbbaren Überempfindlichkeit des körpereigenen Abwehrsystems, das in der Haut und den Schleimhäuten auf bestimmte natürlich vorkommende oder synthetische Substanzen krankhaft entzündlich reagiert. Solch eine Atopie ist mit einem erhöhten Spiegel des Antikörpers IgE im Plasma verbunden.

TIPP:
NOTARZT RUFEN – 112!

Unter einem anaphylaktischen Schock versteht man eine Reaktion des gesamten Körpers auf ein Allergen. Dabei kann es zu einem Stillstand von Atmung und Kreislauf kommen. Der Blutdruck fällt so weit ab, dass es zur Bewusstlosigkeit kommen kann. Diese akut lebensbedrohliche Situation muss sofort notärztlich behandelt werden. Anzeichen eines anaphylaktischen Schocks sind kalter Schweiß, Schwindel, Benommenheit, Übelkeit, Nesselfieber, Schwellungen im Gesicht und an den Schleimhäuten, Atemnot und Kreislaufzusammenbruch.

Allergietypen

Es gibt fünf allergische Erkrankungen, die sehr weit verbreitet sind. Das sind der Heuschnupfen (allergische Rhinitis), das allergische Asthma, die Neurodermitis (atopische Dermatits), das allergische

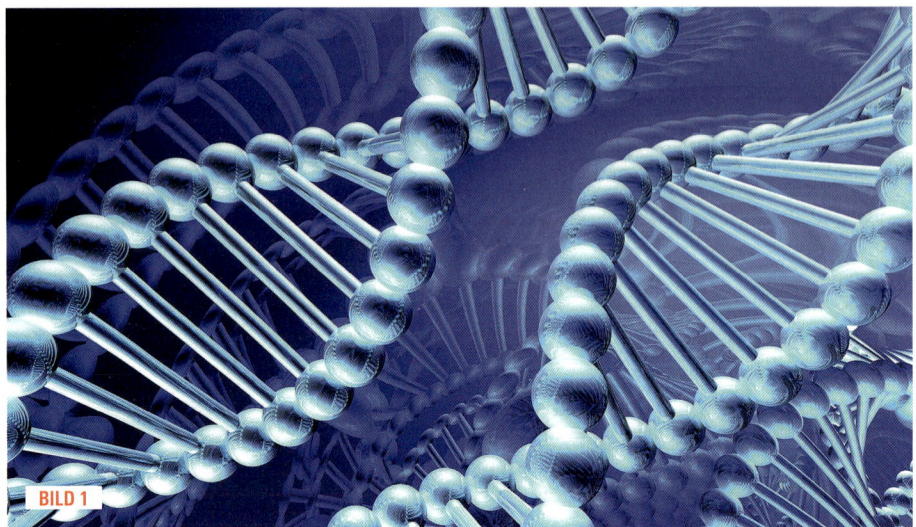

INFO — Allergietypen

Soforttyp-Allergien (Typ I)

Bei diesem Allergietyp treten die Symptome sofort oder innerhalb weniger Minuten auf, in der Regel an Haut oder Schleimhäuten. Fast immer handelt es sich bei den Allergenen um Eiweiße. Die Soforttyp-Allergien haben zahlenmäßig die größte Bedeutung. Beispiele für solche Allergien sind: Heuschnupfen, Asthma bronchiale, Nahrungsmittelallergien, Insektengiftallergie oder der allergische Schock (anaphylaktischer Schock).

Typ-II-Allergien

Die Typ-II-Allergie ist eine sehr seltene Form der Allergie, bei der Zellen des Blutes geschädigt werden können. Auslöser der Typ-II-Allergie können zum Beispiel Medikamente sein.

Typ-III-Allergien

Die Typ-III-Allergie stellt eine häufige Form der Medikamenten-Allergie dar. Antikörper binden sich hierbei an im Blut gelöste körperfremde Stoffe, zum Beispiel Medikamente. Hierdurch entstehen größere Zusammenschlüsse, die sich an den Gefäßwänden der kleinen Gefäße, zum Beispiel an der Haut oder an den Nieren, niederschlagen und dort eine Entzündungsreaktion auslösen. An der Haut zeigt sich dies in Form eines Hautausschlages (Exanthem), meist als kleine punktförmige Hautrötungen, teilweise mit Einblutungen und Schädigungen der obersten Hautschicht sowie Juckreiz.

Spättyp-Allergien (Typ IV)

Bei der Typ-IV-Allergie handelt es sich um eine allergische Spätreaktion. Es ist die einzige Allergieform, bei der sensibilisierte Abwehrzellen (T-Lymphozyten) direkt gegen Allergene vorgehen. Die Typ-IV-Allergene sind meist keine großen Moleküle wie zum Beispiel Eiweiße, sondern eher Metalle oder einfachere Chemikalien. Typ-IV-Allergien zeigen sich in Form von Kontaktekzemen.

BILD 1 Allergien werden nicht vererbt, aber die Bereitschaft, eine solche zu bekommen, steigt durch bestimmte Gene an.

Kontaktekzem und die Nahrungsmittelallergien. Je nach Erkrankungsart unterscheidet sich nicht nur der Ort, an dem sich die Symptome zeigen, sondern auch die Zeitspanne, innerhalb derer sie auftreten.

Sofort- und Spätreaktionen

Die Überreaktion des Immunsystems läuft nicht bei allen Allergien gleich ab. 90 von 100 allergischen Reaktionen erfolgen unmittelbar nach dem Kontakt mit einem bestimmten Allergen. Die anderen allergischen Reaktionen treten mit zeitlicher Verzögerung auf – es können bis zu 72 Stunden vergehen. Dann ist es für Allergiker und ihre Ärzte besonders schwer, den Auslöser herauszufinden. Das ist aber wichtig, um künftig das Allergen meiden zu können oder um eine gezielte Therapie zu beginnen. Der Allergologe unterscheidet verschiedene Typen von Allergien.

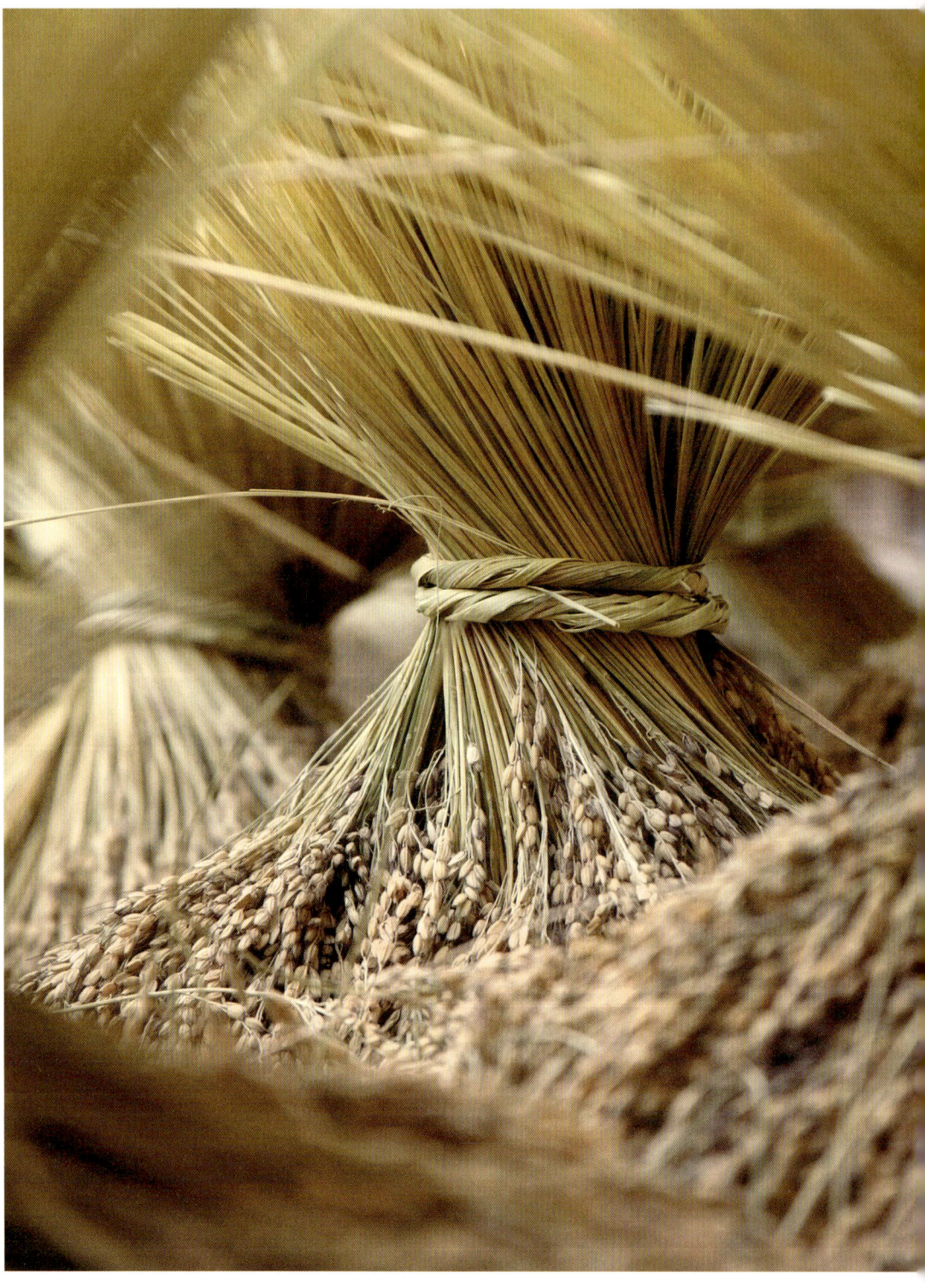

ALLERGISCHE ERKRANKUNGEN

Wenn Sie bereits an einer Allergie leiden, dann kann es schnell passieren, dass sich noch eine weitere hinzugesellt oder die erste Erkrankung ablöst. Daher kann es helfen, die Krankheitsbilder gut zu kennen, um sich möglichst effektiv zu schützen. Denn Heuschnupfen erfordert zum Beispiel Vorbeugung, schon bevor es blüht, bei Kontaktallergien ist Voraussicht beim Kauf von Alltagsgegenständen sinnvoll und Asthmatiker sollten die richtige Sportart wählen.

HEUSCHNUPFEN – DIE JÄHRLICHE POLLENALLERGIE

Schniefen, schnauben, niesen – Heuschnupfen quält jeden fünften Erwachsenen. Und es ist Vorsicht geboten, solch ein allergischer Schnupfen ist nicht nur lästig, bei jedem dritten Pollenallergiker kommt mit der Zeit noch Asthma hinzu. Diese Wanderung von der Nase in die Bronchien wird als Etagenwechsel bezeichnet. Das muss aber nicht unbedingt sein, wenn man rechtzeitig gegensteuert.

Haselnuss, Erle und Birke …

Frühblühende Bäume und Sträucher wie Haselnuss, Erle und Birke sind für viele Menschen eine Qual. Wenn Sie nur auf die Frühblüher reagieren, haben Sie aber noch Glück. Dann ist für Sie die Heuschnupfensaison im Frühsommer vorbei – bis zum nächsten Jahr. Es gibt aber eine Menge Allergiker, die auf Gräser-, Kräuter- und Getreidepollen reagieren; ihre Heuschnupfensaison reicht dann von Februar bis Oktober.

Noch immer unklar ist, warum die Zahl der Heuschnupfenpatienten Jahr für Jahr steigt. Es gibt verschiedene Auslöser der Erkrankung, die sich allerdings in den vergangenen Jahrzehnten nur teilweise gewandelt haben. Zum einen ist der Heuschnupfen genetisch bedingt, zum anderen spielen Umweltfaktoren eine Rolle. Hierbei hat es Veränderungen gegeben und diese schlagen sich in der Hygienehypothese (Seite 11) der Fachleute nieder. Denn es hat sich gezeigt, dass Kinder, die auf einem Bauernhof aufgewachsen sind und ihr Immunsystem schon sehr zeitig

BILD 1 Birken gehören zu den Frühblühern.
BILD 2 Ambrosia (Ambrosia artemisiifolia) – ein Korbblütler – breitet sich in Europa rasch aus. Vom Juli bis Oktober kann sie schwere allergische Reaktionen auslösen.

INFO Die wichtigsten Allergieauslöser – Pollen

Heuschnupfen wird jeweils von ganz bestimmten Pollen einer Pflanze ausgelöst. Zu den gefürchteten Pollen, die bei besonders vielen Menschen Allergien auslösen, gehören:
Bäume: Birke, Buche, Eiche, Erle, Esche, Espe, Hasel, Kastanie, Kiefer, Linde, Platane, Pappel, Ulme, Weide

Getreide/Gräser: Flughafer, Gerste, Glatthafer, Honiggras, Hundszahngras, Knäuelgras, Lolch, Mais, Rispengras, Roggen, Ruchgras, hoher Schwingel, Straußgras, Weizen, Wiesenfuchsschwanz, Wiesenlieschgras
Kräuter: Ambrosia, Beifuß, Gänsefuß, Sauerampfer, Wegerich

mit vielen Keimen konfrontiert haben, weniger Allergien haben als Stadtkinder. Ihr Immunsystem scheint abgehärteter.

Pollenflugkalender

Der Pollenflugkalender bietet einen Überblick über die Pollenbelastung im Jahresverlauf. Allerdings kann er nur einen Anhaltspunkt geben, denn je nach Wetterlage blühen die Pflanzen mal früher, mal später.

Darüber hinaus scheinen sich auch langfristige Änderungen zu vollziehen.

Die Umweltbeobachtungen haben ergeben, dass die Pollen frühblühender Bäume wie Hasel und Erle heute im Durchschnitt 20 Tage eher unterwegs sind als noch vor 20 Jahren. Bei ungünstigen Windverhältnissen können sogar Pollen aus wärmeren Ländern schon früh im Jahr zu uns wehen. So wurden bereits im Februar Birkenpollen registriert, die in Deutschland normalerweise erst ab Mitte März durch die Luft schwirren. Das bedeutet, dass Pollenallergiker in manchen

Jahren deutlich früher als gewöhnlich Beschwerden entwickeln können.

Die tagesaktuelle Pollenflugvorhersage ist heute schon sehr fein regional abgestimmt möglich. Viele Servicedienste per Telefon oder Internet bieten Möglichkeiten, mit Eingabe der Adresse den Pollenflug in der Nähe der eigenen Wohnung vorherzusagen. Aber auch europaweit sind Prognosen möglich.

Pollenflugvorhersage per Telefon:
Pollenwarndienst bundesweit 0900/ 111 54 80 00, (0,62 Euro pro Minute)

Aktuelle Messwerte und Prognosen der Freien Universität Berlin:
Die Werte sind vielfach verfügbar. Per Telefon: 0900/127 06 48 (EUR 1,24/Min.); im Teletext: rbb, ZDF, ARD oder im Internet: www.met.fu-berlin.de/de/polleninfo.

Der Deutsche Wetterdienst (DWD) bietet eine einmal am Tag aktualisierte Pollenflugvorhersage an. Sie ist telefonisch abrufbar unter 0190/11 54 80 (0,62 Euro pro Minute) oder über das Internet www.dwd.de/pollenflug.

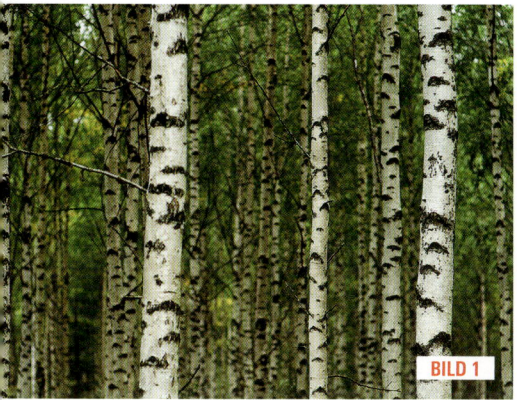

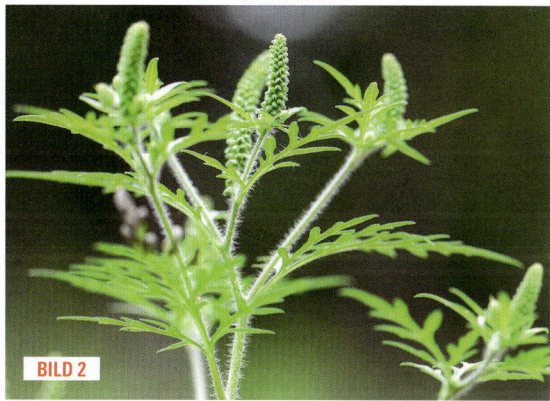

BILD 1 **BILD 2**

Hier zwei weitere interessante
Internetadressen:
- www.pollenflug.de
- www.pollenstiftung.de.

Symptome

Es kribbelt, juckt in der Nase, im Mund, im Rachen, in den Augen, manchmal auch in den Ohren, die Zunge brennt – so beginnt der Heuschnupfen.

Mit der Zeit werden die Symptome immer ausgeprägter: Der Juckreiz in Nase, Mund und Augen nimmt zu, die Nase verstopft und der Niesreiz wird stärker. Es kommt zu Niesanfällen bis zu 20-mal hintereinander oder einer immerzu laufenden Nase. Viele Menschen fühlen sich müde und schlapp, so als bekämen sie eine Erkältung.

Wenn sich bei Ihnen der Heuschnupfen nicht auf den Schnupfen beschränkt, sondern Sie zusätzlich Probleme mit den Augen haben, ist das nicht außergewöhnlich. Fast alle Heuschnupfenallergiker leiden an beiden Symptomen. In einigen Fällen tre-

INFO   Allergie oder Erkältung?

Eine verschnupfte Nase und tränende Augen sind sehr lästig, woher sie kommen, ist wichtig für eine effektive Behandlung. Denn eine Erkältung spricht nicht auf Allergiemittel an – und umgekehrt.

Häufig verbunden mit Niesattacken, setzen die Beschwerden bei einer Allergie schlagartig ein, bei Pollenallergikern zur Blütezeit. Eine Erkältung kündigt sich dagegen oft durch Kopfschmerzen oder Halskratzen an und entwickelt sich allmählich.

Meist wird der Heuschnupfen von starkem Juckreiz an Nase und Augen begleitet. Dies fehlt in der Regel bei „normalem" Schnupfen.

Bei einer Erkältung ist das Nasensekret dickflüssig, wohingegen es bei einer Allergie immer klar und wässrig ist.

Eine Pollenallergie tritt nur innerhalb einer bestimmten Jahreszeit auf (dann, wenn die allergieauslösenden Pollen fliegen). Eine Erkältung dagegen kann einen das ganze Jahr über befallen.

Erst wenn der Betroffene den Auslösern nicht mehr ausgesetzt ist, klingt eine Allergie ab. Bei einer Erkältung lassen die Beschwerden meist innerhalb einer Woche nach.

ten die Symptome an den Augen wie Rötung, Juckreiz, Tränenfluss, geschwollene Augenlider und Lichtempfindlichkeit auch ohne Schnupfen auf. Das nennt man allergische Bindehautentzündung (Konjunktivitis).

Bei 40 von 100 Pollenallergikern kommt es zusätzlich zu Schnupfen und Konjunktivitis zu Beschwerden an den Bronchien mit Atemnot, trockenem Husten und pfeifendem oder rasselndem Atem.

Checkliste für Pollenallergiker

Wenn Sie wissen wollen, ob Sie eventuell einen Heuschnupfen haben oder im Begriff sind, einen zu bekommen, dann testen Sie Ihr Risiko. Gehen Sie die folgenden Fragen durch – wenn Sie mehr als drei Fragen mit Ja beantworten, sollten Sie sich mit Ihrem Arzt bezüglich einer wirksamen Heuschnupfentherapie besprechen.

- Gibt es in Ihrer Familie Allergiker? Sind Eltern, Großeltern oder Geschwister gegen etwas allergisch?
- Haben Sie öfter eine laufende oder verstopfte Nase, brennen und tränen Ihnen die Augen?
- Verspüren Sie häufiger einen Niesreiz oder juckt die Nase?
- Sind Ihre Augen manchmal – scheinbar ohne Grund – entzündet oder gerötet?
- Treten die oben genannten Symptome zu einer bestimmten Tages- oder Jahreszeit auf?
- Treten die Beschwerden besonders im Freien auf?

- Müssen Sie oftmals husten und wissen nicht, warum? Haben Sie dabei schon einmal Atemnot oder ein wundes Gefühl im Brustraum gehabt?
- Fühlen Sie sich im Frühjahr und Sommer öfter antriebslos und müde?

Diagnose

Wenn bei Ihnen ein Heuschnupfen festgestellt wurde, ist es wichtig zu wissen, auf welche Pollen genau Sie allergisch reagieren. Denn mit diesem Wissen, einem Pollenflugkalender sowie der aktuellen Pollenvorhersage können Sie sich gegen die Symptome wappnen. Endgültige Klarheit über die spezifischen Auslöser einer Allergie liefert nur eine fachärztliche Diagnose. Erste Anhaltspunkte kann ein Allergietagebuch liefern.

Fast immer sind zur genauen Diagnose Haut- und Bluttests, mitunter sogar Provokationstests notwendig. Damit lässt sich nachweisen, ob der allergische Schnupfen zum Beispiel durch die Pollen bestimmter Bäume und Getreide (Heuschnupfen) oder durch Hausstaubmilben, Tierhaare, Schimmelsporen (allergischer Dauerschnupfen), Nahrungsmittel oder andere Allergene verursacht wird. Näheres zu den unterschiedlichen Nachweismethoden lesen Sie im Kapitel Diagnose (Seite 146).

Eine ärztliche Diagnostik ist notwendig, da zum Beispiel Heuschnupfen leicht mit anderen allergischen Schnupfen verwechselt wird. Diese werden nicht durch Pollen, sondern durch den Kot von Hausstaubmilben, Hautschuppen oder Haare von Tieren oder durch Schimmelpilze verursacht.

Wenn die allergischen Reaktionen nicht nur auf die Pollenflugzeiten beschränkt sind, dann kann man davon ausgehen, dass andere Allergene als Pollen im Spiel sind. Diese verursachen dann einen Dauerschnupfen (Seite 26), der anders behandelt werden muss.

Therapie

Sie sollten sich bei einem Heuschnupfen auf jeden Fall frühzeitig ärztlich betreuen lassen. Denn wird der Heuschnupfen falsch oder gar nicht behandelt, kann er sich ausweiten.

Einerseits besteht dann die Gefahr, dass das Immunsystem auf immer mehr Stoffe allergisch reagiert, andererseits steigt die Gefahr, dass aus dem Heuschnupfen Asthma werden kann. Dann breitet sich die Abwehrreaktion von den oberen Atemwegen (Nase, Rachen) in die unteren Atemwege (Bronchien) aus. Die richtige und frühzeitige Behandlung mit Medikamenten kann nicht nur das Schniefen, Tränen und Jucken bekämpfen, sondern auch einem solchen Etagenwechsel vorbeugen. Ein solcher tritt laut Schätzungen bei 20 bis 50 von 100 Betroffenen ein. Eine rechtzeitige und konsequente Therapie des Heuschnupfens schützt davor.

Wie immer bei einer Allergiebehandlung geht es zuvorderst darum, das auslösende Allergen soweit möglich zu meiden.

Das ist bei einem Heuschnupfenallergiker leichter gesagt als getan. Denn er kann sich nicht das ganze Frühjahr und den Frühsommer über in geschlossenen Räumen aufhalten. Deshalb muss er seine Symptome mit Medikamenten lindern.

Allerdings gibt es einige Ratschläge, die helfen, die Pollenbelastung gering zu halten (folgende Seite) und dadurch die Symptome zu verringern.

Bei Heuschnupfen werden vor allem Mastzellstabilisatoren, Antihistaminika oder in schweren Fällen auch Glukokortikoide (Kortison) eingesetzt. Welche Wirkstoffe in welcher Dosis und Kombination besonders gut helfen, ist bei jedem Patienten anders. Es braucht deshalb oft Geduld und Vertrauen zum behandelnden Arzt, bis die maßgeschneiderte Therapie gefunden ist.

Genaue Informationen zu den Medikamenten und ihrer Anwendung finden Sie im Kapitel Therapie (Seite154).

Spezifische Immuntherapie – Hyposensibilisierung

Die spezifische Immuntherapie oder Hyposensibilisierung ist die einzige auf die Ursachen der Allergie gerichtete Therapie, sie wird auch als Allergieimpfung bezeichnet. Das Ziel der spezifischen Immuntherapie ist es, dem Immunsystem die übereifrige Abwehrreaktion abzugewöhnen.

Dazu bekommt der Patient kleinste Mengen eines Extraktes der allergieauslösenden Pollen gespritzt – in wöchentlich steigender Dosis. Nachdem die Höchst-

BILD 1 + 2 Wer einige Tipps für Lebensführung und Alltag beachtet, kann seine Pollenallergie deutlich bessern.

menge erreicht ist, erhält er alle vier bis acht Wochen eine weitere Dosis, damit das Immunsystem die angemessene Reaktion auf die Blütenpollen nicht wieder verlernt.

Auch die sublinguale Immuntherapie – bei dieser Behandlungsform lässt man Tropfen oder Tabletten unter der Zunge zergehen – hat, zumindest bei einigen hochdosierten Präparaten, ihre Wirksamkeit bewiesen; sie gilt für die Allergie durch Pollen und Hausstaubmilben bei Erwachsenen als gesichert.

Bei der Behandlung von Kindern sollten Sie den Kinderallergologen fragen, ob die Präparate die richtigen sind. Nach derzeitigem Wissensstand gibt es Grund zur Annahme, dass nicht alle Präparate nachweislich wirksam sind.

Wichtig ist, dass die Therapie, ob Spritze oder Tabletten/Tropfen, im Herbst eingeleitet wird, wenn keine Pollen mehr fliegen. So kann sich der Körper allmählich an die Allergene gewöhnen, ohne ihnen zusätzlich im Alltag ständig ausgesetzt zu sein. Wenn dann im Frühling der Pollenflug wieder einsetzt, ist das Immunsystem bereits vorbereitet. Um es nicht doppelt zu belasten, vermindert der Arzt während dieser Zeit die Dosis der Therapie oder unterbricht sie sogar ganz bis zum nächsten Herbst.

Acht von zehn Pollenallergikern sprechen auf diese Behandlung an: Sie brauchen weniger Allergiemedikamente, oft auch gar keine mehr – im Schnitt nur noch die Hälfte. Auch der drohende Eta-

genwechsel der Abwehrreaktion in die Bronchien wird so meist verhindert.

TIPPS FÜR HEUSCHNUPFENALLERGIKER

- Beachten Sie den Pollenflugkalender und die regionalen Informationen des Deutschen Polleninformationsdienstes.
- Bleiben Sie während der Blüh- und Flugzeit der Pollen nicht zu lange im Freien. Nach Regengüssen haben Sie jedoch etwas Schonfrist und können ins Freie gehen: Der Regen reinigt die Luft von Blütenpollen.
- Körperliche Aktivitäten im Freien wie Rasenmähen oder Sport sollten Sie besonders bei warmem, windigem Wetter unterlassen.
- Gartenliebhaber sollten vor allem Frühblüher wie Hasel, Erle und Birke, aber auch Kräuter wie Beifuß und Wegerich aus ihrem Garten verbannen, um die Belastung zu verringern.
- Lüften Sie nur zu Zeiten, an denen weniger Pollen fliegen (Tagesrhythmus der Blütenpollen). Lüftungszeiten: in der Stadt zwischen 6 und 8 Uhr morgens, auf dem Land zwischen 19 und 24 Uhr.
- Das Schlafzimmer sollte möglichst zur dem Wind abgewandten Seite liegen.
- Pollenschutzgitter vor den Fenstern halten mindestens 85 Prozent der Flugsamen fern. Blühende Pflanzen sind im Schlafzimmer tabu.
- Schlafen Sie nachts, besonders aber in den frühen Morgenstunden, besser bei geschlossenen Fenstern.

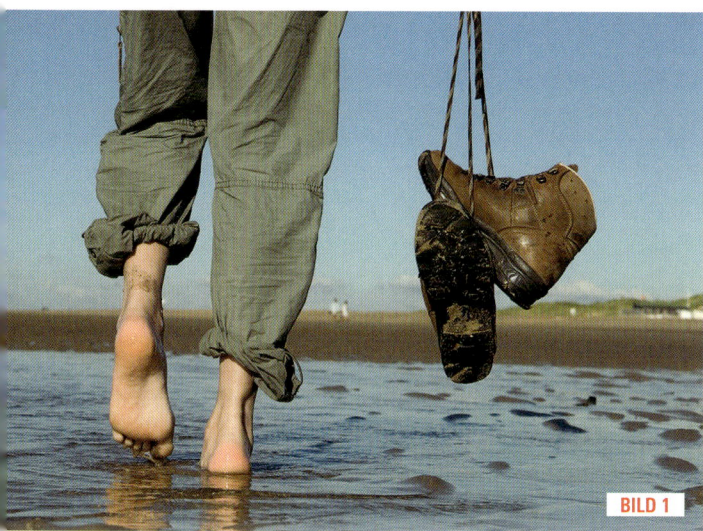

BILD 1

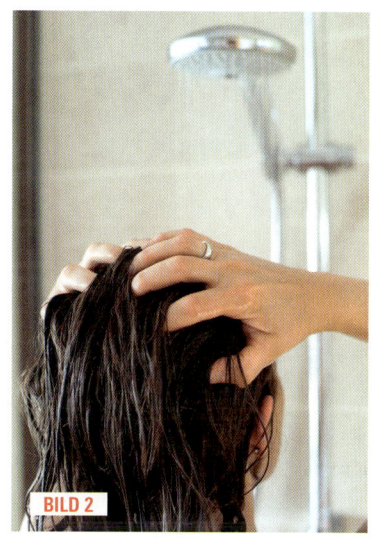

BILD 2

- Waschen Sie während der Pollensaison jeden Abend die Haare. Legen Sie Kleider, die Sie tagsüber getragen haben, nicht im Schlafzimmer ab.
- Trocknen Sie während der Pollensaison die Wäsche nicht im Freien.
- Lassen Sie auch bei Autofahrten die Fenster geschlossen. Lüften Sie lieber durch das Sonnendach, falls vorhanden. Außerdem gibt es Pollenfilter, die Sie in die Lüftungsanlage des Wagens einbauen lassen können. Sie schützen nicht gänzlich, können aber einen Teil der Pollen abhalten.
- Häufiges Staubsaugen hilft, um Pollen von Teppichen zu entfernen. Die Geräte sollten mit einem Filter für Schwebstoffe (HEPA-Filter) ausgestattet sein und ein möglichst großes Staubrückhaltevermögen aufweisen, da sonst ein beträchtlicher Teil der Pollen hinten wieder ausgeblasen wird. Aktuelle Tests der Stiftung Warentest zum Thema finden Sie unter www.test.de.
- Vermeiden Sie zusätzliche Reizungen Ihrer Schleimhäute zum Beispiel durch Abgase, Rauchen oder verqualmte Luft.

- Wenn Sie die Nasenschleimhaut mit einer Salzlösung befeuchten oder „duschen", können Sie Pollen (und andere Allergene) für kurze Zeit aus der Nase spülen. Verwenden Sie dazu ein spezielles Nasenspülkännchen oder Nasenduschen.
- Verwenden Sie möglichst keine Geräte, die die Luft in der Wohnung aufwirbeln: Luftbefeuchter, Ventilatoren, Heizlüfter oder Klimaanlagen.
- Achten Sie auf mögliche Kreuzallergien.
- Auch Tee und Honig von einheimischen Pflanzen können Pollen enthalten, achten Sie darauf, ob sich Ihre Beschwerden nach dem Verzehr dieser Produkte verstärken.
- Reiter mit Heuschnupfen sollten bedenken, dass sich bei der Pflege viele Blütenpollen aus dem Haar und dem Fell der Tiere lösen.
- Planen Sie – soweit das möglich ist – Ihren Urlaub zur Hauptflugzeit „Ihrer" Pollen und fahren Sie in dieser Zeit ans Meer oder ins Hochgebirge – dort ist die Luft frischer und es gibt weniger Pollen.

BILD 1 Nicht immer geht das enge Zusammenleben von Mensch und Hund gut.
BILD 2 Wer auf Kaninchen allergisch reagiert, muss sie leider abschaffen.

ALLERGISCHER DAUERSCHNUPFEN

Hält Ihr allergischer Schnupfen das ganze Jahr über an, ist es kein Heuschnupfen durch blühende Pflanzen und ihre Pollen. Es können in diesem Fall beispielsweise Allergene aus dem Tierreich sein, die zu einem allergischen Dauerschnupfen führen. Auslöser sind überwiegend Haustiere und Hausstaubmilben.

Große und kleine Haustiere

Jede zehnte Frau und jeder zwölfte Mann braucht nur in die Nähe eines Vierbeiners zu kommen, schon beginnt das große Niesen, Jucken oder Luftschnappen. Ein Allergiker reagiert bereits, wenn er neben einem Katzenhalter sitzt. Denn Katzenallergene sind auch da, wo längst keine Katze mehr ist, und sie verteilen sich über große Distanz. Hamster, Meerschweinchen, Mäuse folgen in der Hitliste der Allergieauslöser der Katze; Pferde-, Hunde- und Rinderallergien sind seltener.

Häufig bleibt nur die Abschaffung des Haustieres, wenn der Schnupfen überhaupt nicht mehr aufhören will. Wer allerdings glaubt, der beste Schutz vor einer Allergie sei, sich erst gar kein Haustier anzuschaffen, kann sich täuschen. Kinder, die von klein auf auf einem Bauernhof groß wurden, haben seltener Allergien als ihre Altersgenossen aus der Stadt. Nur bei vorbelasteten Eltern ist das Risiko für das Kind größer (Seite 122).

TIPPS FÜR TIERALLERGIKER

- Die beste Therapie ist die Meidung von Tierkontakten. Schaffen Sie das Tier lieber wieder ab. Dies insbesondere wenn das Kind darauf reagiert. Das ist besser als eine dauerhafte medikamentöse Therapie.
- Katzenallergene sind besonders aggressiv. Die Haare von Ratten, Mäusen, Hamstern und Meerschweinchen verbreiten desgleichen so starke Allergene, dass die Nager in keinem Allergikerhaushalt bleiben sollten.

Wer sich auf keinen Fall von seinem Haustier trennen will, sollte Folgendes beachten:

- Das Schlafzimmer ist tierfreie Zone! Wenn Ihr Haustier bis zur Allergiediagnose im Schlafzimmer oder sogar im Bett geschlafen hat, sollten Sie alle Decken und Kissen, die es dabei berührt hat, ersetzen. Warten Sie nicht darauf, dass die Allergene mit der Zeit daraus verschwinden – das dauert Jahre.
- Je nach Hunderasse kann die allergische Reaktion auf die Hundehaare sehr unterschiedlich sein. Sie können mithilfe einiger Haare des künftigen Hausgenossen testen lassen, ob Sie oder Ihr Kind diesen verträgt.
- Halten Sie das Tier möglichst draußen oder lassen Sie es zumindest viel draußen laufen!

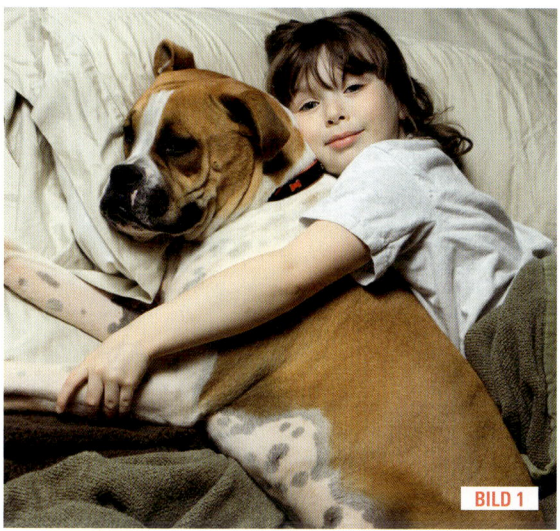

BILD 1

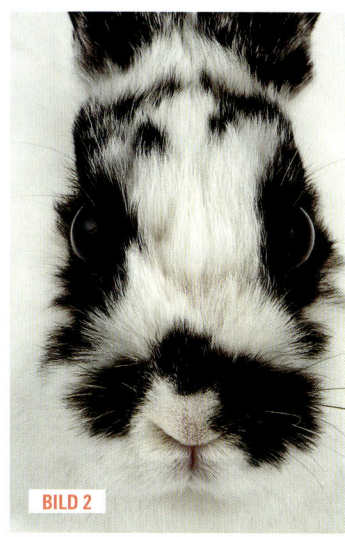

BILD 2

- Bürsten Sie Ihren Vierbeiner nur draußen durch. Oder noch besser: Lassen sie ihn von einem Nichtallergiker draußen bürsten. Das Fell sollte oft ausgekämmt werden, damit wenig lose Haare und Hautschuppen in der Wohnung landen.
- Achten Sie auf die Zusammensetzung Ihrer Kleidung. Nicht nur Pelzmäntel, -mützen und -kragen können die Allergie auslösen, sondern auch Angora-Gewebe: Das Garn wird aus Kaninchen-, Ziegen- und manchmal sogar Katzenhaaren gesponnen.
- Sessel, Sofas, Teppiche und Matratzen sollten Sie häufig und gründlich reinigen (lassen).
- Lüften Sie regelmäßig (Stoßlüftung, fünf bis zehn Minuten).
- Saugen Sie möglichst täglich Staub. Der Staubsauger sollte mit einem Filter für Schwebstoffe (HEPA-Filter) ausgestattet sein und ein möglichst großes Staubrückhaltevermögen aufweisen. Aktuelle Tests der Stiftung Warentest dazu finden Sie unter www.test.de. Versuchen Sie, diese Arbeit von einem Nichtallergiker erledigen zu lassen, da

beim Staubsaugen selbst viel Staub aufgewirbelt wird.
- Kater unbedingt kastrieren lassen – sie produzieren sonst doppelt so viele Allergene wie Katzen.
- Die Allergie gegen Rinderallergene ist selten – für betroffene Landwirte aber ein großes Problem. Sie dürfen nicht mehr mit den Rindern in Kontakt kommen. Selbst wenn sie die Ställe gar nicht mehr betreten, tragen Angehörige und Mitarbeiter die Allergieauslöser an ihrer Kleidung weiter ins Haus.
- Reiten, Streicheln, Kämmen und Striegeln sind absolut tabu, wenn bei Ihnen eine Pferdeallergie festgestellt wurde. Allergische Reaktionen auf Pferdeallergene können sehr heftig sein.
- Bei einer Pferdeallergie überprüfen Sie Ihre Möbel. Viele Teppiche, Matratzen, Sofas, Sessel, Polster und auch Kleidungsstücke enthalten Rosshaar.
- Vorsicht Pferdeallergiker: Manche Impfstoffe werden auf der Basis von Pferdeserum gezüchtet. Vor einer Impfung sollten Sie Ihren Arzt auf die Allergie hinweisen und genau nach der Impfstoffzusammensetzung fragen.

■ In Vogelfedern und -kot befinden sich ebenfalls Allergene, die Dauerschnupfen und Asthma auslösen können. Die bekanntesten Auslöser sind Kanarienvögel, Wellensittiche und Papageien. Von Taubenallergie sind vor allem Menschen betroffen, die in engem Kontakt mit diesen Tieren stehen, wie Taubenzüchter.

Hausstaubmilben

Die unsichtbaren klitzekleinen Hausstaubmilben machen 10 von 100 Menschen hierzulande zu schaffen. Der Milbenkot im Hausstaub ist nach den Blütenpollen damit der häufigste Allergieauslöser.

Hausstaubmilben ernähren sich von menschlichen Hautschuppen. In einem Gramm Hausstaub leben bis zu 15 000 Milben. Ihr Kot enthält viele Eiweiße und wenn sie absterben, gelangen die Allergene aus ihrem Körperinneren in unsere Betten. Denn dort halten sie sich vorwiegend auf, in Betten, Matratzen und in Polstermöbeln.

Schimmelsporen

Es gibt eine fast unüberschaubare Vielfalt von rund 250 000 verschiedenen Pilzarten. Die Mehrzahl dieser Pilze ist weltweit verbreitet. Sie leben von abgestorbenem organischem Material oder als Parasiten auf und in Pflanzen, Tieren und Menschen. Zu ihnen zählen Wandschimmel, Lebensmittelschimmel und der Schimmel auf verwesenden Pflanzenresten. Die

---

INFO   **Die wichtigsten Lebensräume von Schimmelpilzen**

Schimmelpilze leben vor allem
■ in feuchten Kellern
■ in schlecht belüfteten Badezimmern und anderen Nassräumen
■ in kalten und schlecht gelüfteten Schlafzimmern
■ an Fensterrahmen, auf denen sich Kondenswasser bildet
■ in Luftbefeuchtern und Klimaanlagen, die schlecht gewartet werden
■ auf feuchten Textilien
■ auf alten Polstermöbeln in feuchten Räumen
■ in Topfpflanzen

■ in alten Fußböden und den Lücken hinter Holzpaneelen an der Decke oder an der Wand hinter Tapeten
■ an kalten Außenwänden, besonders wenn Schränke zu dicht an der Wand stehen
■ in Ferienhäusern zu Zeiten, in denen sie nicht bewohnt sind.

In der Nahrung
■ auf gelagertem Obst und Gemüse
■ auf Backwaren und Nüssen
■ auf tierischen Produkten
■ in Sprudelwasserbereitern.

meisten Schimmelpilze wachsen und vermehren sich am besten bei einer hohen Luftfeuchtigkeit von 90 Prozent und Temperaturen von 20 bis 25 °Celsius. Sie können mit der Atmung (inhalativ) oder mit der Nahrung (nutritiv) in den Körper gelangen.

TIPPS FÜR HAUSSTAUBMILBEN-ALLERGIKER

- Überprüfen Sie, wie stark Ihre Betten, Möbel, Vorhänge und Teppiche mit Hausstaubmilben belastet sind. Dazu gibt es in der Apotheke einen Test.
- Wo Milben festgestellt werden, können Chemikalien aus der Apotheke, wie Benzylbenzoat, die Milben töten oder ihren Kot unschädlich machen. Diese Sprays, Schäume oder Pulver müssen in bestimmten Abständen verwendet werden.
- Staubfänger wie Teppiche, dicke Vorhänge, Zierkissen, Tagesdecken, offene Regale sollten entfernt werden.
- Die Raumtemperatur im Schlafzimmer sollte nicht höher als 18 Grad Celsius sein, die Luftfeuchtigkeit nicht höher als 50 Prozent.
- Schlafen Sie im Schlafanzug. Dieser saugt die Feuchtigkeit auf und verhindert, dass den Milben allzu viel Nahrung in Form von Hautschuppen zur Verfügung steht.
- Beziehen Sie alle Matratzen, Kopfkissen und Bettdecken im Schlafraum mit milbenundurchlässigen Hüllen (Encasings). Manche Krankenkassen über-

nehmen einen Teil der Kosten, wenn die Allergie eindeutig diagnostiziert ist.
- Waschen Sie Ihre Bettbezüge mindestens bei 60 Grad Celsius, weil erst dann die Milben abgetötet werden.
- Die Betten sollten kein Rosshaar enthalten, da dies zusätzlich eine Tierhaarallergie auslösen kann.
- Lassen Sie Ihre Matratze einmal im Jahr chemisch reinigen.
- Lüften Sie die Bettwäsche jeden Tag, wechseln Sie sie einmal pro Woche.
- Auch Kuscheltiere enthalten Milben. Waschen Sie diese einmal im Monat bei 60 Grad Celsius oder legen Sie sie mindestens zwölf Stunden in den Gefrierschrank und waschen Sie sie danach bei niedrigerer Temperatur aus.
- Fahren Sie im Urlaub in eine Gegend, die über 1500 Meter über dem Meeresspiegel liegt, da dort die Luftfeuchtigkeit geringer ist, der Lebensraum für Milben also nicht ideal ist. In trockener Luft überleben weniger Milben.
- Verzichten Sie auf Tiere und Pflanzen im Schlafzimmer.

Symptome

Das Hauptsymptom eines allergischen Dauerschnupfens ist eine chronisch behinderte Nasenatmung. Häufig sind auch die Nasennebenhöhlen in Mitleidenschaft gezogen. Viele Patienten klagen über ein Druckgefühl im Kopf- oder Stirnbereich und über Kopfschmerzen. Da sich hinter diesen Beschwerden genauso andere Na-

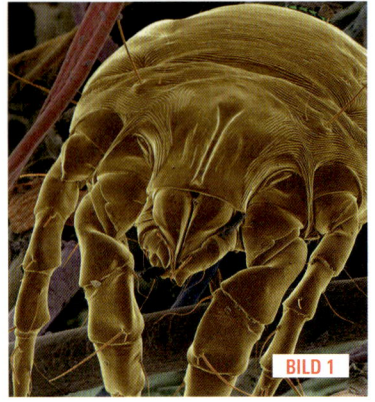 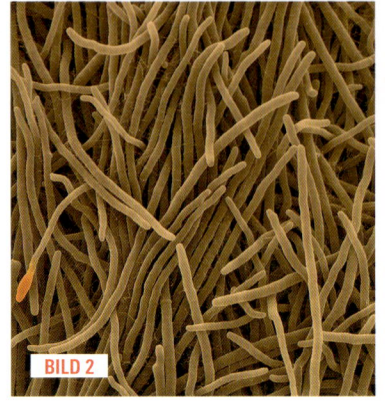 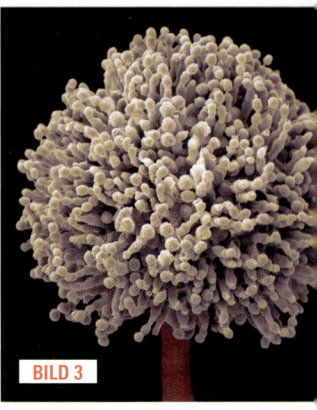

BILD 1 BILD 2 BILD 3

senerkrankungen verbergen können, ist eine gründliche Untersuchung bei einem allergologisch geschulten Hals-Nasen-Ohren-Arzt erforderlich.

Zusätzlich zu den oben genannten Symptomen kann es beim allergischen Dauerschnupfen wie beim Heuschnupfen zu Juckreiz in der Nase, häufigen Niesattacken und manchmal auch zu Tränenfluss kommen. Die Stimme kann heiser werden und Geruchs- und Geschmacksempfinden beeinträchtigt.

Die Symptome des allergischen Dauerschnupfens können im Jahres- und sogar Tagesverlauf unterschiedlich stark sein. Selbst völlig beschwerdefreie Zeiten sind möglich.

Im Gegensatz zu den Heuschnupfenpatienten reagieren zum Beispiel Tier- und Hausstaubmilbenallergiker auch mit Juckreiz, Ausschlag oder Nesselfieber der Haut und Problemen mit den Bronchien wie Atemnot, Husten und pfeifendem Atem auf das Allergen.

Eine Allergie gegen Schimmelpilze – genauer gesagt gegen die Sporen der Pilze – kann sich nicht nur in allergischem Dauerschnupfen mit verstopfter Nase und Atemnot äußern, sondern auch zu Entzündungen der Atemwege und zu Asthma führen. In seltenen Fällen treten sogar Hauterkrankungen auf. Die Verursacher sind dann meistens Vertreter der Schwär-

zepilze (Alternaria alternata), die als Wand- oder als Lebensmittelschimmel (mit schwarz-grünlichen Flecken) zum Beispiel auf Gemüse, Getreidesaat sowie als Luftkeime vorkommen.

Nur wenige Allergiker reagieren ausschließlich auf Schimmelpilze, jenem filzigen Belag, der umgangssprachlich als Schimmel bezeichnet wird. Die meisten Betroffenen sind gleichzeitig dazu gegen andere Allergene empfindlich.

TIPPS FÜR SCHIMMELPILZALLERGIKER

- Sorgen Sie stets für einen guten Luftaustausch in Haus und Wohnung. Am besten mit Stoßlüften, bei dem Sie mehrmals täglich die Fenster auf beiden Seiten der Wohnung für circa fünf bis zehn Minuten weit öffnen und für Durchzug sorgen. Das gilt für alle Zimmer, insbesondere aber für Nassräume.
- Lassen Sie die Räume Ihrer Wohnung nicht zu sehr auskühlen. Je kühler die Zimmer sind, desto größer ist die Schimmelgefahr. Achten Sie darauf, dass in allen Räumen die Wandtemperatur nicht geringer als 16 °C ist.
- Die Luftfeuchtigkeit setzt sich oft hinter Schränken ab, die zu dicht an einer kalten Außenwand stehen. Achten Sie deshalb auf ausreichend Luftzufuhr hinter den Möbeln.

BILD 1 Hausstaubmilbe – bis zu 15 000 dieser Tiere leben in einem Gramm Hausstaub.
BILD 2 Die von Schimmelpilzen gestreuten Sporen führen bei vielen Menschen zu Dauerschnupfen.
BILD 3 Schimmel wächst besonders gut bei Wärme und Feuchtigkeit.

- Gefährdet von Schimmelbefall sind neben Abstellkammern, Jalousiekästen und Wandschränken vor allem kühle Schlaf- und Badezimmer. Das Bad sollte deshalb auch in der Übergangszeit gut geheizt sein. Schimmelpilze siedeln sich vor allem an den Fliesenfugen, an Duschvorhängen sowie unter rutschfesten Badematten an. Um zu verhindern, dass Wasser nach dem Duschen verdunstet und die Luft anfeuchtet, können Sie Wassertropfen von den Wänden mit einer Gummilippe entfernen. Lüften Sie wenn möglich kurz. Verfugen Sie Ecken in wassergefährdeten Bereichen mit Silikon, das fungizide (pilztötende) Wirkstoffe enthält.

- Kältezonen, die durch eine schlecht gedämmte Gebäudehülle entstehen, können Sie mit einem Thermometer aufspüren.

- Luftbefeuchter und Verdunster an Heizkörpern sind umständlich zu reinigen und meist überflüssig.

- Mit einem Luftfeuchtigkeitsmessgerät (Hygrometer) können Sie die Luftfeuchtigkeit kontrollieren. Messen Sie den Feuchtigkeitsgehalt an den Stellen der Wohnung, die besonders feucht und schimmelgefährdet sind: z. B. an kalten Außenwänden, in Zimmerecken, im Badezimmer und hinter Schränken, die vor einer kalten Wand stehen. Empfehlung: Die Luftfeuchtigkeit sollte zwischen 40 und 55 Prozent liegen.

- Gartenarbeit ist für Schimmelallergiker nicht geeignet.

- Verzichten Sie auf Zimmerpflanzen, wenn ein Mitglied der Familie allergisch auf Schimmelpilze reagiert.

- Sobald Sie verdächtige Flecken an der Wand oder muffigen Schimmelgeruch wahrnehmen, müssen Sie handeln – sonst gefährden Sie Ihre Gesundheit. Besprühen oder betupfen Sie die Flecken mit Schimmelentfernern. Auch Hausmittel sind sehr wirksam, zum Beispiel das Besprühen mit Alkohol (Ethanol oder Isopropanol, 70 %) oder Brennspiritus.

- Bei Hausmitteln sollte die Einwirkungszeit möglichst 30 Minuten betragen, danach die jeweiligen Stellen abwischen. Stecken Sie die Tücher anschließend in einer Plastiktüte in die Mülltonne. Kommerzielle Mittel benutzen Sie unbedingt genau nach Gebrauchsanweisung.

- Schimmel setzt sich häufig in Silikonabdichtungen ab, erneuern Sie deshalb diese ab und zu.

- Bei komplizierten baulichen Mängeln (zum Beispiel bei feuchten Wänden im Keller) sind Profis gefragt. Unternehmen Sie nichts, ohne vorher den Rat eines Bausachverständigen einzuholen.

- Kommt es in der Wohnung trotz regelmäßigen Lüftens immer wieder zum Befall mit Schimmelpilzen, sollten Sie dem Vermieter gegenüber auf einer gründlichen Sanierung bestehen.

- Verzichten Sie auf größere Vorratshaltung, weil manche Nahrungsmittel von Schimmel befallen sein können, ohne dass Sie es merken. Kaufen Sie Lebensmittel stets frisch ein.

- Seien Sie besonders vorsichtig bei Backwaren und Nüssen, denn darauf kann sich schnell Schimmel bilden.
- Lagern Sie Obst und Gemüse möglichst im Kühlschrank. Vor dem Verzehr sollten Sie es gründlich waschen oder schälen. Letzteres empfiehlt sich insbesondere bei Möhren.
- Lassen Sie Küchenabfälle nicht lange liegen und leeren Sie den Biomüll häufig.
- Reinigen Sie Kühl- und Gefrierschrank sowie Abfallbehälter regelmäßig mit Alkohol.

Diagnose

Endgültige Klarheit über die spezifischen Auslöser der Allergie liefert nur eine genaue fachärztliche Diagnose. Erste Anhaltspunkte kann ein Allergietagebuch liefern. Fast immer sind Hauttests wie Prick- und Patchtest sowie Bluttests auf IgE bis hin zu Provokationstests notwendig, bei denen die vermuteten Allergene unter ärztlicher Aufsicht inhaliert oder gegessen werden. Damit lässt sich nachweisen, ob der allergische Schnupfen durch die Pollen bestimmter Bäume und Getreide oder durch Hausstaubmilben, Tierhaare, Schimmelsporen, Nahrungsmittel oder andere Allergene verursacht wird.

Einzelheiten über diese Tests lesen Sie im Kapitel Diagnose (Seite 146).

Therapie

An erster Stelle der Therapie eines allergischen Dauerschnupfens steht die Vermeidung (Karenz) jener Substanzen, die den Schnupfen hervorrufen. Manche Menschen sind ihre Beschwerden schon los, wenn die von Schimmel befallene Wohnung saniert wird oder wenn sie sich von einem Haustier trennen, auf das sie allergisch reagieren. Bei anderen verschwinden die Symptome, wenn sie Möbel oder Kleidungsstücke mit versteckten Allergenen entsorgen.

Schwieriger ist es für Milbenallergiker: Bestimmte Maßnahmen helfen zwar, die Anzahl der winzigen Spinnentiere zu reduzieren, aber völlig ausrotten lassen sie sich in der Regel nicht.

Zum derzeitigen Zeitpunkt ist eine effektive Behandlung des allergischen Schnupfens neben der Karenz nur mit Medikamenten möglich. Einige weitere Verfahren können jedoch eine sinnvolle Ergänzung zur Behandlung mit Arzneimitteln sein und möglicherweise dazu beitragen, dass weniger Medikamente benötigt werden. Infrage kommen Entspannungsmethoden oder eine Psychotherapie. Einzelheiten lesen Sie im Kapitel Therapie (Seite 154).

Medikamente

Bei der medikamentösen Behandlung von allergischem Schnupfen werden Wirkstoffe aus der Gruppe der Mastzellstabilisatoren und der Antihistaminika oder kortisonhaltige Medikamente eingesetzt. Sie können die Allergie zwar nicht beseitigen, aber die Symptome lindern und verhindern, dass sie sich von den oberen auf die unteren Atemwege ausdehnen und sich ein Asthma entwickelt.

Die spezifische Immuntherapie (Seite 167) ist die einzige Möglichkeit, nicht nur die Symptome, sondern auch die Ursache der überschießenden Immunreaktion selbst zu behandeln. Ihre Wirksamkeit ist bei Hausstaubmilbenallergie bewiesen, aber bei Tierallergien noch recht wenig erforscht. Nur für die Behandlung einer Katzenhaarallergie ist ihr Nutzen inzwischen sicher belegt.

Das Prinzip der Behandlung ist einfach zu verstehen. Mit etwas Training soll dem Immunsystem die hyperaktive Abwehrre-

aktion wieder abgewöhnt werden. Die Therapie ist auch unter den Begriffen Hyposensibilisierung, Desensibilisierung oder Allergieimpfung bekannt. Dazu werden dem Patienten kleinste Mengen eines Allergenextraktes (zum Beispiel ein Extrakt der Hausstaubmilbenallergene oder Katzenallergene) gespritzt – zunächst in wöchentlich steigender Dosis, bis die mögliche Höchstmenge erreicht ist, danach alle vier bis acht Wochen eine „Erinnerungsdosis".

Viele Hausstaubmilbenallergiker brauchen nach der spezifischen Immuntherapie weniger Allergiemedikamente, oft auch gar keine mehr. Auch der drohende Etagenwechsel in die Bronchien kann so verhindert werden.

ASTHMA

Wer an Asthma leidet, den plagt vornehmlich Luftnot, mitunter ist aber nicht nur das Atmen erschwert, sondern die Luft bleibt anfallartig fast ganz weg. Asthma bronchiale, auch Bronchialasthma genannt, kann entweder allergisch bedingt sein oder eine nichtallergische Ursache (intrinsisch) haben.

Bei fast jedem zweiten erwachsenen Asthmatiker lassen sich keine Hinweise mehr auf eine Allergie finden, dennoch kann das Asthma ursprünglich allergisch bedingt gewesen sein. Meist lösen Atem-

weginfekte die intrinsischen Asthmabeschwerden aus. Die allergischen Auslöser sind vielfältig, aber auch andere Reize wie Kälte, Stress oder starke Gerüche können asthmatische Symptome hervorrufen.

Das Atmen wird schwer

Bei allergischem Asthma reagieren die Atemwege mit heftiger Abwehr auf eigentlich ungefährliche Stoffe. Diese Allergene, meist Blütenpollen, Tierhaare oder Hausstaubmilben, würde ein ausgeglichenes Immunsystem einfach ignorieren. Die Immunreaktion des Asthmatikers aber bekämpft den vermeintlichen Feind mit aller Kraft: Die Atemmuskulatur verkrampft, die Schleimhaut der Bronchien schwillt an, zäher Schleim belegt die Atemwege. Im schlimmsten Fall ist das Atmen kaum noch möglich.

Heute lässt sich Asthma trotz der schweren Symptome so gut behandeln, dass die Erkrankung die meisten Asthmatiker nur noch wenig einschränkt. Auf die durchschnittliche Lebenserwartung der Erkrankten hat Asthma so gut wie keinen Einfluss mehr. Dennoch gibt es immer wieder Todesfälle: 2005 starben in Deutschland rund 2 000 Menschen an Asthma, zumeist durch einen unbehandelten Anfall.

Eine weitere Variante dieser Erkrankung ist das Berufsasthma. Etwa jeder zehnte erwachsene Asthmatiker erkrankt erst im Laufe seines Berufslebens. Manche werden plötzlich allergisch gegen Stoffe der Arbeitsumgebung, die eigentlich ungefährlich sind (zum Beispiel gegen Mehl). Bei anderen reagiert die Lunge unvermittelt asthmatisch auf aggressive Substanzen, mit denen sie bei der Arbeit umgehen (zum Beispiel Ammoniak oder Chlorgas).

Symptome

Meist beginnt ein Asthmaanfall mit einem unklaren Schmerz im Bereich des mittleren Brustbeins und einem Engegefühl im Brustkorb. Anschließend kommt es zu Atemnot. Besonders typisch für Asthma bronchiale ist, dass die Beschwerden nicht immer gleich stark sind. Sie schwanken zwischen morgens und abends, von Tag zu Tag, und bleiben nicht selten über Wochen oder Monate einfach aus.

Zu einem Arzt sollte gehen, wer klagt über:
- pfeifende Atmung
- überwiegend trockenen Husten
- Engegefühl in der Brust
- Kurzatmigkeit oder sogar
- Luftnot.

Die Beschwerden treten oft nachts, bei körperlicher oder psychischer Belastung auf und es besteht eine ausgeprägte Empfindlichkeit gegenüber Zigarettenrauch, Hitze, Kälte, Staub, Benzin, Dämpfen und Sprays.

Besonders schwer fällt Betroffenen das Ausatmen. Die verkrampfte Muskulatur kann die verbrauchte Luft während eines Anfalls nur unter großer Anstrengung aus den verengten und verschleimten Bronchien hinausbefördern. Und je weniger verbrauchte Luft beim Ausatmen ausströmt, desto weniger frische Luft findet beim Einatmen Platz.

Gesunde können dieses Gefühl nachvollziehen, wenn sie ein paar Züge lang durch einen Strohhalm atmen (am besten dabei die Nase zuhalten!). Nach kurzer Zeit entsteht der Drang, wieder tief durchzuatmen – Atemnot, wie sie für einen Asthmaanfall typisch ist.

Asthmatiker, deren Beschwerden durch Allergene ausgelöst werden, erleben meist zwei Asthmaschübe hintereinander: Gleich nach dem Kontakt mit dem Allergen setzt die allergische Sofortreaktion ein. Dabei verkrampft die Muskulatur der Bronchien – die Folgen: Enge in der Brust, Kurzatmigkeit und Luftnot.

Etwa vier bis sechs Stunden später kommt der zweite Schub, die Spätreaktion. Das Lungengewebe reagiert dann mit einer Entzündung. Die Bronchien verschleimen, der Atem wird flach, brummt oder pfeift. Der Schleim lässt sich nur schwer abhusten.

Auslöser

Viele Substanzen, die an der Entstehung anderer allergischer Erkrankungen beteiligt sind, können auch die Entwicklung von Asthma begünstigen. Die wichtigsten Auslöser sind:

- Hausstaubmilben
- Federn, Tierhaut und Tierhaare
- Pollen
- Schimmelpilzsporen
- Nahrungsmittel- und Nahrungsmittelzusätze
- Medikamente sowie
- Schadstoffe in Innenräumen.

Für die deutliche Zunahme der Erkrankung in den vergangenen Jahren werden darüber hinaus noch weitere Faktoren verantwortlich gemacht.

Dazu zählen Umweltschadstoffe wie Stickoxid, Kohlendioxid oder Ozon, vor allem aber die hohen Schadstoffkonzentrationen in Innenräumen. Da Wohnungen, Häuser und Büros heutzutage sehr stark isoliert und die Fenster nicht mehr so durchlässig sind wie früher, ist der Luftaustausch geringer. Dadurch steigt nicht nur die Belastung mit Allergenen wie Tierhaare, Milben oder Schimmelsporen, sondern auch der Gehalt von Schadstoffen in der Luft wie Formaldehyd aus Möbeln oder Farben oder polyzyklische Biphenyle (PCB), die als Zusätze in Klebern, Dichtungs- und Fugenmassen sowie als Weichmacher in Kunststoffen enthalten sind.

Diagnose

Ein früh erkanntes Asthma, das in der Folge dann mit Medikamenten unter Kontrolle gehalten wird, kann die Lebensqualität der Behandelten deutlich steigern. Allerdings dauert es auch heute noch eine gewisse Zeit, meist sind es fünf Jahre, bis ein Asthma richtig erkannt und behandelt wird. Meist denken die Betroffenen bis dahin aufgrund ihrer Atemnot, sie hätten eine schlechte körperliche Kondition.

Ob es sich um allergisches Asthma handelt, lässt sich nur durch spezielle fachärztliche Untersuchungen ermitteln. Eine exakte Diagnose ist immer die Voraussetzung für eine effektive Therapie. Der Hausarzt wird bei Verdacht auf Asthma an einen Lungenfacharzt überweisen – und bei einer eventuell notwendigen Behandlung Hand in Hand mit ihm zusammenarbeiten. Näheres zu den einzelnen Methoden finden Sie im Kapitel Diagnose (Seite 146).

Anamnese

Die Diagnose beginnt mit der Erhebung der Krankengeschichte (Anamnese). Dabei fragt der Arzt nach dem Beschwerdebild und nach auslösenden Faktoren:

- Gibt es Familienangehörige (Vater, Mutter, Geschwister), die Asthma oder Allergien haben/hatten?
- Wann tritt die Atemnot gehäuft auf: nur zu bestimmten Jahreszeiten (Pollenflugsaison) oder das ganze Jahr?
- Gibt es Tageszeiten, zu denen sich die Symptome verstärken, zum Beispiel nachts oder frühmorgens?
- Bessern oder verschlechtern sich die Beschwerden zu Hause, am Arbeitsplatz, in der Stadt, auf dem Land oder während des Urlaubs?
- Sind Sie am Arbeitsplatz regelmäßig Feuchtigkeit, Strahlung oder bestimmten Substanzen wie zum Beispiel Rauch, Stäuben, Fasern, Gasen, Metallen, Lösemitteln oder anderen Chemikalien ausgesetzt? Sind neben Ihnen noch weitere Kollegen von Atemproblemen betroffen?
- Haben Sie häufige Infektionen der Atemwege?
- Gibt es in Ihrer näheren Umgebung Haustiere?
- Bestehen die Atembeschwerden bevorzugt bei oder nach bestimmten Tätig-

keiten: zum Beispiel beim Bettenmachen, bei körperlicher Anstrengung, in Stresssituationen, bei der Arbeit mit Farben und Lacken oder mit bestimmten Haushaltsreinigungs- oder Körperpflegemitteln wie Deo- oder Haarsprays?
- Welche Medikamente nehmen Sie ein?

Atemtests

Sind die Atemwege verengt, kann weniger Luft hindurchströmen als bei gesunden Menschen. Deshalb geben Atemtests einen wichtigen Einblick in den Funktionszustand der Lunge. Dabei wird gemessen, wie viel der eingeatmeten Luftmenge Sie innerhalb einer Sekunde maximal wieder ausatmen können (Einsekundenkapazität). Anschließend erfolgt ein Vergleich mit der Luftmenge, die Sie ohne zeitliche Beschränkung ausatmen können (Vitalkapazität).

Es gibt deutliche Unterschiede zwischen gesunden Menschen und Asthmatikern: Während Gesunde in einer Sekunde etwa drei Viertel ihrer Vitalkapazität ausatmen, ist es bei Asthmakranken wesentlich weniger.

Ein anderer wichtiger Atemtest ist die Messung des Peak-Flow (englisch für stärkste Strömung). Mit dem Peak-Flow-Meter lässt sich die maximale Atemstromstärke bei der Ausatmung messen. Dazu pustet man mit aller Kraft in ein kleines Gerät hinein, das die Geschwindigkeit des ausgestoßenen Luftstroms misst. Insbesondere wenn die Diagnose noch nicht

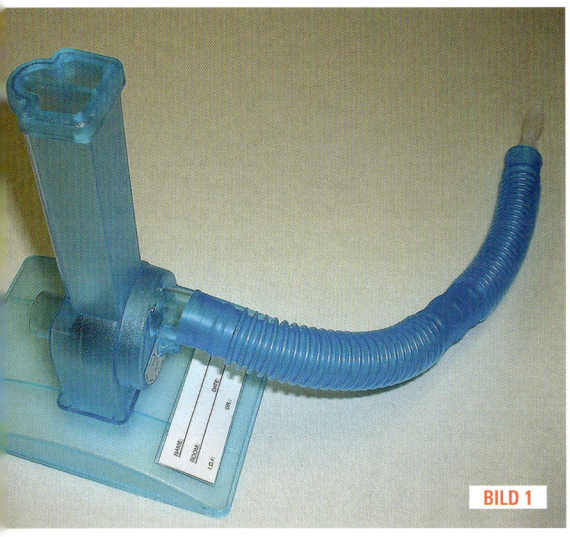

BILD 1

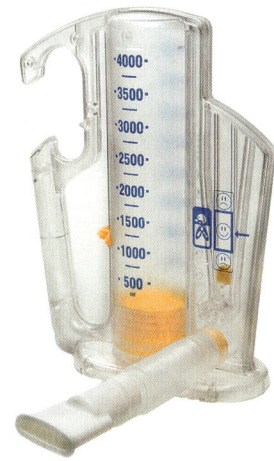

BILD 2

gesichert ist und zu Beginn der Erkrankung sollte man den Peak-Flow häufiger messen. Mit mehreren Messungen über den Tag verteilt kann das Gerät die Veränderungen im Verlauf zeigen. Eine große Schwankungsbreite, bei der niedrige Werte neben hohen auftauchen, deutet auf eine Asthmaerkrankung hin. Das Peak-Flow-Meter ist ein wichtiges Instrument zur Selbstkontrolle.

Spirometer
Mit dem Spirometer wird der Luftstrom beim Ausatmen gemessen. Diese Untersuchung ist ein wichtiger Anhaltspunkt für den Arzt bei der Behandlung des Asthmas, denn die Ausatmung dauert bei Gesunden länger als bei Asthmapatienten. Eine zusätzliche Fluss-Volumen-Messung gibt Aufschluss darüber, mit welcher Geschwindigkeit die eingeatmete Luft wieder ausströmt.

Großer Lungenfunktionstest (Ganzkörperplethysmografie)
Der große Lungenfunktionstest ist ein apparativ aufwendiges Verfahren, das in Spezialeinrichtungen und Kliniken eingesetzt wird. Es liefert genaue Werte zum Strömungswiderstand und zur Weite der Atemwege. Das ist insbesondere dann wichtig, wenn die anderen Untersuchungen nicht eindeutig waren.

Während des großen Lungenfunktionstests sitzt der Patient in einer Glaskabine und atmet kräftig in ein Messgerät. Mit dieser Methode wird die Luftmenge bestimmt, die nach dem Ausatmen in der Lunge zurückbleibt (Residualvolumen). Werden mehrere Messungen zu verschiedenen Zeitpunkten vorgenommen, kann damit der Langzeitverlauf des Asthmas beurteilt werden.

Allergietests
Ergeben sich Hinweise auf einen allergischen Ursprung des Asthmas, sind neben Lungenfunktionstests allergologische Untersuchungen erforderlich, um die Auslöser zu identifizieren.

Der Arzt wird dann in einem Stufenplan verschiedene Hauttests (wie z. B. Pricktest) und Blutuntersuchungen (z. B. IgE-Test) durchführen, um den jeweiligen Allergenen auf die Spur zu kommen. Lassen sich diese wie zum Beispiel bei einem Berufsasthma durch Haut- und Laboruntersuchungen nicht hinreichend ermitteln,

INFO Unterschiede zwischen Asthma und chronisch obstruktiver Bronchitis

Obwohl Asthma und chronische Bronchitis zwei sehr ähnliche Erkrankungen sind, werden sie unterschiedlich therapiert und müssen deshalb in der Diagnose voneinander abgegrenzt werden.

Asthma

Die Erkrankung beginnt oft schon in der Kindheit oder in der Jugend. Sehr häufig bestehen neben dem Asthma noch (andere) allergische Erkrankungen wie Heuschnupfen, allergischer Dauerschnupfen, Nahrungsmittelallergien oder Neurodermitis. Rauchen spielt bei der Entstehung von Asthma keine Rolle. Dennoch sollten Asthmatiker besser nicht rauchen, weil sich die Krankheit dadurch erheblich verschlechtern kann.

Bei einem Asthmaanfall kommt es zu einer Verkrampfung und Verengung der Bronchialmuskulatur. Die Asthmasymptome können sehr wechselhaft und unterschiedlich stark sein. Sie reichen von einem leichten Druck im Bereich des mittleren Brustbeins und gelegentlich auftretenden leisen Pfeiftönen beim Ausatmen bis hin zu schweren Anfällen mit starker Luftnot, rasselnden Atemgeräuschen, Husten und zähem Auswurf, die zu lebensbedrohlichen Erstickungsanfällen führen können. Es kann lange Phasen geben, in denen keine oder nur sehr geringe asthmatische Beschwerden auftreten. Zwischen den einzelnen Anfällen kann die Lungenfunktion bei Asthmatikern völlig im Normbereich liegen. Langjähriges Rauchen kann bei Asthmatikern zunehmend zu Beschwerden führen, die der chronischen Bronchitis ähneln.

Chronisch obstruktive Bronchitis, COPD (chronic obstructive pulmonary disease, chronisch-obstruktive Atemwegserkrankung)

Eine chronische Bronchitis ist durch eine dauerhafte Entzündung der Bronchien gekennzeichnet, die zu Husten und Auswurf führt. Als chronisch wird eine Bronchitis dann bezeichnet, wenn die Patienten über ein Jahr husten. Danach bleibt diese einfache chronische Bronchitis in der Regel lebenslang bestehen. Wer an einer einfachen chronischen Bronchitis leidet, kann trotz der Krankheit sehr alt werden, da sie keine lebensverkürzende Wirkung hat.

Wenn sich allerdings zusätzlich noch eine dauerhafte Verengung (Obstruktion) der Atemwege einstellt, die sich durch Medikamente nur teilweise zurückentwickelt, spricht man von der chronisch obstruktiven Bronchitis (COPD). Eine solche Verengung tritt bei knapp einem Fünftel der Patienten mit einfacher chronischer Bronchitis ein. Der Begriff COPD ist abgeleitet von dem englischen Fachbegriff chronic obstructive pulmonary disease, also eine dauerhafte, fortschreitende Lungenerkrankung mit Einengung der Atemwege. In Deutschland wird in diesem Zusammenhang auch von „chronisch obstruktiver Atemweg- oder Lungenerkrankung" gesprochen.

Die chronische Reizung der Atemwege kann in der Folge zu einer Überblähung der Lunge, einem Lungenemphysem, führen, wodurch Lungenbläschen unwiederbringlich zerstört werden. Dadurch kann nach und nach weniger Sauerstoff aufgenommen und weniger Kohlendioxid abgegeben werden. In diesen Fällen ist die Lebenserwartung des Erkrankten deutlich verkürzt: um etwa acht bis zehn Jahre.

Die häufigste Ursache für COPD ist das Rauchen, weitere Ursachen sind häufige Atemweginfekte und eine hohe Luftverschmutzung, wie beispielsweise eine hohe Staubbelastung am Arbeitsplatz. Eine chronisch obstruktive Bronchitis wird oft für Asthma gehalten, da sich die Symptome sehr ähneln: Atemnot, Husten, pfeifende Atemgeräusche oder Brummen in der Lunge und Schwierigkeiten beim Ausatmen.

Zur Unterscheidung der beiden Krankheiten kommt ein medikamentöser Test infrage: Wenn sich die Einsekundenkapazität nach einer vierwöchigen oralen Kortisontherapie nicht verbessert, ist das ein Hinweis auf COPD. Störungen des Gasaustausches zwischen Lunge und Blutkreislauf sprechen ebenfalls für die Diagnose „COPD", diese wird durch Sauerstoffmessungen nachgewiesen. Auch Röntgenaufnahmen oder eine Computertomografie können helfen, Asthma von COPD zu unterscheiden.

Im Laufe der Zeit wird die Erkrankung chronisch, die Patienten haben dann – im Unterschied zu Asthmatikern – keine beschwerdefreien Phasen mehr und müssen dauerhaft Arzneimittel einnehmen.

kann ein Provokationstest notwendig sein, bei dem Sie unter ärztlicher Aufsicht Substanzen mit den vermutlichen Auslösern inhalieren müssen.

Therapie

Bei der Behandlung des Asthmas steht im Vordergrund, die Häufigkeit der Beschwerden, den Verbrauch der Medikamente und die Gefahr von Nebenwirkungen zu reduzieren. Darüber hinaus sollen Notfallbehandlungen und eine schubweise Verschlechterung verhindert und eine uneingeschränkte Leistungsfähigkeit ermöglicht werden. Viele Patienten leiden jedoch trotz der Vielfalt therapeutischer Möglichkeiten an Beschwerden, da sie nicht optimal behandelt werden oder weil es bei ihnen selbst an einer ausreichenden Compliance fehlt. Denn wie bei jeder chronischen Krankheit ist es auch bei Asthma sehr wichtig, dass man die Therapie nicht allein dem Arzt überlässt, sondern sich aktiv an der Behandlung beteiligt. Dazu gehört es, die Auslöser und Ver-

BILD 1 Wichtig für eine zuverlässige Therapiekontrolle ist die richtige Handhabung des Peak-Flow-Meters.

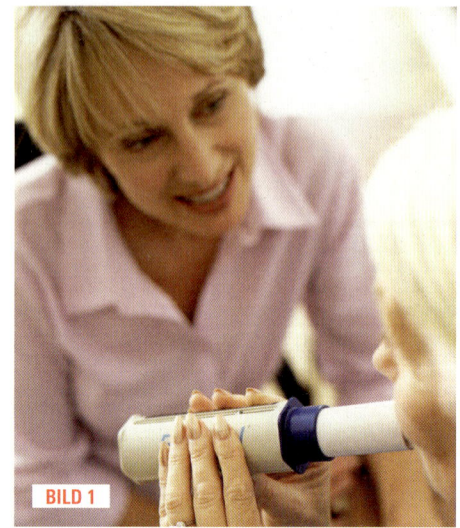

BILD 1

stärker von Asthma so weit wie möglich zu meiden, sich selbst gut zu beobachten, um die Symptome eines Anfalls frühzeitig zu erkennen und zu behandeln. Durch aktive Zusammenarbeit mit dem behandelnden Arzt lassen sich die Auswirkungen der Krankheit auf den Alltag oft beherrschen und die Lebensqualität wird nicht deutlich eingeschränkt. Heilbar ist Asthma bisher nicht.

Aber gut eingestellt und mit der richtigen Therapie sowie Selbstkontrolle ist es möglich, ein weitgehend normales Leben zu führen.

„SELBSTBETEILIGUNG"

Um Ihre Therapie zum Erfolg zu führen, denken Sie an
- Vermeidung der Auslöser
- regelmäßige Anwendung wirksamer Medikamente
- Atemtherapie
- sportliche Aktivitäten
- eventuell zusätzliche Therapien.

Vorbeugende Maßnahmen sind bei Asthma das A und O, denn besser als jede Therapie ist es, wenn der Anfall erst gar nicht kommt. Ein konsequentes Meiden,

in der Medizin spricht man von Karenz, der jeweiligen Allergene ist die wichtigste Methode, um Asthmaanfällen vorzubeugen.

Selbstkontrolle mit der Peak-Flow-Messung

Asthma ist eine chronische und anfallartige Erkrankung. Zwar besteht die bronchiale Überempfindlichkeit dauerhaft, doch Phasen mit Atemnot und beschwerdefreie Zeiten wechseln sich ab. Deshalb ist es sehr wichtig, dass die Schwankungen in der Leistung der Atemwege frühzeitig erkannt werden. Dann ist es möglich, die Medikation rechtzeitig den veränderten Werten anzupassen, um einem drohenden Asthmaanfall vorzubeugen.

Eine gute und einfache Kontrolle kann mit einem Peak-Flow-Meter erfolgen. Die gesetzlichen Krankenkassen übernehmen die Kosten für das Gerät. Es funktioniert wie ein Frühwarnsystem, das überall und jederzeit die maximale Strömungsgeschwindigkeit während der Ausatmung anzeigt. Diese wird in Liter pro Minute erfasst. Es gibt sowohl mechanische als auch elektronische Peak-Flow-Meter. Letztere bieten keinen besonderen Vorteil. Beide Varianten sind leicht zu handhaben. Wichtig ist, dass Sie das Mundstück fest

TIPP · Anwendung des Peak-Flow-Meters

- Messen Sie Ihre Werte auf jeden Fall immer, sobald sich ein Gefühl von Atemnot einstellt. Unabhängig davon sind drei regelmäßige tägliche Messungen erforderlich: morgens gleich nach dem Aufstehen, mittags und abends. Sind Ihre Atemwerte seit mindestens vier Wochen stabil, reicht eine Messung am Morgen.
- Notieren Sie nach jeder Messung genau die Werte und Ihre Symptome wie Atemnot, Husten, Auswurf in einem Asthma-Tagebuch.
- Wenn Sie Atemnot haben, müssen Sie zuerst den Peak-Flow messen, danach Ihr Spray inhalieren und anschließend die Wirkung mit einer erneuten Messung prüfen. Auf diese Weise können Sie erkennen, ob Ihr Medikament noch ausreichend wirkt.
- Nach der Messung erfolgt die korrekte Interpretation Ihrer Werte mithilfe des Ampel-Systems. Denn das Gerät zeigt Ihnen in den Ampelfarben an, ob Sie sich im grünen, also gefahrlosen Bereich befinden, im gelben, der labile Atemwege signalisiert, auf die Sie reagieren müssen, oder im roten Bereich, der einen Notfall darstellt und einen Arztbesuch erforderlich macht.

mit den Lippen umschließen, damit keine Luft verloren geht, und Sie jedes Mal sehr kräftig in das Peak-Flow-Meter pusten, ohne dabei zu husten.

Mit regelmäßigen Aufzeichnungen in einem Asthma-Tagebuch verschaffen Sie sich und Ihrem Arzt einen Überblick über den Verlauf Ihrer Beschwerden und vor allem darüber, ob Sie medikamentös richtig eingestellt sind. Ein solches Tagebuch hat die deutschen Atemwegsliga erstellt. Es ist kostenlos beim Arzt, in Apotheken oder direkt von der Atemwegsliga erhältlich (Adresse S. 192.)

Patientenschulungen

Im Rahmen des Disease-Management-Programms (DMP) „Asthma bronchiale" bieten die gesetzlichen Krankenkassen ihren Mitgliedern ein spezielles, strukturiertes Behandlungsprogramm inklusive Patientenschulungen an. Studien hierzu haben gezeigt, dass es durch die Teilnahme an solchen Schulungen nicht nur zu einer deutlich besseren Symptomkontrolle bei Asthma kommt, sondern auch eine Verringerung der Asthma-Anfälle und der Notfallsituationen erreicht werden kann. Während der Schulung erhalten die Patienten unter anderem praktische Tipps zum korrekten Messen der Peak-Flow-Werte und die richtige Anwendung eines Dosieraerosols. Die Hinweise für das Verhalten im Notfall sollen zudem helfen, mit der Erkrankung Tag für Tag gelassener umzugehen.

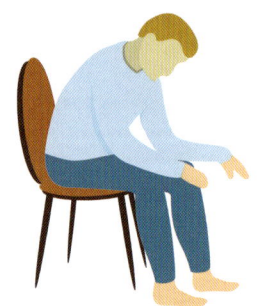

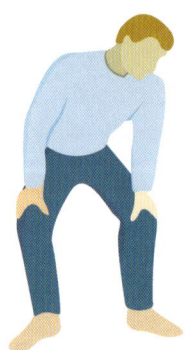

BILD 1

BILD 2

Atemtherapien

Eine Atemtherapie ist ein weiterer wichtiger Baustein einer erfolgreichen Asthmabehandlung, sie führt zur Einsparung von Medikamenten. Die gesetzlichen Krankenkassen übernehmen die Kosten einer ärztlich verordneten Atemtherapie. In einer Lungensportgruppe lassen sich spezielle Atemtechniken erlernen.

Die dosierte Lippenbremse: Ein wichtiger Bestandteil einer Atemtherapie für Asthmatiker ist die dosierte Lippenbremse. Dabei wird dem erhöhten Druck im Brustkorb, der durch die Überblähung der Lunge entsteht, ein erhöhter Druck in den Atemwegen entgegengesetzt. Sie atmen also nicht durch die Nase oder bei weit geöffnetem Mund aus, sondern gegen den Widerstand der locker aufeinanderliegenden Lippen. Dadurch kann die Luft vollständig und gleichmäßiger ausströmen. Diese Technik ist eine wichtige Unterstützung im akuten Asthmaanfall, bei körperlicher Belastung ist man so leistungsfähiger.

Erleichternde Körperhaltungen: Bestimmte Körperstellungen können im Sitzen oder Stehen die Atmung erleichtern. Dabei ist der Körper vom Gewicht der Arme und des Schultergürtels entlastet, Rückenmuskulatur und Bauch werden entspannt, so dass die Atmung auch in den unteren Lungenabschnitten besser fließen

kann. Bei zusätzlich angewandter dosierter Lippenbremse wird ein doppelter atemerleichternder Effekt erzielt. Diese speziellen Körperhaltungen sind nicht nur günstig, um Ihnen die Atmung zu erleichtern, sondern sollten auch während eines akuten Anfalls eingenommen werden, weil sie helfen, mehr Luft zu bekommen.

Eine einfach zu erlernende Körperhaltung ist der Kutschersitz: Beugen Sie dazu den Unterkörper vor, stützen Sie die Unterarme auf den Oberschenkeln oder auf einer Tischplatte auf. Oder die Torwarthaltung: Beugen Sie sich hierbei im Stehen leicht vor und stützen Sie die Hände auf den Knien oder Oberschenkeln ab. Die Beine stehen dabei hüftbreit.

Sport und Asthma

Regelmäßiges Training wirkt sich sehr günstig auf das Asthma aus und trägt dazu bei, dass der Organismus grundsätzlich mit weniger Atemarbeit auskommt. Dadurch treten schwere Anfälle seltener auf, und die Krankenhausaufenthalte gehen messbar zurück.

Sport ist nur während eines akuten Anfalls tabu. Ansonsten gilt die Devise „mäßig, aber regelmäßig". Sport stärkt neben der Atmung die körpereigenen Abwehrkräfte und trägt zu einem besseren Lebensgefühl bei. Zusätzlich können Asthmatiker mit intensiver körperlicher Betäti-

ASTHMA **43**

BILD 1 + 2 Mit der richtigen Körperhaltung können Sie sich das
Atmen erleichtern – Kutschersitz und Torwarthaltung.

gung Osteoporose vorbeugen. Dies ist besonders wichtig, falls Kortisontabletten eingenommen werden müssen, da diese eine Osteoporose begünstigen können. Am besten geeignet sind Ausdauersportarten wie zum Beispiel Walken, Joggen, Radfahren, Schwimmen, Wandern, Rudern, Segeln oder Tanzen, um die körperliche Leistungsfähigkeit zu verbessern.

■ SPORTLICHE TIPPS FÜR ASTHMATIKER

- Vermeiden Sie Kaltstarts und wärmen Sie sich zunächst zehn bis 15 Minuten mit Dehnübungen und leichter Gymnastik auf.
- Wenn Ihr Asthma durch körperliche Anstrengung ausgelöst oder verstärkt wird (bei Kindern und Jugendlichen ist das besonders oft der Fall), sollten Sie entsprechend vorbeugen und circa 15 Minuten vor Sportbeginn einen Hub eines bronchienerweiternden Mittels einnehmen. Beim Leistungssport fallen diese Substanzen unter das Dopinggesetz und müssen angemeldet werden.
- Treiben Sie Sport am besten zusammen mit anderen: Das macht nicht nur mehr Spaß, sondern vermittelt auch ein Gefühl der Sicherheit. Eine gute Möglichkeit, gesundheitsfördernde mit sozialen Aspekten zu verbinden, bieten Lungensport- oder Schwimmgruppen, in denen unter Anleitung speziell ausgebildeter Trainer und unter ärztlicher Aufsicht gezielte Bewegungsprogramme durchgeführt werden.

- Wenn Sie Mannschaftssportarten (zum Beispiel Hand-, Fuß-, Volleyball oder Hockey) bevorzugen, sollten Sie darauf achten, dass Sie sich in Ihrer Leistungsfähigkeit nicht überschätzen.
- Nehmen Sie beim Sport für alle Fälle Ihr Mobiltelefon mit – neben den Dingen, ohne die ein Asthmatiker das Haus nicht verlassen sollte: Notfallspray, Peak-Flow-Messgerät und Asthmatagebuch.

Stufenplan

Ohne Medikamente geht es bei Asthma nicht. Welche Medikamente Asthmatiker einnehmen sollten und wie oft, richtet sich nach dem Schweregrad ihrer Beschwerden.

Die medikamentöse Asthmatherapie setzt auf zwei Ebenen an. Zum einen soll sie die ständige Entzündungsbereitschaft der Lunge hemmen. Dies ist die Aufgabe der sogenannten Controller, zu denen Kortisone (Glukokortikoide) gehören. Zum anderen müssen Medikamente zur Verfügung stehen, die bei einem Asthmaanfall die Bronchien erweitern und die dadurch den Patienten wieder freier atmen lassen. Hierfür sorgen bronchienerweiternde Medikamente, die Reliever.

Ein gut umsetzbares Therapiekonzept, das es den Patienten möglich machen soll, nicht mehr Medikamente als nötig einzunehmen und die Dosis bei Bedarf erhöhen oder herunterschrauben zu können, ist der Vierstufenplan, den unter anderem die Deutsche Gesellschaft für

Pneumologie und die Deutschen Atemwegsliga e. V. erstellt haben.

Dieses Stufenschema ist ein Behandlungsplan, der – je nach Schweregrad Ihrer Erkrankung – unterschiedliche Medikamente, einzeln oder in Kombination, vorsieht. Er dient sowohl dem Arzt als auch Ihnen als Orientierungshilfe, als eine Art Behandlungswegweiser.
Da man als Asthmatiker in der Regel nicht lebenslang auf einer Krankheitsstufe stehen bleibt, sondern häufig in eine höhere oder niedrigere Stufe wechselt, je nach Krankheitsaktivität – also Stärke und Häufigkeit der Beschwerden – hilft dieses Schema, die Behandlung der aktuellen Krankheitssituation individuell anzupassen.

Der Stufenplan beruht auf der Einteilung der Krankheitsstufen (s. Kasten) und den folgenden Prinzipien:
- Die Behandlung richtet sich nach dem aktuellen Schweregrad der Erkrankung.

INFO   Asthma-Stufenschema

Stufe 1: leichtes, gelegentlich auftretendes Asthma, d.h. Atembeschwerden seltener als zweimal in der Woche am Tag und seltener als zweimal im Monat in der Nacht: Inhalation eines kurzwirksamen bronchienerweiternden Mittels = Beta-2-Sympathomimetika bei Bedarf, keine Dauertherapie.

Stufe 2: Mäßiges Dauerasthma, d. h. die Anfälle treten tagsüber seltener als einmal pro Woche und nachts häufiger als zweimal pro Woche auf: Regelmäßige Inhalation eines Glukokortikoids in niedriger Dosis sowie Inhalation eines kurzwirksamen bronchienerweiternden Mittels bei Bedarf.

Stufe 3: Mittelschweres Dauerasthma, d. h. es kommt täglich und häufiger als einmal in der Woche auch nachts zu Asthmaanfällen. Bei Atemnot hilft es, ein kurzwirksames Beta-2-Sympathomimetikum mit Fenoterol, Salbutamol oder Terbutalin zu inhalieren.
Zur Dauertherapie werden Glukokortikoide als Inhalationsspray und eventuell zusätzlich langwirksame bronchienerweiternde Mittel eingesetzt.

Stufe 4: Schweres Dauerasthma. Hier gelten die gleichen Empfehlungen wie bei Stufe 3. Allerdings müssen bei schwerem Asthma die Glukokortikoide zum Inhalieren in der Regel sehr hoch dosiert und in manchen Fällen zeitweise mit Glukokortikoiden zum Einnehmen ergänzt werden. Seit 2005 ist ein neuer Wirkstoff zur Behandlung von schwerem Asthma im Handel, der in Therapieempfehlungen noch vor Kortisontabletten rangiert, der Anti-IgE-Antikörper Omalizumab.

- Ist das Therapieziel erreicht, wird die Behandlung auf der nächsttieferen Stufe eingestellt.
- Kurzwirksame Beta-2-Sympathomimetika sollen nur bei Bedarf eingenommen werden.
- Eine alleinige Behandlung mit Beta-2-Sympathomimetika wird nicht empfohlen – außer bei gelegentlichen, leichten Beschwerden (Stufe 1).
- Die Dauertherapie wird mit Entzündungshemmern durchgeführt (Stufe 2 bis 4).
- Die Inhalation der Medikamente ist der Einnahme von Tabletten vorzuziehen.

Medikamente

Die Medikamente zur Behandlung des Asthmas teilt man nach ihrer Anwendung in die Gruppe der Bedarfsmedikamente (Reliever) und die der Dauermedikamente (Controller) ein. Darüber hinaus gibt es noch einige weitere Mittel, die sich nicht in diese Kategorien einsortieren lassen. Einzelheiten zu den im Folgenden genannten Arzneistoffen finden Sie im Kapitel Therapie (Seite154).

Bedarfsmedikamente (Reliever): Diese bronchienerweiternden Substanzen gibt es mit unterschiedlicher Wirkdauer.

Zum einen die kurzwirksamen Beta-2-Sympathomimetika: Ihre Wirkung tritt schnell (innerhalb von drei bis zehn Minuten) ein, hält aber nicht so lange an (etwa drei bis fünf Stunden). Sie helfen im akuten Anfall, wenn die Wirkung innerhalb von wenigen Minuten einsetzen soll. Es gibt sie als Asthmaspray zum Inhalieren, dessen Wirkung sofort eintritt. Asthmatiker sollten solch ein Spray immer greifbar haben, zum Beispiel mit den Wirkstoffen Fenoterol, Salbutamol und Terbutalin.

Die kurzwirksamen Bedarfsmedikamente sind im Allgemeinen nicht zur Vorbeugung geeignet. Einzige Ausnahme: Vorbeugung gegen Beschwerden, die beim Sport auftreten. So kann es zum Beispiel sinnvoll sein, vor Beginn des Trainings ein kurzwirksames Beta-2-Sympathomimetikum zu inhalieren, um einem Asthmaanfall infolge körperlicher Belastung kurzfristig vorzubeugen.

Zum zweiten gibt es in der Gruppe der Reliever die langwirksamen Beta-2-Sympathomimetika: Sie bewirken ebenfalls (innerhalb von drei bis zehn Minuten) eine Erweiterung der Bronchien, ihre Wirkung hält aber länger (bis zu 12 Stunden) an. Langwirksame Sympatomimetika (mit den Wirkstoffen Formoterol oder Salmeterol) sind für ein fortgeschritteneres Stadium der Asthmaerkrankung geeignet. Diese Medikamente können als Spray (Dosieraerosol oder Pulverinhalator) oder als Tabletten (zum Beispiel Bambuterol) auch vorübergehend eingesetzt werden. Insbesondere mit einer Kombinationsbehandlung lässt sich bei vielen eine gute bis sehr gute Asthmakontrolle erreichen.

So kann man zum Beispiel das inhalative Glukokortikosteroid (ICS) Fluticason mit dem Wirkstoff Salmeterol, ein langwirksames Beta-2-Sympathomimetikum, kombiniert einnehmen. Dann sind in einem Pulverinhalator beide Wirkungen (Entzündungskontrolle und eine lang anhaltende Bronchienerweiterung) vereint. Wie die Ergebnisse einer groß angelegten Untersuchung (GOAL-Studie, Abk. engl. Gaining Optimal Asthma controL) belegen, führt eine Behandlung mit diesem Kombinationspräparat bei fast jedem zweiten Patient (41 %) zu einer vollständigen und effektiven Asthmakontrolle.

Die Kombinationstherapie ist der Monotherapie (mit nur einem Wirkstoff) insofern überlegen, als sie eine optimale Asthmakontrolle früher und mit geringeren Steroidmengen (ICS) erreicht, als es durch die Behandlung mit Fluticason allein möglich ist. Vor allem in der Dauertherapie lässt sich mit einem Kombinationspräparat die Häufigkeit von Verschlechterungsschüben verringern.

Dauermedikamente (Controller): Mit den Dauermedikamenten soll ein Asthma ab Stufe 2 so kontrolliert werden, dass bei möglichst geringer Medikamentendosis möglichst keine Anfälle auftreten. Kortisonsprays (zum Beispiel mit den Wirkstoffen Beclometason, Budesonid, Flunisolid, Fluticason oder Mometason) gehören zu den inhalativen Glukokortikosteroiden. Nach dem jetzigen Stand der medizinischen Forschung sind Kortisonsprays die wirkungsvollsten Medikamente, um die ständige Entzündungsbereitschaft in den Atemwegen abzuschwächen, Asthmaanfällen vorzubeugen und zu erreichen, dass Beschwerden insgesamt seltener und weniger heftig auftreten

Dabei müssen Sie beachten: Kortison-Medikamente wirken auf lange Sicht und schützen vor Asthmaanfällen. Eine schnell einsetzende Wirkung, wie sie durch die bronchienerweiternden Medikamenten (Beta-2-Sympathomimetika) erreicht wird, tritt mit einem Kortisonspray nicht ein. Bis zum vollen Wirkungseintritt dauert es mehrere Tage bis Wochen. Dafür aber hält die Wirkung der Kortikoidpräparate dank des Abklingens der Entzündung in den Bronchien lange an. Allein wegen der vorbeugenden und schützenden Wirkung ist es daher sehr wichtig, diese Mittel regelmäßig einzunehmen.

Es kann gut sein, dass Sie so Ihren Verbrauch an Bedarfsmedikamenten für die akute Hilfe verringern können. Denn wenn Ihre Beschwerden abnehmen, müssen Sie auch weniger häufig zu Ihren bronchienerweiternden Medikamenten greifen.

Weitere Asthma-Medikamente sind zum Beispiel Anticholinergika. Das sind Substanzen wie Ipratropiumbromid, Oxitropiumbromid oder Tiotropiumbromid. Sie wirken bronchienerweiternd, indem sie das krampfartige Zusammenziehen der Bronchialmuskeln hemmen. Anticholinergika sind aber generell langsamer und weniger wirksam als inhalierbare Beta-2-Sympathomimetika und haben keine gesicherte Wirkung in der Langzeitbehandlung von Asthma. So zeigen sie keinen Einfluss auf die allergische Früh- und Spätreaktion. Dennoch haben Anticholinergika, in Kombination mit raschwirksamen Beta-2-Sympathomimetika angewandt, auch günstige Wirkungen: Zwar ist die bronchialerweiternde Wirkung von Anticholinergika schwächer und tritt langsamer ein als bei den Beta-2-Sympathomimetika, bei einer gemeinsamen Verabreichung verstärken sich aber die Wirkungen. Die Wirkung von Anticholinergika setzt nach 30 bis 60 Minuten ein und dauert etwa sechs Stunden an, bei einigen Substanzen auch 24 Stunden.

Unerwünschte Wirkungen von Anticholinergika sind gering, gelegentlich kommt es zu Mundtrockenheit und Geschmacksveränderungen.

Leukotrien-Antagonisten (Leukotrienhemmer, Anti-Leukotriene) wie Montelukast und Zafirlukast werden in Form von Tabletten eingenommen. Sie verhindern die Verengung der Bronchien und wirken gegen Entzündungen in den Atemwegen, indem sie die Aktivität bestimmter körpereigener Entzündungsstoffe (Leukotriene) unterdrücken. So hemmen sie die allergische Früh- und Spätreaktion und dämpfen die Überempfindlichkeit der Bronchien. In ihrer Wirkung, Beschwerden zu lindern (zum Beispiel zur Behandlung von mildem Asthma, Anstrengungs- und Medikamentenasthma infolge Azetylsalizylsäure), sind sie den inhalierbaren Glukokortikosteroiden allgemein unterlegen. In der Langzeittherapie (einmal täglich eine Tablette) leisten sie dagegen gute Dienste. Montelukast wird beispielsweise verordnet, wenn eine Kombination aus Kortison und Beta-2-Sympathomimetikum zur Asthmakontrolle nicht ausreicht. Unerwünschte

Wirkungen der Mittel sind in seltenen Fällen Kopfschmerzen. In Einzelfällen kam es bei der Langzeitbehandlung zur Entzündung von Blut- oder Lymphgefäßen.

Xanthine wie Theophyllin werden bei Asthma als Retardpräparate mit verzögerter Wirkstofffreisetzung eingesetzt. Theophyllin ist als Dauermedikament zusätzlich zur Inhalation von Glukokortikoiden geeignet, wenn die langwirkenden Beta-2-Sympathomimetika nicht ausreichend wirken. Ein weiteres Mittel in der Asthmatherapie ist **Nedocromil**. Dieses Arzneimittel wird inhaliert. Der Wirkstoff hemmt Entzündungszellen und verhindert, dass die Bronchien nach Kontakt mit einem Auslöser sich krampfartig zusammenziehen. So lindert das Mittel die Beschwerden, verbessert die Lungenfunktion und hemmt die Überempfindlichkeit der Bronchien. Die Wirkung ist schwächer als die der örtlichen (topischen) Glukokortikoide. Es sind bisher keine unerwünschten Wirkungen bekannt.

Spezifische Immuntherapie

Bei der spezifischen Immuntherapie (SIT, auch Hyposensibilisierung), bei der mittels Spritze, Tropfen oder Tabletten das Immunsystem lernen soll, nicht mehr auf bestimmte Allergene überzureagieren, schlagen sich die Therapieerfolge der letzten Jahre bei Asthma auch in den medizinischen Leitlinien (Stand Dezember 2009) der zuständigen Fachgesellschaften nieder. Gemeinsam haben deutschsprachigen Allergieexperten die fachlichen Empfehlungen zur spezifischen Immuntherapie aktualisiert. Übereinstimmend wird darin die spezifische Immuntherapie bei allergischem Schnupfen und leichtem Asthma empfohlen. Eine Hyposensibilisierung kann die Krankheitssymptome stark reduzieren oder ganz beseitigen.

Für die klassische Allergiebehandlung mit Injektionen gibt es neue Erkenntnisse und wirksame Verfahren, so der Koordinator der neuen Leitlinien, Dr. Jörg Kleine-Tebbe vom Allergie- und Asthmazentrum Westend in Berlin: Allergischer Schnupfen und leichtes Asthma durch Pollen- und Hausstaubmilben können nach Ansicht der Experten damit langfristig kuriert werden, auch sommerliche Schimmelpilzallergien und Beschwerden durch Tierbestandteile lassen sich im Einzelfall mildern.

Die Injektionen der spezifischen Immuntherapie können drei Jahre lang entweder einmal monatlich oder nur einige Spritzen vor der Pollensaison bereits ab dem Schulalter gegeben werden. Eine Altersbeschränkung nach oben gibt es nicht mehr. Ferner sei es möglich, mit der Immuntherapie Asthma und zusätzlichen Allergien als Folge der bestehenden Allergie vorzubeugen.

Die sublinguale Immuntherapie (Tropfen oder Tablette unter die Zunge) sei allerdings Pollenallergikern vorbehalten.

Verhalten im Notfall

Wenn es bei Asthma zu einem Notfall-kommt, müssen Sie schnell und gezielt handeln, um Schäden abzuwehren. Patientenschulungen unterstützen Sie, im Not-

fall beherzt und wirkungsvoll vorzugehen. Legen Sie sich diese Liste sichtbar bereit oder tragen Sie eine Kopie mit sich, dann haben Sie im Notfall eine Handlungsanweisung, die Sie unterstützt.

Sobald Sie merken, dass Ihre Atemnot stärker wird oder Ihre Peak-Flow-Werte abnehmen, müssen Sie die Dosis Ihrer Medikamente entsprechend anpassen.

Dabei gehen Sie folgendermaßen vor:

- Inhalieren Sie zwei Hübe eines Notfallsprays (kurzwirksames Beta-2-Sympathomimetikum).
- Warten Sie circa fünf bis zehn Minuten ab. Nehmen Sie eine atemerleichternde Körperhaltung ein und versuchen Sie, ruhig zu atmen mit der „dosierten Lippenbremse".
- Messen Sie nach circa zehn Minuten erneut Ihren Peak-Flow. Sind die Werte wieder normal, brauchen Sie keine weiteren Maßnahmen zu ergreifen.

Wenn die Atemnot nicht deutlich zurückgegangen ist, droht ein schwerer Anfall. Jetzt müssen Sie sofort weitere Schritte unternehmen:

- Inhalieren Sie nochmals zwei Hübe Ihres Notfallsprays.
- Nehmen Sie sofort eine Kortisontablette (Dosis von 40 bis 50 Milligramm) und trinken Sie dazu ein Glas Wasser.
- Nehmen Sie zusätzlich 200 Milligramm schnellwirksames Theophyllin (als Trinkampulle, Tropfen oder Brausetablette) ein. Das Mittel erweitert die Atemwege schon nach circa zehn bis 15 Minuten.

INFO Notfall

Anzeichen für einen schweren Asthmaanfall sind:
- schwere Atemnot, Sprechen fast
unmöglich
- schnelle, oberflächliche Atmung mit
mehr als 25 Atemzügen pro Minute
- kaum Atemgeräusche, verkrampfte
Bronchien

- die Rücken-, Brust- und Schulter-
muskulatur versucht die Atmung zu
unterstützen
- Pulsus Paradoxus (nicht normaler
Abfall des Blutdrucks beim Einatmen)
- Bewusstseinsstörungen
- Sauerstoffmangel – dieser führt zu
blauen Nagelbetten, blauen Lippen.

- Messen Sie nach circa 15 Minuten erneut Ihren Peak-Flow. Hat sich Ihr Wert
deutlich gebessert, suchen Sie möglichst noch am gleichen Tag Ihren Arzt
auf, um das weitere Vorgehen mit ihm
zu besprechen. Informieren Sie ihn bei
dieser Gelegenheit, wenn Sie einen Infekt der Atemwege haben.
- Tritt trotz der zusätzlichen Medikamenteneinnahme nach 15 Minuten keine
Besserung ein, müssen Sie den Notarzt
rufen (Telefon 112).
- Manche Anfälle sind so schwer, dass
Sie selbst kaum noch sprechen können. Spielen Sie solche Situationen im
Vorfeld mit Familie, Freunden und Kollegen durch, damit Ihre Angehörigen
oder Bekannten sofort zielgerichtet
handeln und den Notarzt verständigen.

Rehabilitation

Wenn sich die Krankheit trotz guter ärztlicher Betreuung verschlechtert, so dass
das private und berufliche Leben erheblich beeinträchtigt wird, kann eine statio-
näre Reha-Maßnahme erforderlich sein.
Eine auf Lungenerkrankungen spezialisierte Fachklinik, die außer Patientenschulungen auch geeignete Atemtherapien, physikalische Maßnahmen und psychotherapeutische Verfahren anbietet, kommt dafür infrage. Wenn Sie sich auf die Suche
nach einer Reha-Einrichtung machen,
achten Sie darauf, dass ihre Krankenkasse
mit dieser Reha-Klinik einen Versorgungs-
vertrag abgeschlossen haben muss.

Bei berufsbedingtem Asthma kann neben einer medizinischen auch eine berufliche Rehabilitation notwendig sein, wenn
am Arbeitsplatz bestimmte Stäube, Chemikalien, Rauch oder andere Stoffe auftreten, die eine Allergie auslösen. In diesen
Fällen kann die berufliche Rehabilitation
bis zum Berufswechsel reichen.

Maßnahmen zur beruflichen Reha werden von der Deutschen Rentenversiche-
rung, den Berufsgenossenschaften und
der Bundesagentur für Arbeit bewilligt.
Die Krankenkassen informieren darüber.

NEURODERMITIS

Die Neurodermitis, auch atopische Dermatitis oder atopisches Ekzem genannt, ist die in allen Altersklassen häufigste chronische, in Schüben verlaufende entzündliche Hauterkrankung. Sie geht mit starkem Juckreiz einher und beeinträchtigt die Lebensqualität Betroffener stark. Insgesamt nimmt die Häufigkeit dieser Hauterkrankung mit dem Alter ab, während etwa 15 Kinder von 100 betroffen sind, leiden nur noch 2 von 100 Erwachsenen darunter.

Erkannt wird die Neurodermitis durch ihre typischen Hautveränderungen und den Verlauf meist schnell. Schwieriger ist es, die Auslöser dingfest zu machen. Für die Behandlung gibt es die gute Nachricht vorweg: Es stehen zahlreiche Therapien zur Behandlung der Neurodermitis zur Verfügung. Jedoch – und das ist die schlechte Nachricht – aufgrund der Tatsache, dass die Neurodermitis auf Vererbung zurückzuführen ist, ist sie nach heutigen Wissen nicht heilbar.

Kratzen, jucken, kratzen – warum?

Warum jemand Neurodermitis bekommt, ist immer noch nicht ganz erforscht. Die Veranlagung zur Neurodermitis ist erblich, ebenso wie die zu allergischem Asthma oder Heuschnupfen.

Sind beide Eltern Allergiker, beträgt die Wahrscheinlichkeit für die Kinder, an Neurodermitis zu erkranken, bis zu 60 Prozent.

Bisher wurden bis zu 20 verschiedene Gene identifiziert, die Bereitschaft zur Neurodermitis vererben können. Doch das Erbgut ist nicht allein dafür verantwortlich, dass sich Kinder und Erwachsene ständig kratzen müssen. Viele Menschen bekommen erst Neurodermitis, wenn sie besonders belastet sind oder etwas Bestimmtes gegessen haben.

Das Immunsystem von Neurodermitikern ist überempfindlich und reagiert auf zahlreiche Umweltfaktoren wie zum Beispiel Allergene.

Bei der Entstehung der Krankheit spielen verschiedene Faktoren eine Rolle:

- Die Barrierefunktion der Oberhaut ist eingeschränkt, unter anderem durch eine genetisch bedingte Veränderung der Hornschicht, eine veränderte Fettzusammensetzung und einen Mangel an Harnstoff in der Haut.
- Durch die Fehlregulation und die Ansammlung von Immunzellen in der Haut kommt es zur Freisetzung von Entzündungsstoffen, die die Ekzemreaktion auslösen. Diese ist nicht unbedingt allergisch bedingt, kann aber durch eine Immunreaktion gegen Stoffe aus der Umwelt ausgelöst werden.
- Die Aufnahme von Allergenen wie Pollen oder Tierhaare ist auch über die Haut möglich. So kann ein Neurodermitisschub bei gleichzeitig bestehender Allergie gegen Pollen in der Pollenflugzeit oder nach Verzehr eines allergenen

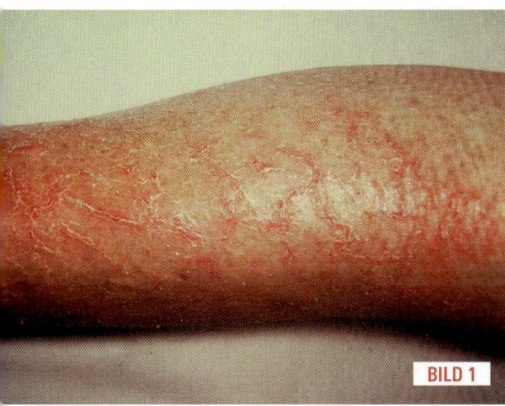

BILD 1

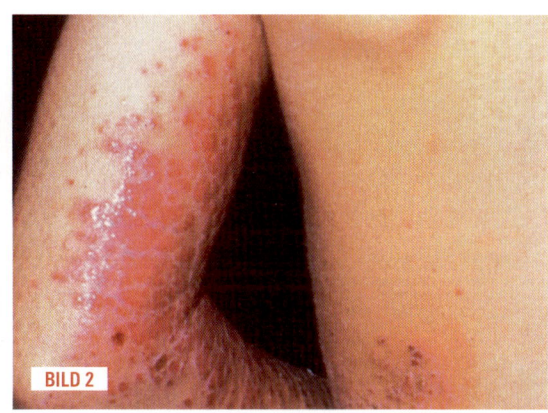

BILD 2

Nahrungsmittels verstärkt oder ausgelöst werden.

- Irritationen und mechanische Reizungen der Haut (zum Beispiel durch Wasser, Hitze, Wolle) leisten einer Ekzemreaktion Vorschub.
- Ebenso können psychische Faktoren
(zum Beispiel Stress) den Krankheitsverlauf negativ beeinflussen.

Symptome

Das eindrücklichste Symptom einer Neurodermitis ist der starke Juckreiz. Zudem
kommt es zu Hautveränderungen. Mit der
Zeit entwickelt sich eine Juck-Kratz-Juck-
Spirale, denn das Kratzen erleichtert allen-
falls kurz, dann juckt es von neuem, stärker als zuvor und man ist versucht, erneut
zu kratzen.

Typisches Merkmal eines Neurodermiti-
kers ist die sehr trockene Haut. Die Haut-
ekzeme treten bei Kindern vor allem im
Kopf- und Wangenbereich und an den Ge-
lenkbeugen auf. Bei Erwachsenen zeigen
sie sich eher an Händen, Füßen, Hals und
Nacken. Doch die Krankheit führt noch zu
weiteren typischen Zeichen wie einer dop-
pelten Unterlidfalte und vermehrten Hand-
linien. Die meisten Menschen, die daran
erkranken, leiden zudem an schuppigen
Händen und Füßen, ihr Gesicht ist blass
mit Schatten unter den Augen. Bei einem

Schub kann es auch zu allergischen Reaktionen wie tränenden Augen, Heuschnupfen oder Asthma und rissigen Mundwin-
keln oder Ohrläppchen kommen.

Auslöser

Das überempfindliche Immunsystem von
Neurodermitispatienten kann sowohl
durch psychische Reize als auch durch
Allergene aktiviert werden. Einige häufige
Auslöser sind Nahrungsmittel, Blütenpollen, Tierhaare und Kot von Hausstaubmilben. Auch andere Substanzen wie Nikotin, Parfüm, Konservierungsstoffe, chemische Substanzen aus der Umwelt (Chlor,
Ozon, Formaldehyd) können die empfindliche Haut reizen. Psychische Faktoren beeinflussen die Neurodermitis. Hierzu gehört Stress, aber auch außergewöhnliche
Freude oder Anspannung.

Rolle der Psyche

Bei etwa 30 von 100 Neurodermitispatienten kann innere Anspannung, Angst oder
Hoffnungslosigkeit neue Schübe auslösen. Hält eine belastende Lebenssituation
an und wird der psychische Druck so
groß, dass vermehrt Stresshormone ausgeschüttet werden, nennen Mediziner diesen Zustand Affektstau. Das ohnehin an-
geschlagene Immunsystem reagiert in
dieser Situation extrem empfindlich. Im-

INTERVIEW   Die Rolle der Psyche bei Allergien

Die Psychologin Christine Lehmann von der Kinderklinik der Charité spricht über die Auswirkungen der Psyche auf allergische Erkrankungen. Sie ist Neurodermitis- und Asthmatrainerin für Kinder- und Jugendschulung sowie Elternschulung.

Kann sich eine allergische Erkrankung durch Stress verschlechtern?

Ja, wir beobachten, dass sich zum Beispiel bei Asthmatikern das Atemmuster verändert, wenn Stress, Ärger, starke negative Gefühle auf sie einwirken. Das kann, muss aber nicht, dazu führen, dass sich die Bronchien verengen. Bei der Neurodermitis bewirkt psychischer Druck hormonelle Veränderungen, die zu einer vermehrten Histaminausschüttung und damit zu stärkerem Juckreiz führen. Zusätzlich wird die Juckreizschwelle gesenkt, der Juckreiz verstärkt wahrgenommen und die Kinder fangen viel eher an, sich zu kratzen.

Wie können Sie Ihren Patienten bei der Stressbewältigung helfen?

Wir versuchen, die Problemfelder unserer Patienten aufzuspüren und da, wo es geht, auch Lösungsvorschläge zu erarbeiten. Kinder und Jugendliche können außerdem den positiven Einfluss von Entspannung für sich nutzen lernen, als Entspannungsübungen oder Entspannungsrituale für den Alltag. So

wird die Wahrnehmung für die eigenen Stresssymptome und Ruhebedürfnisse geschult. Auch Eltern von chronisch kranken Kindern benötigen eine Anspannungs-Entspannungs-Balance. Entspannungstraining wird übrigens oft von den Krankenkassen bezahlt.

Was kann man tun, wenn die Patienten oder die Familie unter Dauerstress stehen, den sie selbst nicht verändern können?

Hier ist es meist nicht möglich, schnelle Lösungen zu finden. Bei lang anhaltenden Schulproblemen, sozialen Ängsten, belastenden Lebensereignissen und schwierigen Familienverhältnissen empfehlen wir, eine psychosoziale Beratungsstelle oder ähnliche Einrichtung in Anspruch zu nehmen.

Nun bringt ja eine chronische Erkrankung auch noch einen zusätzlichen Leidensdruck, also Stress, und dann sind die Patienten noch in ein Therapieregime eingebunden. Was kann man dagegen tun?

Wir bieten in unserer Klinik – von den Krankenkassen bezahlte – ambulante Patienten- und Elternschulungen an. Dabei geht es um den Umgang mit der Dauertherapie. Stichworte hierbei sind Nahrungskarenz, Inhalieren, Eincremen. Auch der Umgang mit der Notfallsituation, z. B. dem Asthmaanfall oder dem anaphylaktischen Schock, muss trainiert werden. Das soziale Umfeld, die Eltern, Schule und Freunde müssen über den Umgang mit dem chronisch kranken Kind aufgeklärt werden. Und der Patient muss lernen zu akzeptieren, in mancher Hinsicht anders zu sein als ein gesunder Gleichaltriger.

Interessenten für Schulungen wenden sich an folgende Vereine: Förderkreis Schulung e. V., Arbeitsgemeinschaft Neurodermitisschulung e. V. oder Arbeitsgemeinschaft Asthmaschulung e. V. (Adressen Seite 192).

Es gibt keine Heilung und Stress kann nicht immer eliminiert werden. Was ist Ihr Credo für die Allergiker, insbesondere die Kinder?
1. Stress lässt sich nicht immer verhindern, aber erkennen und bewältigen.
2. Eltern haben oft Schuldgefühle, die Erkrankung des Kindes verursacht zu haben. Hilfreich sind der Blick nach vorne und eine aktive Bewältigungshaltung, an der auch die Kinder lernen können.

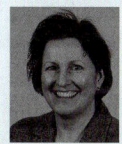

Christine Lehmann,
Psychologin

munzellen werden verstärkt aktiviert und die körpereigene Abwehr reagiert über. In der Folge davon entzündet sich die Haut und Juckreiz quält. Manche Menschen reagieren selbst auf positiven Stress. Bei ihnen bricht ein neuer Schub aber erst nach gemeisterter Stressphase aus wie etwa nach einer bestandenen Prüfung.

Diagnose

Die Diagnose der Neurodermitis wird durch das Erscheinungsbild und den Verlauf der Erkrankung gestellt. Ergänzend kann eine weiterführende Allergiediagnostik, bestehend aus Haut- und Bluttests mit Inhalations- und Nahrungsmittelallergenen und gegebenenfalls ein Epikutantest mit Kontaktallergenen, zum Beispiel bei

bestimmter beruflicher Belastung, durchgeführt werden. Einzelheiten zu den Test finden Sie im Kapitel Diagnose (Seite146).

Therapie

Neurodermitis ist nicht heilbar. Dennoch lässt sich mit antientzündlichen Medikamenten eine gute Lebensqualität erreichen. Unterstützung in Bezug auf die Heilungschancen gibt es unverhofft von einer ganz anderen Seite: dem natürlichen Alterungsprozess. Denn es besteht für Kinder die große Chance, dass im Laufe der Jahre die Symptome schwächer werden oder sogar verschwinden. Studien belegen, dass bei etwa 40 bis 80 von 100 betroffenen Kleinkindern die Hautsymptome im Laufe der Zeit deutlich nachlassen oder gänzlich verschwinden. Dennoch gilt: Neurodermitis ist keine Kinderkrankheit.

Hautpflege

Die Basistherapie der atopischen Dermatitis ist eine intensive Hautpflege. Hierzu eignen sich vor allem rückfettende Cremes und Salben, die harnstoffhaltig sind und so den Mangel an Harnstoff in der Haut ausgleichen. Harnstoff erhöht den Feuchtigkeitsgehalt der Haut und trägt dazu bei, sie weich und geschmeidig zu halten. Bei sichtbaren Hautekzemen und Schüben sollten Sie rasch handeln und die Haut intensiv pflegen, da es sonst durch Juckreiz und Kratzeffekte zu einer Verschlechterung des Hautbildes kommt.

Medikamente

Wenn Hautpflege allein nicht mehr ausreicht, stehen für die antientzündliche Lokaltherapie sowohl moderne Kortisonpräparate, die im Rahmen einer Intervalltherapie eingesetzt werden (zwei bis drei Tage pro Woche) als auch topische Immunmodulatoren (Tacrolimus, Pimecrolimus) zur Verfügung. Die Immunmodulatoren stehen nach Tierversuchen und einigen Berichten zur Anwendung beim Menschen im Verdacht, krebserregend wirken zu können. Außerdem sind, da beide Wirkstoffe noch relativ neu sind, die Risiken einer Langzeitbehandlung noch nicht abschließend geklärt. Während einer antientzündlichen Behandlung der Haut sollte auf intensivierten Sonnenschutz geachtet werden. Kontinuierlich aktualisierte Informationen über die Medikamente, ihre Wirkungen und Nebenwirkungen sowie die Preise erhalten Sie unter www.test.de/medikamente.

Neben der Pflege und Behandlung sollten Stoffe, die irritative oder allergische Reaktionen auf der Haut auslösen, gemieden werden. Auch auf bestimmte Nahrungsmittel sollte man, wenn ihre Unverträglichkeit mit einem Provokationstest sicher nachgewiesen wurde, verzichten. Eine allgemeine Neurodermitis-Diät gibt es nicht.

Antihistaminika

Der Juckreiz kann mitunter so stark werden, dass es sinnvoll sein kann, Medikamente dagegen einzunehmen, insbesondere um die Juck-Kratz-Spirale zu unterbrechen. Eine solche Behandlung muss im Einzelfall mit dem Arzt besprochen werden. Manchmal können Antihistaminika gegen den Juckreiz helfen. Details hierzu im Kapitel Therapie, Seite 154.

Schulungsprogramme

Ergänzend sind Schulungsprogramme für Betroffene oder deren Eltern wichtig. Dabei informieren speziell ausgebildete und zertifizierte Neurodermitis-Trainer kompetent über die Ursachen und die modernen Behandlungsmöglichkeiten der Neurodermitis. Es hat sich gezeigt, dass besser informierte Patienten ihre Krankheit auch besser im Griff haben.

Positive Effekte psychotherapeutischer Maßnahmen bei Neurodermitis wurde in verschiedenen Studien ebenfalls nachgewiesen.

TIPPS FÜR NEURODERMITIKER

- Halten Sie die Fingernägel kurz.
- Benutzen Sie nachts dünne Baumwoll-handschuhe, um sich vor Kratzschäden zu bewahren.
- Reiben, zwicken oder beklopfen Sie juckende Hautstellen, statt zu kratzen.
- Legen Sie kühlende Umschläge oder Eisbeutel auf juckende Hautstellen.
- Eine warme Dusche ist besser als ein heißes Bad. Sie trocknet die Haut nicht so stark aus. Geben Sie Öl in das Wannenbad (Badezusatz aus der Apotheke oder selbstgemischt aus Milch und Olivenöl).
- Benutzen Sie pH-neutrale Seifen oder Waschlotionen, die frei von Konservierungs- und Parfümstoffen sind.
- Cremen Sie sich einmal am Tag ein.
- Spülen Sie Waschmittel gut aus.

- Empfehlenswert ist Kleidung aus Baumwolle. Wolle, insbesondere langflorige, kann die Haut irritieren.
- Schwitzen fördert den Juckreiz, duschen Sie sich hinterher ab!
- Sorgen Sie besonders am Abend für Entspannung, damit sich Seele und Haut beruhigen können. Entspannungstechniken wie Yoga, Meditation, autogenes Training oder auch Sport helfen dabei.
- Meiden Sie Alkohol und Nikotin.
- Setzen Sie die Haut nicht ungeschützt der Sonne aus. UV-Strahlung kann zwar sehr hilfreich sein, sollte aber nur in kontrollierten Mengen an die Haut gelangen, so dass kein Sonnenbrand entsteht. Wählen Sie je nach Hauttyp Sonnenschutzmittel mit einem hohen Lichtschutzfaktor.

NAHRUNGSMITTELALLERGIEN

Jeder Dritte glaubt, eine Nahrungsmittelallergie zu haben. Tatsächlich leiden von 100 Menschen in Deutschland nur drei an einer echten immunologisch vermittelten Nahrungsmittelallergie. „Echt" bedeutet, dass sich durch den Kontakt mit einem Auslöser der Körper irrtümlich sensibilisiert und IgE-Antikörper gebildet hat.

Aber auch wenn die Nahrungsmittelallergie nicht „echt" ist, sondern fachlich als nicht-IgE-vermittelte Unverträglichkeit bezeichnet wird, fühlen sich Menschen mit einer Nahrungsmittelunverträglichkeit genauso eingeschränkt oder krank wie die echten Nahrungsmittelallergiker.

Unverträglichkeit – aber keine Allergie

Wenn bestimmte Lebensmittel nicht gut vertragen werden, können außer einer Allergie eine Reihe weiterer Erkrankungen dahinterstecken, deren Symptome aller-

Lebensmittelzusatzstoffe (Auslöser pseudoallergischer Reaktionen), nach E-Nummern geordnet			
	Substanz	**E-Nummer**	**mögliche Verwendung**
Farbstoffe	Tartrazin	E 102	Spirituosen, Süßigkeiten
	Chinongelb	E 104	Brausen, Pudding, Speiseeis, Arzneimittel
	Gelborange	E 110	Lachsersatz, Süßwaren
	Cochenille (echtes Karmin)	E 120	Spirituosen, Marmeladen, Süßwaren
	Azorubin	E 122	Puddingmischungen, Süßwaren
	Amaranth	E 123	Pudding, Likör
	Cochenillerot A	E 124	Brause, Süßwaren, Fruchtgelee
	Erythrosin	E 127	Eis, kandierte Kirschen, Konservenfrüchte
	Patentblau V	E 131	Süßwaren, Getränke, Glasuren
	Indigotin I	E 132	Süßwaren, Getränke, Glasuren
	Brillantschwarz	E 151	deutscher Kaviar, Süßwaren, Lakritz
	Rubinpigment	E 180	essbare Käserinde
Konservierungsstoffe	Sorbinsäure und ihre Salze	E 200 – E 203	Fischerzeugnisse, Fruchtjoghurt, Schnittbrot, Käsezubereitungen
	Benzoesäure und Benzoate*	E 210 – E 213	Fischmarinaden, Kaviar, Garnelen, Mayonnaise, Halbfettmargarine, Süßwaren, Fruchtjoghurt
	p-Hydroxybenzoesäureethylester (= PHB-Ester)*	E 214 – E 219	Fischmarinaden, Kaviar, Garnelen, Mayonnaise, Salatsoßen, Süßwaren
	Schwefeldioxid und Sulfite	E 220 – E 228	Trockenfrüchte, glasierte/kandierte Früchte, Meerrettich, Kartoffelerzeug-nisse, Wein und Bier, das nicht nach deutschem Reinheitsgebot gebraut ist

	Substanz	E-Nummer	mögliche Verwendung
Konservierungsstoffe	Biphenyl (Diphenyl)	E 230	Zitrusfrüchte (Oberflächenbehandlung)
	Orthophenylphenol und Natriumsalz	E 231 E 232	Zitrusfrüchte (Oberflächenbehandlung)
	Thiabendazol	E 233	Zitrusfrüchte (Oberflächenbehandlung), Bananen
	Nitrite und ihre Salze	E 249 – E 252	gepökelte Fleischerzeugnisse, Hartkäse, Schnittkäse, eingelegte Heringe
Antioxidanzien	Gallate	E 310 – E 312	Bratöl und -fette, Trockensuppen und -soßen, Instant-Kartoffelerzeugnisse, Knabbererzeugnisse auf Getreidebasis, Süßwaren
	Butylhydroxyanisol (= BHA)	E 320	wird wie Gallate eingesetzt, außerdem: verarbeitete Nüsse
	Butylhydroxytoluol (= BHT)	E 321	Kaugummi
Geschmacksverstärker Süßstoffe	Glutaminsäure und Glutamate	E 620 – 625	Fertigsuppen und -gerichte, Soßen aus Soja u. a.
	Acesulfam-K	E 950	kalorienreduzierte Erfrischungsgetränke, zuckerfreie Kaugummis, in kalorienarmen süßen Suppen, Soßen, Puddings und Cremespeisen sowie Milcherzeugnissen und Feinkostsalaten
	Aspartam	E 951	
	Aspartam-Acesulfamsalz	E 962	
	Cyclohexansulfamidsäure und ihre Salze, Cyclamat	E 952	
	Saccharin und seine Salze	E 954	
	Sucralose	E 955	

* Löst Kontaktallergien aus. Eine Liste mit Zutaten in Nahrungsmitteln finden Sie im Ratgeber „Was bedeuten die E-Nummern?", den Sie bei den Verbraucherzentralen für 4,90 Euro (zzgl. Versandkosten) erhalten.

gischen Überempfindlichkeitsreaktionen sehr ähnlich sind. In diesen Fällen reagiert aber nicht das Immunsystem überschießend. Beispielsweise kann wie bei der Milchzuckerunverträglichkeit (Laktoseintoleranz) ein Enzymdefekt verantwortlich sein oder wie bei der Fruktosemalabsorption eine Einschränkung des Nährstofftransports durch die Darmwand. Feststellen lassen sich solche Zuckerverwertungsstörungen objektiv mit einem Atemtest.

Andere Nahrungsmittelunverträglichkeiten können durch bestimmte Lebensmittelbestandteile wie Zusatzstoffe oder natürliche Aromastoffe (Pseudoallergie), durch Aversionen oder giftige Substanzen ausgelöst werden, ohne dass das Immunsystem dafür verantwortlich ist. Für die Pseudoallergie ist der Entstehungsmechanismus bislang nicht geklärt; bei Aversionen ist die Psyche, bei toxischen Substanzen eine Vergiftung die Ursache.

Pseudoallergien

Der Begriff „Pseudo" macht es deutlich, hier geht es nur um den Schein einer Allergie – heute spricht man genauer von einer nicht-IgE-abhängigen Überempfindlichkeit. Beispielsweise mit Bluttests sind bei Pseudoallergien keine Nachweise zu finden. Die Symptome und Beschwerden sind aber nicht zu leugnen. Für die Allergologen ist entscheidend, dass keine IgE-Antikörper beteiligt sind, die sonst für die Krankheitsentwicklung verantwortlich sind. Es werden aber auf anderem Wege

Botenstoffe im Körper freigesetzt und es kommt zu ähnlichen Beschwerden wie bei einer Allergie: Juckreiz im Mund, Hals und/oder auch am ganzen Körper, Schwellungen im Mund- und Rachenraum, die bis zum Asthmaanfall führen können, Magen-Darm-Beschwerden und Hautausschlägen.

Diese pseudoallergischen Reaktionen entstehen im Gegensatz zu den echten Nahrungsmittelallergien häufig erst in Abhängigkeit von der aufgenommenen Dosis dieser Substanz.

▮ PSEUDOALLERGIE ERKENNEN

Unterschiede der Pseudoallergie zur echten Allergie:

- Die IgE-Antikörper im Blut sind nicht erhöht.
- Es gibt keine Phase der Sensibilisierung, Symptome können gleich beim erstem Kontakt mit Substanz auftreten.
- Beschwerden treten oft erst nach Überschreiten einer bestimmten Dosis auf.

Auch Neurodermitiker können Nahrungsmittel-Pseudoallergien entwickeln und vertragen dann bestimmte Nahrungsmittel in größerer Menge nicht (Beispiel Zitrusfrüchte).

Auslöser für Pseudoallergien

Die bekanntesten Pseudoallergene sind Zusatzstoffe zu Lebensmitteln (s. Tabelle 56), viel häufiger aber sind es natürliche Lebensmittelbestandteile wie Aromastoffe in Obst, Gewürzen, Tomaten, Paprika oder biogene Amine, die pseudoallergische Reaktionen hervorrufen können.

Biogene Amine sind Abbauprodukte von Nahrungseiweißen. Eines davon, Histamin, ist in geräucherten Lebensmitteln wie Salami, Hartkäse, Fisch (Thunfisch) enthalten. Auch Hefeextrakt, Schokolade, Avocados enthalten biogene Amine.

Diagnose

Wenn Sie sicher wissen wollen, ob Sie an einer Pseudoallergie leiden, helfen Ihnen Haut- und Bluttest (IgE) nicht weiter. Klassischerweise erfolgt dann die Diagnosestellung über das Durchführen einer diagnostischen Diät, der sogenannten pseudoallergenarmen Diät, und nachfolgender Provokation. Dabei verzichten Sie während der Diät auf die Stoffe, die vermutlich die Reaktion auslösen, und fügen sie dann nach und nach wieder hinzu.

Therapie

Die wichtigste Maßnahme bei der Therapie von Pseudoallergien besteht darin, den auslösenden Stoff zu meiden. Oftmals wird aber kein spezieller Auslöser gefunden, sondern auf Basis der oben erwähnten pseudoallergenarmen Diät ein Kostaufbau angeschlossen, der das Nahrungsmittelspektrum, das gegessen werden kann, wieder erweitert und trotzdem die Beschwerdefreiheit aufrecht erhält. Wird kein vollständiger Rückgang der Symptome durch eine solche Diät erreicht, spielen Nahrungsmittel keine Rolle für die Symptome.

Echte Nahrungsmittelallergie

Als Nahrungsmittelallergie wird eine Überempfindlichkeit auf bestimmte Nahrungsmittel bezeichnet, die durch eine gesteigerte Reaktion des Immunsystems auf bestimmte Inhaltsstoffe – die Allergene – verursacht wird.

Der erste Kontakt mit der auslösenden Substanz verläuft dabei ohne äußere Symptome. Diese Phase wird als Sensibilisierung bezeichnet. Im Körper kommt es in dieser Zeit zur Bildung von IgE-Antikörpern, die bei einem zweiten Kontakt die Freisetzung von entzündungsfördernden Botenstoffen (zum Beispiel Histamin) auslösen können.

Dabei reichen dann kleinste Mengen der Substanz aus, um eine solche Freisetzung anzustoßen. Eine Sensibilisierung, das heißt das Vorhandensein von IgE-Antikörpern, ist aber nicht gleichzusetzen mit einer Allergie. Diese Antikörper können auch nachweisbar sein, ohne dass es zu allergischen Reaktionen kommt.

Noch immer ist die Wissenschaft nicht so weit, die Frage zu beantworten, wann und wodurch eine Sensibilisierung zu einer Allergie wird. Es ist bisher nicht geklärt, warum der eine Mensch reagiert und der andere – trotz gleichen IgE-Spiegels – nicht. Deshalb sind für den sicheren Allergienachweis Provokationstests so wichtig.

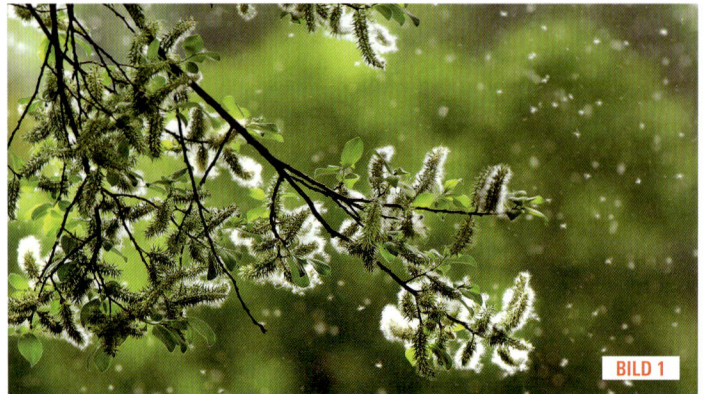

BILD 1

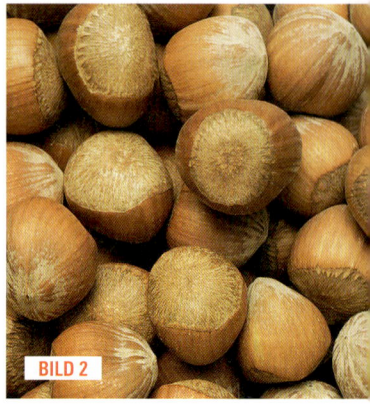

BILD 2

Kommt es zu einer allergischen Reaktion auf ein Nahrungsmittel, können sich Quaddeln auf der Haut bilden und die Haut gerötet sein. Außerdem kann es zu Neurodermitis-Schüben kommen und Schnupfen, Atemnot, Erbrechen und Durchfall auftreten. Auch Kopfschmerzen bis hin zu schweren Kreislaufbeschwerden und dem lebensbedrohlichen allergischen (anaphylaktischen) Schock sind als Folge einer Nahrungsmittelallergie beobachtet worden.

Die meisten Nahrungsmittelallergene führen bei Kontakt zu Sofortreaktionen, innerhalb weniger Minuten, spätestens nach zwei Stunden sind die Symptome da. Spätreaktionen, die 24 bis 48 Stunden nach dem Verzehr der Lebensmittel auftreten, sind seltener, kommen aber zum Beispiel bei Neurodermitikern durchaus vor.

Nahrungsmittelallergien machen sich mitunter schon beim Säugling bemerkbar. Eine Allergie kann besonders dann auftreten, wenn Darm und Immunsystem relativ früh mit fremden Eiweißen konfrontiert werden. Kuhmilch und Hühnereiweiß gelten als die Hauptallergene bei Säuglingen und Kleinkindern. Eine solche Allergie verschwindet aber in der Regel bis zum Schulalter wieder.

Bei Erwachsenen sind es insbesondere die Pollenallergiker, die häufig gleichzeitig auf bestimmte Nahrungsmittel allergisch reagieren, nämlich auf solche, die ähnliche Strukturen wie die Pollen aufweisen. Es wird davon ausgegangen, dass etwa 60 von 100 Birkenpollenallergikern eine pollenassoziierte Nahrungsmittelallergie entwickeln. In der Regel verschwinden diese allergischen Reaktionen nicht wieder. Lange wurde davon ausgegangen, dass sich früh entscheidet, ob jemand Allergiker wird oder nicht. Inzwischen werden allerdings zunehmend erstmalig auftretende allergische Reaktionen auch bei Menschen im höheren Lebensalter festgestellt.

Kreuzallergien

Wenn jemand auf Pollen und Nahrungsmittel reagiert, leidet er nicht an zwei Allergien zugleich, sondern ist von einer pollenassoziierten Nahrungsmittelallergie, einer sogenannten Kreuzallergie betroffen. Zwei Drittel aller Heuschnupfenpatienten erwartet beim Biss in Apfel, Tomate, Sellerie früher oder später ein Brennen und Kribbeln an Gaumen, Lippen oder Rachen. Wer an einer Birkenpollenallergie leidet, sollte auch vorsichtig sein, wenn er Mandeln, Kiwis, Kirschen oder Pfirsiche essen will.

Pollenassoziierte Nahrungsmittelallergien entstehen durch Kreuzreaktionen zwischen Pollen und Nahrungsmitteln,

BILD 1 + 2 Viele Pollenallergiker leiden gleichzeitig an einer pollenassoziierten Nahrungsmittelallergie.

die Allergene enthalten, deren Struktur identisch oder sehr ähnlich ist. Reagiert das Immunsystem auf gewisse Eiweiße in Pollen, ist die Wahrscheinlichkeit groß, dass es auch auf die biologisch ähnlichen Allergene aus Früchten oder Gemüsesorten reagiert. Dabei ist es bei diesen Kreuzallergien so, dass zuerst die Pollenallergie auftritt und dann erst die mit den jeweiligen Pollen assoziierte Obst-, Gemüse- oder Nussallergie folgt.

Auslöser

Prinzipiell kann jedes Nahrungsmittel eine allergische Reaktion hervorrufen. Und es enthält nicht nur ein einziges, sondern immer eine Reihe von Allergenen, die unterschiedlich wirksam sind.

Ob und wie heftig eine allergische Reaktion im Einzelfall auftritt, ist somit nicht sicher vorherzusagen. Sie ist abhängig vom Sensibilisierungsgrad des Patienten, seinem Alter und der Art des Allergens, der Häufigkeit der „Konfrontation" sowie des Verarbeitungsgrads des jeweiligen Lebensmittels. Manche Nahrungsmittel üben noch in gekochtem Zustand ihre allergenen Wirkungen aus, andere sind nach dem Einfrieren oder gerieben für Allergiker „genießbar".

Auch spielen Ernährungsgewohnheiten eine Rolle. In Asien verursacht Reis recht häufig eine Allergie, obwohl er hierzulande nicht zu den typischen Allergieauslösern gehört.

Eine Fischallergie ist ein häufiges Problem in Mittelmeeranrainerländern, während sie in anderen Ländern nur recht selten auftritt. In den USA ist die Erdnuss-Allergie die am häufigsten vorkommende Nahrungsmittelallergie, in Deutschland

---

TIPP **Wer mit wem und wann**

Wenn Sie gegen Birkenpollen allergisch sind, steigt die Wahrscheinlichkeit, dass Sie mit der Zeit auch auf Äpfel allergisch reagieren. Außerdem sollten Sie bei Soja Vorsicht walten lassen.

Tritt eine Allergie nur in der jeweiligen Saison auf, müssen Sie nur dann einen Bogen um die entsprechenden Nahrungsmittel machen. Viele Nahrungsmittel verursachen Probleme, wenn sie naturbelassen sind. Probieren Sie, ob Sie die Lebensmittel gekocht vertragen. Eine Latexallergie kann eine Kreuzallergie mit Bananen, Avocados und Kiwis auslösen. Bei einer Hausstaubmilbenallergie müssen Sie eventuell Meeresfrüchte meiden, aber nicht vorbeugend. Kreuzallergien können zwischen Nussarten bestehen, zwischen Kuh- und Ziegenmilch, zwischen verschiedenen Fischarten sowie zwischen Garnelen und anderen Meeresfrüchten.

DIE HÄUFIGSTEN ALLERGENE IN NAHRUNGSMITTELN

Die Auslöser können natürliche Lebensmittelbestandteile oder Lebensmittelzusatzstoffe sein.

Die wichtigsten Nahrungsmittelallergene

Obst			
■ Äpfel	■ Kirschen	■ Mangos	■ Papayas
■ Aprikosen	■ Kiwis	■ Melonen	■ Pfirsiche
■ Birnen	■ Litschi	■ Nektarinen	■ Pflaumen

Gemüse	
■ Möhren (vor allem roh)	■ Hülsenfrüchte (wie Erbsen, Bohnen,
■ Sellerie (roh und gekocht sowie als	Linsen, Soja, Erdnuss)
Gewürz)	■ Paprika
■ Avocado	■ Tomaten
■ Fenchel	

Nüsse, Samen und Kerne	
■ Erdnuss	■ Mandeln
■ Soja	■ Mohn
■ Haselnüsse, Paranüsse, Walnüsse	■ Getreide (vor allem Weizen, aber auch
■ Sesamsamen	Gerste, Roggen, Hafer)
■ Sonnenblumenkerne	

Gewürze und Kräuter			
■ Anis	■ Estragon	■ Oregano	■ Pfefferminze
■ Basilikum	■ Fenchel	■ Paprikapulver,	■ Schnittlauch
■ Beifuß	■ Kamille	rosenscharf	■ Senf
■ Curry	■ Koriander	■ Petersilie, frisch	■ Soja (in Saucen)
■ Dill	■ Kümmel	■ Pfeffer	■ Thymian

Tierische Produkte	
■ Fisch (insbesondere Salzwasserfische)	■ Ziegen- oder Schafsmilch
■ Hühnerei	■ Schalentiere wie Krebs, Garnele und
■ Kuhmilch (Produkte)	Hummer

Lebensmittel, die viele biogene Amine enthalten können

■ Sauerkraut	■ Fisch (außer in	■ Hartwurst	■ Hefeextrakt
■ Bananen	fangfrischem	■ alkoholische	■ Weinessig
■ Zitrusfrüchte	Fisch oder	Getränke	■ Algenprodukt
■ Walnüsse	als Tiefkühlkost)	■ Keimlinge	
■ Kakao	■ Käse (außer	■ Sojaprodukte	
	Frischkäse)		

TIPP **Apfelallergie**

Wenn Sie auf einen Apfel allergisch reagieren, können Sie es mit einer anderen Sorte versuchen.
Ältere Apfelsorten wie Boskop, Gloster, Goldparmäne oder Grafensteiner werden von Allergikern manchmal besser vertragen, da sie nur geringe Mengen des kreuzreagierenden Allergens enthalten. Neuere Züchtungen wie Golden Delicious gelten als allergenreicher.

stehen Hühnerei, Kuhmilch, Weizen, Soja, Nüsse und Fisch als Allergieauslöser an der Spitze. Aber auch Allergien auf Obst und Gemüse, exotische Früchte wie Kiwis, Papayas und Mangos nehmen zu.

Neben den körperlichen Aspekten einer Allergie hat es sich in den vergangenen Jahren gezeigt, dass zudem psychische Probleme sowie Ängste und Stress Nahrungsmittelallergien erheblich verstärken können.

Obst

Für Pollenallergiker sind Kern- und Steinobst wie Äpfel, Birnen, Pflaumen, Pfirsiche und Nektarinen die Hauptauslöser einer Nahrungsmittelallergie. Allergien gegen Äpfel treten dabei normalerweise nur als Kreuzreaktionen gegen Birkenpollen (d. h. die primäre Sensibilisierung erfolgt auf Birke) auf.

Wenn sie ausreichend erhitzt werden, sind allerdings fast alle Obstsorten selbst für Pollenallergiker gut verträglich. Apfelmus, Apfelkuchen oder Konfitüre kann die überwiegende Zahl der Betroffenen ohne Probleme genießen. Auch das Reiben von Obst zerstört häufig die Allergene, das Schälen reicht nicht aus. Allerdings kann sich nach neuestem Wissensstand eine Neurodermitis selbst durch gekochte Äpfel verschlechtern.

Allergische Reaktionen auf tropische Früchte wie beispielsweise Kiwis können sehr schwer verlaufen, am häufigsten treten in diesen Fällen Kontaktreaktionen in Mund und Rachenraum auf. Dabei kommt es zu Juckreiz am harten Gaumen, es bilden sich Schleimhautbläschen im Mund und Mund- und Zungenschleimhaut entzünden sich.

Aber auch Kreuzreaktionen auf tropische Früchte im Rahmen einer Latexallergie oder Birkenpollenallergie sind bekannt. Bananenallergien sind zwar selten, können aber in Kombination mit einer Latexallergie auftreten und sind dann meist heftig. Auf Kiwis reagieren viele Birkenpollenallergiker.

Erdbeeren lösen sehr häufig Reaktionen im Mund oder an der Haut aus, doch sind diese in den allermeisten Fällen nicht allergisch bedingt. Allergische Reaktionen auf Erdbeeren treten nur in Einzelfällen auf. Die häufigen Reaktionen im Mund oder auf der Haut nach dem Verzehr von

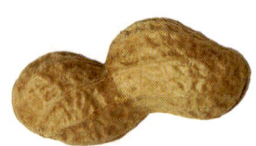

BILD 1 + 2 Erdnüsse, Eier, Obst – wer darauf allergisch reagiert, muss sie vom Speiseplan verbannen.

Erdbeeren gehen meist auf eine Pseudoallergie zurück.

Mandarinen sind unter den Zitrusfrüchten die häufigsten Allergieauslöser, die Reaktionen auf die Frucht sind aber meist nur milde. Gegen Orangen gibt es seltener Allergien. Doch auch diese Südfrucht vertragen einige Menschen, insbesondere viele Neurodermitiker, nicht. Vermutlich handelt es sich jedoch um pseudoallergische Reaktionen, denn oftmals treten Symptome erst auf, wenn eine gewisse Menge gegessen wurde. Gekaufte Säfte von Zitrusfrüchten werden meist besser vertragen – vorausgesetzt, die Menge ist nicht zu hoch – als frisch gepresste. Manche Menschen können aber zusätzlich empfindlich gegen die Säure in diesen Säften sein.

Eine der häufigsten Obstallergien ist die auf Pfirsiche und Nektarinen. Sie löst bei den empfindlichen Personen meist Kontaktreaktionen in Mund und Rachen sowie Verdauungsprobleme aus.

Gemüse

Gemüsesorten enthalten zwar zahlreiche Allergieauslöser, wirken aber meist nur recht schwach allergen. Die Beschwerden sind bei den Gemüseallergenen in den meisten Fällen auf den Mund- und Rachenraum begrenzt.

Tomaten sind schwache Allergieauslöser und insbesondere für pseudoallergische Reaktionen bekannt.

Die Ausnahme bei den Gemüsen bilden Sellerie und Karotte, die beide heftige Reaktionen auslösen können. Sellerie kann selbst gekocht und pulverisiert (in vielen Würzmitteln und Fertigprodukten) noch eine starke Allergie auslösen.

Nüsse und Hülsenfrüchte

Bei Nüssen wie Walnüsse und Haselnüsse sind sowohl weitgehend harmlose Reaktionen im Mund- und Rachenraum als auch schwerwiegende Symptome bekannt. Der Schweregrad ist unter anderem abhängig davon, welches Allergen in der Nuss die Reaktionen hervorruft. Bei Allergien auf Haselnüsse sind außerdem Kreuzreaktionen zum Beispiel mit Äpfeln und anderem Kern- und Steinobst sowie anderen Nüssen (zum Beispiel Walnüssen) bekannt.

Zu den Hülsenfrüchten gehören unter anderem Erdnüsse, die trotz ihres Namens keine Nüsse sind, Lupinen und Sojabohnen. Sie alle sind starke Allergieauslöser.

Wer auf Erdnüsse allergisch reagiert, verspürt beim Verzehr ein Jucken im Hals, Niesreiz und bekommt tränende Augen. Diese Anzeichen sind harmlos, die Allergie kann allerdings zum lebensbedrohlichen Angioödem oder allergischen Schock führen – dann hilft nur noch der Notarzt (Tel. 112) oder das mitgeführte Notfallset (Seite 74).

Internationale Studien zeigen, dass Erdnüsse der häufigste Auslöser von schweren Allergien mit tödlichem Ausgang sind. Diese Allergien bleiben meist ein Leben lang bestehen.

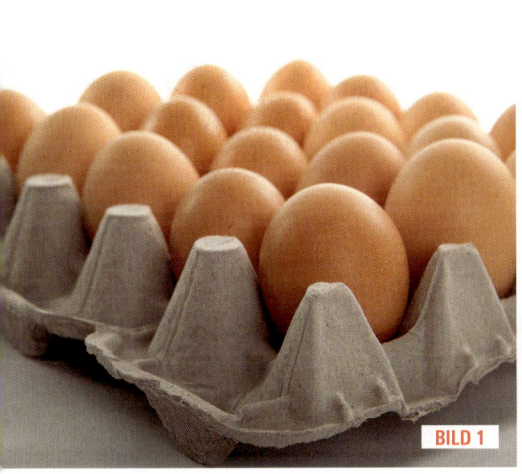

BILD 1

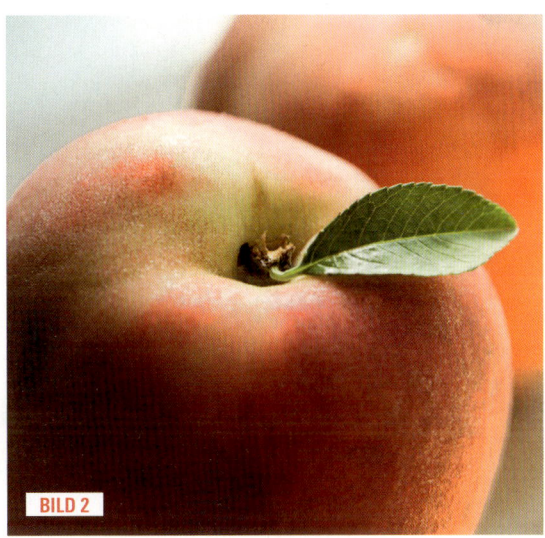

BILD 2

⬛ VORSICHT ERDNUSS

Erdnüsse sind in vielen Lebensmitteln versteckt, auch in Schokolade, Soßen, Ölen und Kuchen. Es genügen geringste Mengen zum Auslösen einer allergischen Reaktion. Die Verträglichkeit von Erdnüssen ist offenbar von der Verarbeitung abhängig. Das zeigen Studien, die die Zubereitung von Erdnüssen in China und den USA verglichen haben. In China gibt es kaum Erdnussallergien, dort werden die Erdnüsse gekocht, in den USA hauptsächlich geröstet.

Soja

Neuerdings sind es Sojaprodukte, die das Spektrum der starken Allergieauslöser vergrößern. Mehr als die Hälfte der gesamten Eiweiße in der Sojabohne stellen die Glycine, mit die stärksten Allergene überhaupt. Sehr schwerwiegende Reaktionen sind insbesondere bei Birkenpollenallergikern aufgetreten, die von einer Sojasensibilisierung nichts ahnten. Deshalb werden Birkenpollenallergiker inzwischen davor gewarnt, größere Mengen an Sojaprodukten, insbesondere in Form von Sojamilch, Sportlergetränken und Diätnahrungen auf Sojabasis, zu sich zu nehmen. Viele dieser Patienten vertragen aber fermentierte Sojaprodukte, zum Beispiel Sojasauce.

Auf Verpackungen von Fertiggerichten werden Sojaproteine mitunter als Lezithin deklariert. Enthalten ist Soja häufig in Margarine, Schokolade, Öl, Suppen, Gebäck sowie in Gewürzen.

Kuhmilch

In Kuhmilch sind mehrere Eiweiße enthalten; Kasein ist das Eiweiß, das allergen wirkt, selbst wenn es gekocht wird. Schon kleinste Mengen an Milch können bei entsprechend belasteten Menschen Symptome auslösen. Wer gegen Kasein allergisch ist, verträgt Milch in keiner Form, auch nicht als Ziegen- oder Schafsmilch, nicht in Joghurts, Puddings oder Kuchen.

Bei einer nachgewiesenen Kuhmilchallergie sollte man konsequent Milch meiden. Sojadrinks und Sojaprodukte, die in kalziumangereicherter Form ein guter Ersatz im Kindes- und Erwachsenenalter sind, stellen im Säuglingsalter keine Alternative dar. Im ersten Lebenshalbjahr treten bei jedem vierten Säugling Beschwerden nach einer Säuglingsnahrung auf Sojabasis auf. Zudem wird aufgrund des hohen Phytoöstrogengehalts das gesamte

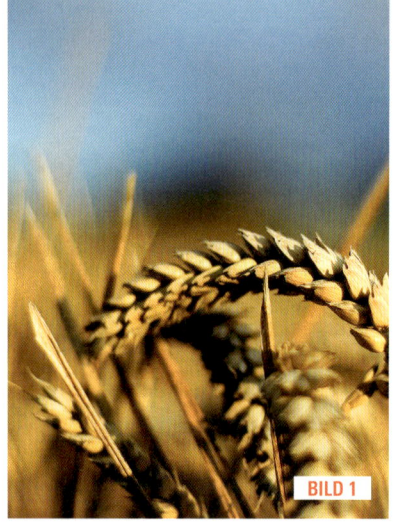

BILD 1

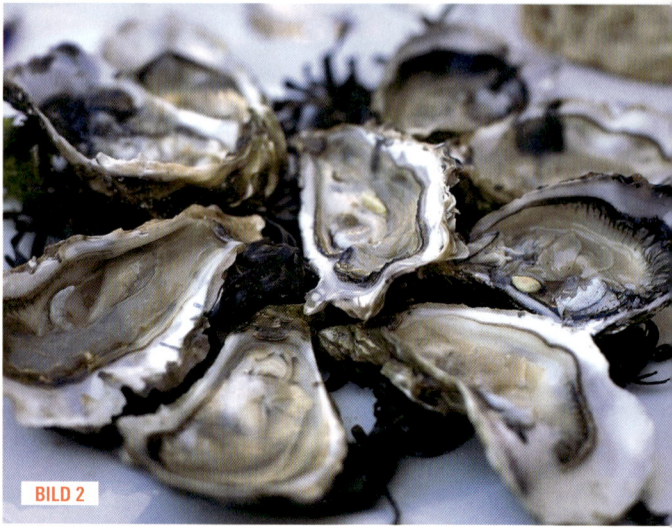

BILD 2

erste Lebensjahr von Soja abgeraten. Als einzige Alternative bleibt für Säuglinge mit einer Kuhmilchallergie hochgradig hydrolisierte Säuglingsnahrung oder eine Elementardiät.

Eier

Eier sind normalerweise nicht im Ganzen an einer Allergie schuld, meist ist es das Eiklar, das allergische Symptome hervorruft. Bei Kindern ist das Eiklar einer der häufigsten Allergieauslöser für Nahrungsmittelallergien überhaupt. Eigelb dagegen löst kaum Allergien aus, Reaktionen sind nur im Rahmen eines Vogel-Ei-Syndroms bekannt.

Auch bei einer Hühnereiweiß-Allergie gilt: auf Eier (auch Gänse-, Enten-, Puteneier) verzichten, selbst in gekochtem, gebratenem oder verbackenem Zustand. Eine Sensibilisierung gegen alle Vogelproteine sowie eine Kreuzreaktion mit Geflügelfleisch ist selten.

Fisch- und Meeresfrüchte

Hierzulande wird immer mehr Fisch gegessen: 16,1 Kilogramm ließ sich jeder Deutsche im Jahr 2009 laut Fisch-Informationszentrum schmecken. Für einige Menschen ist jedoch Vorsicht angesagt: Fischeiweiße haben eine große Bedeutung als Nahrungsmittelallergene und wirken hochallergen.

Außerdem gibt es viele Kreuzreaktionen zwischen den verschiedenen Fischarten, so dass Fischallergikern meist von jeglichem Fischverzehr abgeraten wird. Auch beim Kochen werden die Allergene häufig nicht zerstört, so dass die betroffenen Allergiker überhaupt keinen Fisch essen können.

GUTE LUFT

Wenn Sie an einer schweren Fischallergie leiden, kann selbst das Einatmen der Dämpfe bei der Zubereitung von Fisch zu schweren asthmatischen Beschwerden bis hin zum anaphylaktischen Schock führen. In diesem Fall kochen Sie keinen Fisch und verlassen die Küche, solange er zubereitet wird.

Welche Fischsorten vertragen werden, sollte im Einzelfall vorher durch einen Allergologen mittels Provokationstest ausgetestet werden.

Fischallergiker sollten unbedingt darauf achten, dass sie auch Proteinprodukte aus

BILD 1 Für manche Allergiker ist schon ein Butterbrot eine Herausforderung.
BILD 2 + 3 Meeresfrüchte vertragen viele Menschen nicht. Wenn Sie auf „Hausstaub" reagieren, könnten Sie auch eine Kreuzallergie gegen Meeresfrüchte haben.

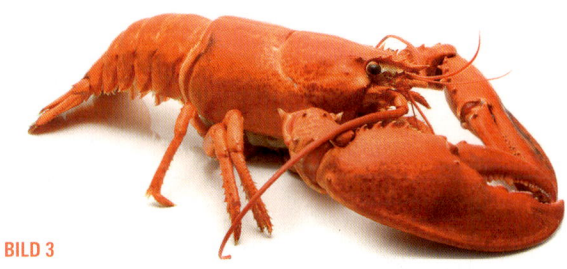

BILD 3

Fischen wie das Krebsfleischimitat Surimi meiden.

Meeresfrüchte wie Garnelen, Hummer, Muscheln, Krebse, Schnecken können ebenfalls heftige allergische Reaktionen hervorrufen. Das Hauptprotein der Meeresfrüchte findet sich auch bei Hausstaubmilben, dadurch besteht die Gefahr einer Kreuzallergie.

Getreide

Bei Nahrungsmittelallergikern kann sogar das beliebte Butterbrot zur Herausforderung werden, wenn beispielsweise auf Weizen verzichtet werden muss. Weizenallergien sind bei Säuglingen und Kleinkindern bekannt, wurden aber auch schon im Rahmen von Kreuzreaktionen bei Getreidepollenallergikern beschrieben.

Eine Weizenallergie ist nicht zu verwechseln mit einer Zöliakie, bei Erwachsenen auch Sprue genannt. Die Zöliakie ist keine Allergie, sondern eine autoimmunologische Erkrankung des Dünndarms. Sie wird durch Gluten, das in allen heimischen Getreidesorten (Weizen, Roggen, Gerste) enthalten ist, ausgelöst.

Bei einer Allergie gegen Getreide ist es nicht immer notwendig, von Backwaren Abstand zu nehmen. Gerade Pollenallergiker reagieren oftmals nur auf Getreidestaub und Mehl, tolerieren aber verbackenes Mehl. Wer eine Weizenallergie hat, muss unbedingt darauf achten, dass Weizen auch in vielen Fertignahrungsmitteln als Bindemittel verarbeitet wird, zum Beispiel in Senf, Ketschup, Speiseölen, Fertigsuppen oder Dauerwürsten.

Mitunter sind die Allergene, die für die Nahrungsmittelallergie verantwortlich sind, nur aufwendig zu identifizieren. So müssen es im Müsli nicht immer die Körner sein, die eine Allergie auslösen, sondern es können beispielsweise die Nüsse, Sonnenblumen- oder Pinienkerne sein. In solchen Fällen sollten Sie die Zutaten einzeln austesten, indem Sie nacheinander auf sie eine Zeitlang verzichten. Allergische Reaktionen auf Reis sind hierzulande selten.

Versteckte Allergene

Wenn allergieauslösende Stoffe nur in sehr geringen Mengen in verarbeiteten Lebensmitteln oder Fertignahrungsmitteln enthalten und nicht deklariert sind, kann das für einen Nahrungsmittelallergiker ein

BILD 1 Ein Allergietagebuch lässt Rückschlüsse über eine mögliche Konfrontation mit Allergieauslösern zu.
BILD 2 Bluttests können Aufschluss über spezifische IgE-Antikörper geben.

INFO Kennzeichnungspflicht

Häufige und schwerwiegende Auslöser von Unverträglichkeitsreaktionen müssen seit einigen Jahren auf der Verpackung angegeben werden, damit Allergiker besser geschützt sind. Dabei handelt es sich um:

- glutenhaltiges Getreide und Getreideprodukte
- Eier und Eiprodukte
- Fisch und Fischprodukte
- Krebstiere und Krebstierprodukte
- Milch und Milchprodukte einschließlich Milchzucker (Laktose)
- Soja und Sojaprodukte
- Erdnüsse und Erdnussprodukte
- Schalenfrüchte wie zum Beispiel Mandel, Haselnuss, Walnuss, Paranuss, Pistazie sowie daraus hergestellte Produkte
- Senf und Senfprodukte
- Sesam und Sesamprodukte
- Lupine und Lupinenerzeugnisse
- Weichtiere und Weichtiererzeugnisse
- Schwefeldioxid und Sulfite ab einer Konzentration von 10 Milligramm/Liter.

Enthält ein verpacktes Lebensmittel eines dieser Nahrungsmittel/eine dieser Gruppen als Zutat – egal in welcher Menge –, muss dieses im Zutatenverzeichnis genannt werden. Für lose Ware gilt diese Regelung nicht.

Nahrungsmittel ohne Zutatenliste müssen nur für bestimmte Zutaten Einzelhinweise tragen, wie zum Beispiel „enthält Schwefel" auf dem Weinetikett.

Für Allergiker ist diese Kennzeichnungspflicht eine große Hilfe. Allerdings sollten Sie sich nicht darauf verlassen. Es kann trotz allem Verunreinigungen, die im Herstellungsprozess entstanden sind, mit den allergenen Stoffen geben. Im Moment behilft sich die Industrie bei solchen Gefährdungen mit einem vorsorglichen Vermerk auf Schokoladentafeln, Süßspeisen, Brot und Backwaren: „Kann Spuren von zum Beispiel Nüssen, Milch, Eiern oder Soja enthalten". Noch ist nicht geklärt, ab welcher Menge unbeabsichtigte Beimischungen angegeben werden müssen.

großes Problem darstellen. Bei Patienten mit hoher Sensibilisierung genügen auch kleinste Mengen von Milch, Hühnerei, Haselnuss, Soja, Sesam, Sellerie, Lupine oder Weichtieren, die häufig in verarbeiteten Lebensmitteln enthalten sind, um eine allergische Reaktion auszulösen. Die Erdnussallergie ist ein besonders drastisches Beispiel, da Spuren von Erdnüssen in vielerlei Lebensmitteln auftauchen können.

Nun gibt es eine gute Nachricht: seit 2007 müssen in der EU 14 Hauptauslöser für Unverträglichkeitsreaktionen auf der Verpackung deklariert sein. Eine Sicherheit für Allergiker ist dennoch nicht gewährleistet, denn es gibt immer noch ge-

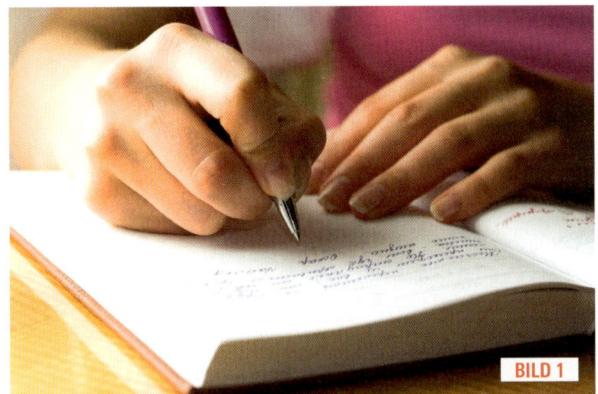
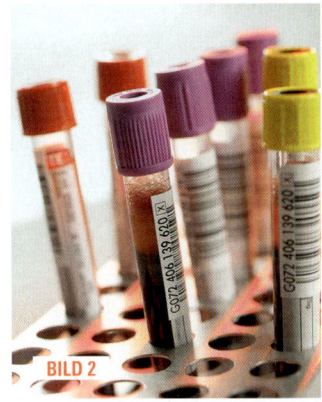

BILD 1   BILD 2

nug Fälle, in denen eine Deklaration nicht erfolgt. Bei losen Waren, die nicht in Fertigpackungen verkauft werden, wie Aufschnitt in Fleischereien, bei Mahlzeiten im Restaurant und bei Fertigpackungen, deren größte Einzelfläche weniger als zehn Quadratzentimeter misst, zum Beispiel bei Portionspackungen von Butter, Marmelade, wie sie in Hotels üblich sind, ist keine Angabe notwendig.

Und selbst Lebensmittel mit Zutatenliste können produktionsbedingt allergene Bestandteile enthalten, die nicht deklariert sind, weil sie eben keine Zutaten des Produkts sind, sondern Verunreinigungen. Denn herstellungsbedingte Kontaminationen sind nicht kennzeichnungspflichtig, sondern werden maximal durch einen Warnhinweis kenntlich gemacht.

Diagnose

Es gibt nicht das eine verlässliche Testverfahren, um eine Nahrungsmittelallergie zu diagnostizieren. Wenn die Symptome auf eine Allergie hinweisen und die Laboruntersuchungen dies bestätigt haben, müssen vorrangig die Auslöser herausgefunden werden. Die Suche nach möglichen Allergieauslösern erfordert sehr viel Geduld. Mit einer guten Selbstbeobachtung und einem ausführlichen Gespräch mit dem Allergologen und/oder einer allergo-

logisch versierten Ernährungsfachkraft können verdächtige Lebensmittel eingegrenzt werden. Am leichtesten ist die Zuordnung von Auslöser und Beschwerden bei allergischen Sofortreaktionen, die innerhalb von Minuten bis zwei Stunden auftreten.

Schwieriger zu erfassen sind Spätreaktionen wie die Verschlechterung der Haut bei Neurodermitis: Gerade bei den verzögerten Reaktionen ist ein Ernährungstagebuch sehr hilfreich, das über mehrere Wochen geführt werden sollte.

Haut- und Bluttests

Bei Verdacht auf eine echte Nahrungsmittelallergie sollte als erster Schritt die Sensibilisierung geprüft werden, das heißt, ob der Patient gegen bestimmte Nahrungsmittel Antikörper gebildet hat. Unter den zahlreichen Methoden können zurzeit nur zwei Allergietests empfohlen werden: die Messung der spezifischen IgE-Antikörper im Blut und der Prick-Hauttest, bei dem verdächtige Nahrungsmittelallergene in der Haut eine typische Rötung und Quaddelbildung verursachen.

Diese beiden bewährten Methoden reichen allerdings meist nicht aus, um die Diagnose zu sichern. Denn sie weisen nur die IgE-Antikörper nach und zeigen damit lediglich, dass es eine Sensibilisierung gegen den entsprechenden Stoff gegeben hat. Trotzdem ist dies zur Eingrenzung der möglichen allergieauslösenden Nahrungsmittel wichtig.

In der Diskussion um den Nachweis einer Nahrungsmittelallergie ist immer wieder die Bestimmung von IgG-Antikörpern. Diese Untersuchungen werden von vielen Labors als Privatleistung angeboten. Sie sind aber nicht geeignet, um Nahrungsmittelunverträglichkeiten nachzuweisen, sondern kosten den Betroffenen nur viel Geld. Einzelheiten zu den Untersuchungen finden Sie im Kapitel Diagnose (Seite 146).

Auslassdiät

Auf ein positives Allergietest-Ergebnis folgt bei der Suche nach dem Auslöser eine Auslassungsdiät (diagnostische Eliminationsdiät). Dabei wird nach Rücksprache mit dem Arzt oder Ernährungstherapeuten probehalber für ein bis vier Wochen auf die vermutlichen Auslöser verzichtet. Doch selbst der Rückgang der Beschwerden ist noch kein Beweis für das Vorhandensein einer Allergie, sondern lediglich ein weiterer wichtiger Hinweis.

Im seltenen Fall eines unspezifischen Verdachts wird eine allergenarme Basisdiät empfohlen. Diese kann an die individuelle Situation angepasst werden und besteht aus ungefähr 10 bis 20 gut verträglichen Lebensmitteln. Gehen während der Zeit die Symptome zurück, wird der Speiseplan kontinuierlich um weitere Nahrungsmittel ergänzt. Solange es zu keiner allergischen Reaktion kommt, zählen diese Lebensmittel zu den erlaubten Speisen. Geduld ist dabei nötig, denn es kann Wochen und Monate dauern, bis eindeutig feststeht, welcher Stoff in welchem Lebensmittel die Allergie auslöst.

Provokationstest

Den endgültigen Nachweis für eine spezielle Nahrungsmittelallergie liefert erst ein Provokationstest, der auf die Auslassdiät folgt. Hierbei werden die Beschwerden gezielt durch das verdächtige Nahrungsmittel ausgelöst.

Ein solcher Test muss immer im Beisein eines Arztes und unter Notfallbereitschaft durchgeführt werden.

Therapie

Die beste Therapie ist der Verzicht, das heißt, man sollte die allergieauslösenden Nahrungsmittel gänzlich meiden. Allerdings ist ein langfristiger kompletter Verzicht erst notwendig, wenn das Lebensmittel tatsächlich Beschwerden auslöst und die Allergie mithilfe eines Provokationstests durch den Allergologen bestätigt wurde. Das entsprechende Lebensmittel aufgrund einer Sensibilisierung wegzulassem ist nicht sinnvoll.

Mit einem Verzicht auf den Auslöser ist zwar die Allergie im Griff, aber damit sind Sie noch nicht am Ziel. Es ist wichtig, dass das weggelassene Nahrungsmittel im Ernährungsplan ersetzt wird. Dabei geht es einmal um den Ersatz im Hinblick auf alle enthaltenen Nährstoffe, aber auch um einen praktikablen Ersatz bei der Zubereitung von Speisen. So kann zum Beispiel der Kalziumbedarf bei einer Kuhmilchallergie durch kalziumangereicherte Sojaprodukte gedeckt werden, zum Kochen und Backen sind aber auch Kokosmilch, Hafermilch und weitere Alternativen, die kein Kalzium liefern, denkbar.

Bei vielen Nahrungsmittelallergien, die als Kreuzreaktionen auf Pollenallergien auftreten, kommt es zwar zu positiven Haut- und Labortestergebnissen, das heißt es gibt Sensibilisierungen, das bedeutet aber nicht, dass sie wirklich Beschwerden auslösen müssen. Paradox: Die meisten Pollenallergiker vertragen die mit Pollen assoziierten Nahrungsmittel.

VERZICHTEN SIE NICHT ZU FRÜH

Es macht keinen Sinn, bei einer Pollenallergie vorbeugend auf Nüsse, Äpfel, Pflaumen, Möhren und andere Früchte zu verzichten. Ängstlichkeit ist fehl am Platze, eine ausgewogene, abwechslungsreiche Kost mit allen wichtigen Nährstoffen ist viel wichtiger.

„Spezialdiäten"

Allergiker müssen sich ein Leben lang mit der Allergie arrangieren: Allergien gegen Nahrungsmittel (ebenso wie zum Beispiel gegen Pollen, Hausstaubmilben) bilden sich mittels bestimmter Diäten nicht zurück, sie werden damit unter Kontrolle gehalten. Beim nächsten Kontakt mit dem Lebensmittel tritt die Allergie sofort wieder auf. Vorsicht vor Anbietern oder Produkten, die behaupten, eine Allergie heilen zu können. Es gibt bisher keine wissenschaftlichen Studien, die das belegen.

Ernährungstherapie

Hat sich der Verdacht auf eine Lebensmittelallergie erhärtet, sollten Sie eine Beratung in Anspruch nehmen. Dabei lernen Sie unter anderem, wie sie die Auslöser sicher aufspüren und meiden. Denn oft ist nicht ersichtlich und auch nicht nachvollziehbar, in welchen Produkten sich welche Nahrungsmittelallergene verstecken, zum Beispiel Erdnuss-Spuren. Besonders wichtig ist eine Beratung durch den Ernährungsprofi bei allergischen Kindern und bei Allergien gegen mehrere Lebensmittel, denn dann ist eine bedarfsdeckende Ernährung besonders schwierig zu realisieren.

Viele Krankenkassen beteiligen sich an den Kosten einer individuellen Ernährungstherapie. Informationen hierzu bekommen Sie über den Arbeitskreis Diätetik in der Allergologie, den Deutschen Allergie- und Asthmabund e. V. oder den Verband der Oecotrophologen VDOE (Adressen Seite 192).

Medikamente

Wenn es zum Ausbruch einer Nahrungsmittelallergie kommt, kann es in einigen Fällen notwendig sein, die Symptome mit Medikamenten zu behandeln. Ausführliche Informationen zu den einzelnen Medikamenten finden Sie im Kapitel Therapie (s. Seite 154).

ORIENTIERUNGSHILFE ZUR LEBENSMITTELAUSWAHL

Wenn Sie eine pollenassoziierte Nahrungsmittelallergie haben, vertragen Sie möglicherweise solche Lebensmittel besser, in denen Allergene nur selten vorkommen oder deren Allergene nur eine geringe Potenz haben.

Die folgende Liste gibt Ihnen einen Überblick über Produkte, die häufig, und die Lebensmittel, die nur selten Allergene enthalten. Sie zeigt auch, dass trotz eventuell notwendiger, vielfältiger Einschränkungen noch eine gute Versorgung mit Vitaminen und Mineralstoffen möglich ist und ein ausgewogener und abwechslungsreicher Speiseplan.

	lösen häufig Allergien aus	lösen selten Allergien aus
Getreide und Getreideprodukte	■ roher Kuchenteig ■ mit frischem Mehl bestäubtes Brot	■ Buchweizen ■ Haferflocken (blütenzart) ■ Reis (geschält) ■ Weizenkleie ■ Weißmehlsorten (ohne Schalenanteile) ■ durchgebackenes Misch-/Bauernbrot, ■ Knäckebrot ■ Sauerteigbrot
Gemüse	■ Karotten (roh) ■ Kartoffeln (roh, vor allem beim Schälen relevant) ■ Paprika (roh) ■ Sellerie ■ Tomate (roh)	■ Blattsalate (z. B. Eisbergsalat, Feldsalat) ■ Erbsen ■ Pilze ■ Radieschen ■ Rettich ■ Salatgurke
gekochtes Gemüse	■ Sellerie	■ Aubergine ■ Brokkoli ■ Champignons ■ Kartoffeln ■ Kohl (außer Sauerkraut) ■ Kohlrabi ■ Mais

	lösen häufig Allergien aus	lösen selten Allergien aus
Obst	■ Apfel (roh) ■ Birne (roh) ■ Kirsche (roh) ■ Kiwi (roh) ■ Litschi ■ Nektarine (roh) ■ Pfirsich (roh) ■ Pflaumen (roh) ■ frisch gepresste Säfte von Stein- und Kernobst	■ Brombeere, frisch oder gekocht ■ Heidelbeere, frisch oder gekocht ■ Himbeere, frisch oder gekocht ■ Johannisbeere, frisch oder gekocht ■ Mandarine ■ Pampelmuse ■ Quitte ■ Säfte von Beeren
Nüsse/Samen/ Kerne	■ Cashewkerne ■ Haselnuss ■ Mandel (roh) ■ Mohn ■ Paranuss ■ Pistazie ■ Sesam ■ Sonnenblumenkerne ■ Walnuss ■ Erdnüsse (sie zählen zu den Hülsenfrüchten)	■ Kokosnuss
Kräuter/Gewürze	■ Anis ■ Chili ■ Currypulver ■ Kamille ■ Koriander ■ Kümmel	■ Kapern ■ Kresse ■ Kerbel ■ Schnittlauch ■ Vanille

Nach „Diät bei Nahrungsmittelallergien und -intoleranzen", 4., aktualisierte Auflage, Christine Behr-Völtzer, Michael Hamm, Dieter Vieluf, Johannes Ring (Hrsg.), Verlag Urban und Vogel, München, 2008

Antihistaminika zum Einnehmen

Kommt es nach dem Verzehr von Lebensmitteln zu leichten Symptomen wie einer allgemeinen Hautrötung mit Juckreiz, zu allergischem Schnupfen oder zu Hautquaddeln, kann manchmal ein schnell wirkendes Antihistaminikum eingesetzt werden. Dazu gehören Wirkstoffe wie Loratadin oder Cetirizin.

Beta-2-Sympathomimetika

Bei Asthmaanfällen und Atemnot, auch infolge einer Nahrungsmittelallergie, helfen schnell wirkende, broncheinerweiternd Beta-2-Sympathomimetika-Sprays.

Spezifische Immuntherapie

Eine spezifische Immuntherapie (Hyposensibilisierung) gegen Pollen kann im Einzelfall die Verträglichkeit von kreuzreaktiven Nahrungsmittelallergien beeinflussen. Vielversprechend Studienergebnisse gibt es für die Apfel- und Haselnussallergie bei Pollenallergikern. Durch die Hyposensibilisierung konnten die Patienten mehr Äpfel essen, ihre Toleranzschwelle wurde erhöht. Das ist aber nur ein gelegentlicher Nebeneffekt. Die Indikation für eine Hyposensibilisierung ist immer die Primärallergie, die Pollenallergie, und nie die Kreuzallergie. Bei einer „reinen" Nahrungsmittelallergie ist eine Immuntherapie nicht möglich. In vielen Fällen kann die Reaktionsschwelle aber so weit gesenkt werden, dass es den Patienten möglich wird, Allergenspuren in versteckter Form (z. B. in Fertignahrungsmitteln, Rahm in Soßen, Milchpulver in Wursterzeugnissen, Selleriegewürzsalz) aufzunehmen.

Notfallset

Wenn die Gefahr eines anaphylaktischen Schocks bei einer Allergie besteht, stellt der Arzt ein Set mit Notfallmedikamenten zusammen. Es enthält meist ein Antihistaminikum, ein Kortisonpräparat und eine Adrenalinfertigspritze.

INTERVIEW Ernährungstherapie bei Nahrungsmittelallergie

Die Ökotrophologin Dr. Imke Reese aus München erläutert einige Einzelheiten zu den Nahrungsmittelallergien. Sie ist neben ihrer Kooperation mit verschiedenen Universitäten Ernährungstherapeutin mit Schwerpunkt Allergologie in München.

Welche Therapie empfehlen Sie, wenn eine Nahrungsmittelallergie erwiesen ist?
Liegt der Nachweis einer Nahrungsmittelallergie vor, ist die einzige Therapie mit nachgewiesener Wirksamkeit die Karenz, also das vollständige Meiden des Auslösers. Doch mit Karenz allein ist es auf Dauer nicht getan. Möglicherweise fehlen dem Betroffenen bestimmte Nährstoffe durch das Weglassen seines Allergieauslösers. Das lässt sich gut am Beispiel Kuhmilch veranschaulichen. Hier darf es nicht allein

darum gehen, Milch und Milchprodukte zu meiden, sondern auch der Kalziumbedarf muss im Auge behalten werden. Dieser ist ohne Milchprodukte nur schwierig zu decken und es bedarf deshalb einer entsprechenden Aufklärung. Für den Patienten ist es am wichtigsten, Hilfe bei der Umsetzung in den Alltag zu bekommen, um die Lebensqualität auf hohem Niveau zu halten. Alle drei Bereiche: Karenz, Ersatz und Management sind Bestandteile einer allergologischen Ernährungstherapie.

Was sollte man bei einer Nahrungsmittelunverträglichkeit tun?
Es gibt viele unterschiedliche Formen von Nahrungsmittelunverträglichkeiten. Zuerst einmal sollte der Auslöser der Beschwerden und der zugrunde liegende Wirkmechanismus identifiziert werden. Nur so lässt sich eine Nahrungsmittelunverträglichkeit dann auch sinnvoll therapieren. Denn nicht bei jeder Unverträglichkeit ist eine vollkommene Meidung erforderlich. Oftmals muss die individuelle Verträglichkeitsgrenze ermittelt werden.

Wie lässt sich trotz Allergie (und Auslassdiät) die Lebensqualität erhalten?
Die Lebensqualität ist davon abhängig, wie man sich fühlt. Fühlt sich ein Allergiker unsicher, weil er Angst vor der nächsten Reaktion auf ein Lebensmittel hat, ist das eine Einschränkung in seiner Lebensqualität.

- Für die Sicherheit ist es erstens erforderlich, den Auslöser zu erkennen und konsequent zu meiden.

- Zweitens bedeutet Sicherheit, ausreichend mit allen notwendigen Nährstoffen versorgt zu sein. Dafür ist es notwendig, einen zugleich geschmacklich attraktiven Ersatz zu finden.

- Zu guter Letzt heißt Sicherheit auch, kompetent im Alltag mit der Allergie umzugehen, sie umzusetzen und die Einschränkungen so gut im Griff zu haben, dass sie nicht mehr als Minderung der Lebensqualität empfunden werden.

Wo findet man qualifizierte Ernährungsberater?
Im Bereich Allergologie findet man unter www.ak-dida.de oder beim Ernährungskräfte-Netzwerk vom Deutschen Allergie- und Asthmabund (Adressen Seite 192) Hilfe. In beiden Netzwerken haben sich Ernährungsfachkräfte zusammengeschlossen, die auf qualitativ hohen Niveau arbeiten und und die Ernährungstherapie bei verschiedenen Nahrungsmittelunverträglichkeiten zu ihrem Schwerpunkt erklärt haben.

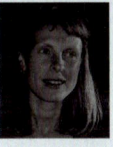

Dr. Imke Reese,
Ökotrophologin

ALLERGISCHES KONTAKTEKZEM

Wenn die Haut plötzlich rot wird, anschwillt und dann juckt, sollte man genau überlegen, mit welchen Stoffen man in den vergangenen zwei Tagen in Kontakt gekommen ist. Denn vermutlich handelt es sich um ein allergisches Kontaktekzem, bei dem das Immunsystem auf einen bestimmten Stoff überreagiert. Ein Kontaktekzem entsteht dort, wo ein direkter Hautkontakt mit dem Allergen bestand und zählt zum Typ der Spät-Allergie (Typ-IV-Allergie). Das heißt, der Körper reagiert erst 48 bis 72 Stunden nach dem Allergenkontakt sichtbar auf die Reizung.

Nickel, Deo und Zement?

In Deutschland leiden circa 20 von 100 Frauen und 8 von 100 Männern unter einem Kontaktekzem. Es leuchtet rot und juckt noch Tage nach der Berührung mit dem Allergen.

Häufige Auslöser allergischer Kontaktekzeme sind Metalle wie Nickel in Schmuck, Piercings und Münzen, Duftstoffe in Kosmetika, Chemikalien in Rohölen und Farben sowie Farb- und Konservierungsmittel im Friseurbedarf oder in Kleidungsstücken.

Metalle

Die häufigsten Auslöser sind Nickel- und Kobaltsalze sowie Chromat-Ionen. Nickel kommt nicht nur in Modeschmuck und in Reißverschlüssen und Knöpfen vor, sogar in Silber- und Goldschmuck, in Brillengestellen, Armbanduhren und Scheren kann es versteckt sein; auch Schubladen- oder Türgriffe enthalten mitunter Nickel. Ältere Wasserkocher mit offener Heizwendel können Nickel abgeben. Selbst Zahnersatz kann diese metallischen Allergieauslöser (Nickel und andere Metallverbindungen) enthalten. Nickel ist wasserlöslich und wird mit der Hautfeuchtigkeit und dem Schweiß weitergetragen.

PROBLEMFALL BRILLE

Allergiker vertragen nicht jede Brille. Nickelallergiker sollten bei der Wahl ihrer Brille sehr vorsichtig sein, denn Metallgestelle enthalten sehr häufig Nickel. Besser ist es dann, Titan (nicht Titanflex), Edelstahl, Kunststoff oder Horn zu wählen. Allein auf die CE-Kennzeichnung „nickelfrei" sollten Sie sich nicht verlassen. Dies bedeutet nur, dass die Fassung pro Woche nicht mehr als 0,5 Mikrogramm Nickel pro Quadratzentimeter abgibt und diesen festgelegten Höchstwert bei normalem Gebrauch zwei Jahre nicht überschreitet – das ist unzureichend für einen Allergiker.

Manche Brillengestelle enthalten zwar Nickel, sind aber zum Schutz mit einem Überzug versehen. Auch hier sollten Sie Zurückhaltung üben – denn bereits ein winziger Defekt in dieser Umhüllung führt dazu, dass Nickel herausgelöst wird.

Ein anderer Bestandteil von Brillen kann ebenso problematisch sein – die

Nasenpads und Bügelenden. Sie enthalten mit Latex einen Stoff, der einigen Menschen Probleme bereitet. Als Ersatz sollten Sie nach Silikonteilen fragen.

Auch Chromate sind Problemstoffe für viele Menschen. Die Chromverbindungen werden zur Herstellung von Leder und Zement benutzt. Wer zu Hautekzemen neigt, sollte von chromatgegerbtem Leder Abstand nehmen. Es ist in Schuhen, häufig auch in Kinderschuhen oder Handschuhen, Lederunterwäsche enthalten. Chromsalze finden sich zudem in Streichholzköpfen, Bohnerwachs, Schuhcremes, Wasch- und Bleichmitteln, Rost- und Holzschutzfarben.

INFO Die häufigsten Kontaktallergene

Kontaktallergene kommen in allen Bereichen des Lebens vor. Besonders häufig sind sie in Kosmetika, Reinigungsmitteln und Farben enthalten. Bei der Suche nach den Auslösern einer Kontaktallergie wird auf folgende Substanzen/Gruppen getestet:

Nickelsulfat – Metallverbindung, wichtigstes Kontaktallergen. Vorsicht ist bei Modeschmuck, Jeansknöpfen und vielem anderen geboten. Schätzungen zufolge sind etwa 4,5 Millionen Menschen in Deutschland auf Nickel sensibilisiert. Für Personen mit Nickelallergie können in sehr seltenen Fällen auch Nickelmengen relevant sein, die aus älteren Wasserkochern mit freiliegender Heizwendel oder Kochgeschirr freigesetzt werden können, da Nickel wasserlöslich ist.

Duftstoffmixe – Mischungen aus möglichen Duftstoffallergenen. Zu finden in Parfüms, Lebensmitteln, kosmetischen Produkten wie Seifen oder Shampoos, Textilien, Schuhen, Spielwaren, Insektiziden oder Antiseptika.

Perubalsam – Geruchsstoff mit allergenen Eigenschaften. Es handelt sich dabei um ein Harz aus dem Perubalsam-Baum, das nach Zimt und Vanille riecht. Perubalsam (Myroxylon pereirae) wird als Duftstoff in Parfüms und Bodylotions sowie als Aromastoff in Süßspeisen, aromatisierten Tees, Tabak, Getränken und Schuhen verwendet. Die Allergiequote steigt an, ältere Menschen sind häufiger betroffen.

Kobaltchlorid – Metallsalz. Kobalt wird in Legierungen für Hart- und Sintermetalle, Magnete, Maschinenbauteile und zusammen mit Wolframkarbid für Schneidwerkzeuge verwendet. Kontaktallergien treten zum Beispiel bei Druckern, Drehern, Maschinisten, Werkzeugmachern oder Mechanikern auf. Es ist Bestandteil von meist blauen oder grünen Färbezusätzen in der Glas-, Porzellan-, Emaille- oder Keramikindustrie und kann während der Herstellung zu Allergien führen. Kann auch in Brillen enthalten sein.

Kaliumdichromat – giftiges Kaliumsalz, starkes Oxidationsmittel. Kaliumdichromat ist in Zement und anderen Baustoffen enthalten. Verwendung findet es auch in der Gerberei (Leder), der Fotografie und in Edeldruckverfahren. Wird im Labor als Oxidations- und Reagenzmittel genutzt.

Kolophonium – braunschwarzes Baumharz von Kiefern, Fichten oder Tannen (Koniferen). Verwendung vor allem in Druckfarben für Zeitungen, Klebstofflösungen und Bindemitteln. Auch in Emulgatoren für die Herstellung und Verarbeitung von Natur- und Synthesekautschuk, als Zusatz in Klebstoffen und Lacken, in Rohstoffen für Alkydharze, in Bindemitteln unter anderem für Druckfarben, Polituren, Kosmetika und Kaugummi. Kolophonium wird zudem mit Acrylaten und Epoxidharzen zu Compound-Werkstoffen verarbeitet. Es findet darüber hinaus Anwendung in Lötdraht oder -pasten oder veredelt als Bogenharz für die Rosshaarbögen von Streichinstrumenten. Tänzer benutzen Kolophonium für ihre Spitzenschuhe, um sie rutschfester zu machen. Weiterhin wird es anstelle von Magnesia beim Klettern eingesetzt, im künstlerischen Tiefdruck, als aromatisches Räucherwerk und in der Pyrotechnik.

Amerchol L101 – ein Wollwachsalkohol-Derivat (auf dem Etikett steht meist Lanolin alcohol oder Paraffin Liquidum). Wollwachsalkohole finden vor allem in verschiedenen Kosmetika und äußerlichen Hautarzneien sowie in Haushaltsprodukten Verwendung. Darüber hinaus finden sie sich in Kühlschmierstoffen, Leder und Pelzen, Textilveredelungsmitteln, in Möbelpolituren und Schuhcreme, Papieren und Druckfarben, in selbstklebenden Pflastern sowie Schmiermitteln zum Aufziehen von Autoreifen.

para-Phenylendiamin – Chemikalie, Kurzbezeichnung PPD. Wird in Europa oxidativen Haarfarben zugesetzt, damit diese im Farbton kräftiger oder dunkler aussehen. Oft in Bodypainting-Farben für Henna-Tattoos (temporäre Tattoos) verwendet, die in Urlaubsländern an Stränden angeboten werden. PPD kommt aber auch in vielen anderen Bereichen zum Einsatz: in Dispersionsfarben, Textilien und Alterungsschutzmitteln in Gummi oder auch in Lacken, Farben und Kunststoffen.

Quecksilbersalze – antimikrobielle Stoffe, zum Beispiel Thiomersal. Solche Wirkstoffe kommen in Arzneimitteln zum Einsatz, zum Beispiel in Lokalantiseptika und Impflösungen, Hautsalben und Augentropfen, außerdem finden sie sich in Mitteln zur Depigmentierung von Sommersprossen (Bleichcremes).

Dibromdicyanobutan (andere Bezeichnungen: Methyldibromoglutaronitril, MDBGN) im Gemisch mit Phenoxyethanol (PE) – sind sowohl einzeln als auch im Gemisch wirksame Biozide. Dibromdicyanobutan ist als Monosubstanz als Konservierungsmittel in Kosmetika inzwischen verboten. Im Gemisch mit Phenoxyethanol wird es vor allem zur Konservierung von Kosmetika, Reinigungsmitteln und Ultraschallgel eingesetzt.

Neomycin-Sulfat – ein Antibiotikum. Es kann in medizinischen Cremes und Salben enthalten sein.

Formaldehyd – chemische Verbindung. Das Konservierungsmittel mit vielfacher Verwendung kommt zum Einsatz in Klebstoffen, Farben, Papierprodukten, Düngern, Medikamenten, Haushaltsreinigern und Textilausrüstungen. Seit Ende der 1980er Jahre wird Formaldehyd als Konservierungsmittel in Kosmetika kaum noch eingesetzt. Allerdings wurde es zum Teil durch Formaldehyd-abspaltende Substanzen ersetzt. Auch in (Flächen-)Desinfektionsmitteln wurde Formaldehyd inzwischen vielfach durch andere antimikrobielle Wirkstoffe ersetzt.

Kompositen-/Sesquiterpenlacton-Mix – Extraktenmischung. Die Korbblütler (Compositae, Asteraceae) sind eine Pflanzenfamilie mit einem teilweise relativ hohen Sensibilisierungspotenzial. Beispiele sind Arnika, Beifuß, Schafgarbe und Goldrute oder auch kultivierte Pflanzen wie Chrysanthemen, Margeriten und Ringelblumen. Aber auch Gemüse wie Salat und Artischocke gehören dazu. Als Mix der Extrakte dieser Blüten können sie in Naturkosmetik wie pflanzenhaltigen Shampoos und Haarspülungen, Pflegecremes, Hautlotionen, Lippenbalsam, Heilsalben, Tinkturen oder ähnlichen Produkten zur Linderung von Entzündungen und/oder Schwellungen, Mund- und Gurgelwasser sowie in Kräuterbonbons enthalten sein.

Thiuram-Mix – Gummi-Inhaltsstoffe. Thiurame werden als Vulkanisationsbeschleuniger bei der Gummiherstellung (Natur- und Synthesekautschuk) verwendet. Die Gummiallergie muss als Typ-IV-Allergie von der Latexallergie, einer Typ-I-Allergie, unterschieden werden. Sie kommt vor allem in Berufen (zum Beispiel Gesundheitsberufe, Baugewerbe) oder nach privaten Tätigkeiten vor, bei denen Gummihandschuhe oder Gummistiefel getragen werden. Enthalten sein können Thiurame auch in Sprüh- und Klebeflaschen oder Insekten-Repellents.

(Chlor-)Methylisothiazolinon (MCI/MI) – Biozid. Es wirkt gegen Bakterien und Pilze. Dieser Stoff findet Verwendung in Kühlschmierstoffen, Klebern, Wachsen, Leder und Textilien, (Wand-)Farben auf Wasserbasis, Holzschutzmitteln, bei der Papierherstellung, in Kühlanlagen sowie in Kosmetika und Haushaltsprodukten

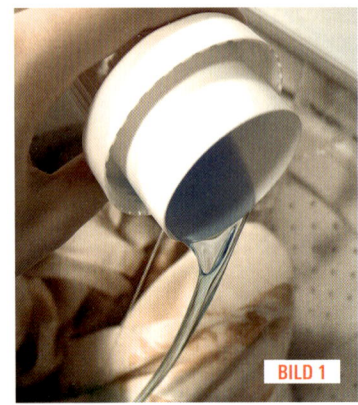

BILD 1

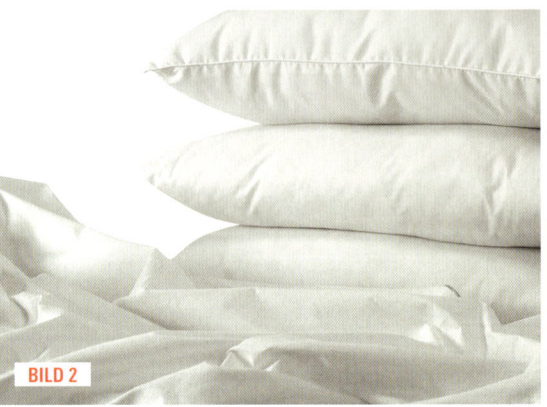

BILD 2

wie Toilettenpapier, Geschirr- und Haushaltsreinigern oder Dieselkraftstoff.

Propolis – Bienenharz (auch: -kitt, -leim), Stopf-, Vorwachs. Harzähnliches Naturprodukt mit aromatischem Geruch. Wird von Bienen als Kleb-, Dicht- und Balsamiermasse hauptsächlich aus dem klebrigen Belag von Pappel-, aber auch aus anderen Baumknospen hergestellt. Propolis kann mehr als 180 Substanzen in wechselnden, auch regional unterschiedlichen Konzentrationen enthalten.

Terpentinöle – ätherische Öle aus dem Harz von Nadelhölzern (Pinusarten). Lö-se- oder Verdünnungsmittel in Lacken und Farben, in Schuhcremes, Bodenreinigungsmitteln und Harzen, in Baustoffen, in antirheumatischen und broncholytischen Medikamenten (wie Husteneinreibungen) sowie in Insektiziden. Für Terpentinöl wurden Kreuzallergien zum Beispiel zu Teebaumöl beschrieben.

Epoxidharz – eine Gruppe von Kunststoff-Präpolymeren. Ihr Einsatz nimmt seit etwa 50 Jahren zu. Verwendung vornehmlich im beruflichen Bereich (zum Beispiel Baugewerbe, Handwerk) spielt aber auch im Heimwerker-Bereich eine Rolle.

Konservierungsstoffe

Konservierungsstoffe sind zum Beispiel Parabene, Sorbinsäure und Formaldehyd. Sie werden in Kosmetika, in Wasch- und Reinigungsmitteln, Desinfektionsmitteln, in Dispersionsfarben und -klebern sowie in Klimaanlagen eingesetzt. Die Waschmittel selbst sind allerdings inzwischen kaum noch ein Problem, sondern eher die schlecht gespülte Wäsche, mitunter ein Problem durch Wassersparfunktionen. Wenn es durch Wäsche zu einem Kontaktekzem kommt, kann es neben den Kontaktallergenen in der schlecht gespülten Wäsche auch daran liegen, dass raue Textilien zu Irritationen führen.

Auch Parastoffe, zu denen die Parabene (PHB-Ester) zählen, sind bekannte Auslöser von Kontaktallergien. Sie finden sich in Kosmetika und Färbemitteln ebenso wie in Medikamenten.

Parastoffe sind eine Gruppe, die aufgrund ihrer chemischen Struktur zusammengefasst wird (chemisch interessant ist die Aminogruppe in p-Aminobenzoesäure oder die Hydroxygruppe in p-Hydroxybenzoesäure in der Grundstruktur).

Wenn Sie auf einen Parastoff allergisch reagieren, ist es möglich, dass Sie auch kein anderes Mittel – gleich welcher Art und Herkunft –, das ebenfalls eine Paragruppe enthält vertragen. Achten Sie auf

BILD 1 Nicht immer ist die Hautreizung auf Kontaktallergene zurückzuführen. Auch raue Wäsche kann die Haut irritieren.
BILD 2 Wird die Wäsche gut gespült, sind Probleme durch Waschmittel nur selten.

Kreuzreaktionen zwischen parastoffhalti-
gen Arzneimitteln (zum Beispiel Benzokain, in Mitteln gegen Halsschmerzen, oder
Prokain in Stärkungsmitteln) und Konser-
vierungsstoffen (zum Beispiel p-Hydroxybenzoesäure in Lebensmitteln).

VORSICHT VOR TRICLOSAN

Triclosan ist ein antiseptisches Mittel. Der Stoff eignet sich sehr gut zur Behandlung von Ekzemen, die mit Keimen
besiedelt sind (Superinfektion). Doch leider findet sich die antibakterielle Substanz
mitunter in Wasch- und Pflegemitteln, in
Deos, Zahnpasta oder Textilien. Der un-
bedachte Einsatz von Triclosan kann möglicherweise zu Resistenzentwicklungen
führen. Versuchen Sie daher solche Waren
zu meiden. Bei Kosmetika muss Triclosan
auf der Verpackung angegeben sein. Bei
Textilien deuten Aussagen wie „antibak-
teriell" oder „sanitized" auf Triclosan hin.

Duft- und Aromastoffe

26 Duftstoffe sind nach EU-Vorgaben de-
klarationspflichtig. Körpermilch und Kör-
perlotionen, Cremes, Salben und Deos
oder Parfüms können Duftstoffe enthalten. Allergologisch bedeutsam sind Ei-
chenmoos (Evernia prunasti), Zimtaldehyd
(Cinnamal), Isoeugenol, Eukalyptusöl, Ge-
raniol, Lemongrasöl, Moschusverbindun-
gen, Nelken-, Orangen-, Pfefferminz- und
Zitronenöl, Vanillin und Perubalsam. Letz-
terer ist eine ölige Flüssigkeit, die aus Bal-
sambäumen gewonnen wird und sich
nicht nur in Kosmetika und Arzneimitteln

(in Rheuma-, Venen- und Hämorrhoiden-
salben), sondern auch in Süßspeisen, Tabak und Getränken verbirgt.

Sogar die synthetischen Duftstoffe, die
in Lobbys oder Warenhäusern als Duft-
marketing eingesetzt werden, sind nicht
ohne allergenes Risiko für den Verbrau-
cher, fand das Bundesinstitut für Risikobe-
wertung in Berlin heraus. Der Hautkontakt
mit diesen Duftstoffen kann die Auslösung von Kontaktallergien fördern. Über
die Atemorgane aufgenommen, kann es
bei Asthmatikern gegebenenfalls die
Symptomatik verstärken.

Latex

Bestimmte in Latex enthaltene Proteine
können eine Sensibilisierung beim Menschen hervorrufen. Besonders leicht und
in großer Zahl werden die allergenen Proteine von gepuderten Latexhandschuhen
freigesetzt: Das mit den Allergenen bela-
dene Puder verbreitet sich nämlich in der
Raumluft und führt zu Sensibilisierungen
über die Atemwege.

Latexallergien zählten noch vor wenigen Jahren zu den häufigen Allergiearten.
Insbesondere bei Angehörigen von Ge-
sundheits- und Pflegeberufen waren sie
sehr weit verbreitet und ein großes Problem. Inzwischen sind Latexallergien auf
dem Rückzug.

Nach Angaben der Berufsgenossenschaft für Gesundheitsdienst und Wohl-
fahrtspflege (BGW) in Hamburg ist die Er-
krankungsrate erheblich gesunken, weil
entscheidende vorbeugende Maßnahmen

Kennzeichnungspflicht für Duftstoffe

Die Deklaration der Bestandteile kosmetischer Mittel erfolgt nach den gesetzlichen Bestimmungen (§ 5a, Abs. 4 KVO) mit sogenannten INCI-Bezeichnungen. INCI ist eine Abkürzung für die englische Bezeichnung International Nomenclature Cosmetic Ingredient (internationale Benennung für kosmetische Inhaltsstoffe).

Die Inhaltsstoffe werden in abnehmender Reihenfolge entsprechend ihrer Konzentration aufgeführt. Bei Inhaltsstoffen, die weniger als ein Prozent ausmachen, muss keine Reihenfolge mehr eingehalten werden.

Farbstoffe werden am Ende der Liste mit ihren CI-Nummern aufgeführt. Hier ist keine Reihenfolge vorgeschrieben. Bei Kosmetik, die in verschiedenen Farbnuancen angeboten wird, können alle möglicherweise vorkommenden Farbstoffe in einer eckigen Klammer aufgelistet werden.

Zum Beispiel: [+/- CI75199, CI77015, CI77289]. Das +/- bedeutet, dass vielleicht nur einige der angegebenen Farbstoffe im Produkt enthalten sind.

In besonderen Fällen kann für einen Inhaltsstoff Vertraulichkeit beantragt werden. Die Kennzeichnung vertraulicher Inhaltsstoffe erfolgt durch einen siebenstelligen Code, zum Beispiel 600277D oder ILN5643. Im Zweifelsfall nehmen Sie direkt Kontakt zum Hersteller auf.

---

befolgt wurden. Entscheidend war hier die Einführung der technischen Regeln für Gefahrenstoffe (TRGS 540): puderfreie Latexhandschuhe mit einem niedrigen Proteingehalt oder Handschuhe aus anderen Materialien als Latex zu verwenden (Seite 85).

Ursache für juckende Haut, Schwellungen, Fließschnupfen, Husten bis hin zur Atemnot und Asthma war nicht das Naturprodukt Latex an sich, sondern der Puder an Latexhandschuhen, über den Latex in die Raumluft gelangen konnte.

Erst so wurden mit dem Puder Latexproteine eingeatmet, was zu allergischen Reaktionen führte.

Totale Entwarnung kann es aber noch nicht geben: Gummi und Latex werden vielfältig im Alltag benutzt: Es ist in Bällen und Bändern, in Klebegummierung, Radiergummis, Kleidung und Matratzen, Luftballons und Luftmatratzen, Schnullern, Kondomen, Tauchartikeln, Stiefeln und Wärmflaschen und vielen anderen Alltagsgegenständen enthalten und kann Allergien auslösen.

Kreuzreaktionen auf Nahrung und Pflanzen

Bei Patienten mit einer Allergie auf Naturlatex können Kreuzreaktionen zu bestimmten Pflanzen und Nahrungsmitteln auftreten. Probleme entstehen beim Beschneiden der Pflanzen oder durch Allergene, die über die Blätter in die Raumluft gelangen. Das Essen der Früchte oder das Freisetzen von allergieauslösenden Proteinen aus den Pflanzen kann schwere klinische Symptome auslösen, vom Kribbeln auf der Zunge über Durchfälle, Nesselfieber bis zum anaphylaktischen Schock.

Mögliche Auslöser von Kreuzreaktionen bei Latexallergie:

- Pflanzen: Ficus benjamina (Birkenfeige), Christusdorn, Gummibaum, Hanf, Hopfen (Bier), Immergrün, Kaffee (auch als Getränk), Kakteen, Korallen-Wolfsmilch, Maniok, Maulbeerbaum, Oleander, Rauwolfia (z. T in Medikamenten pflanzlicher Basis), Weihnachtsstern.
- Früchte: Avocado, Banane, Datteln, Esskastanien, Feigen, Kiwi, Mango, Melone, Orange, Papaya, Passionsfrucht (Maracuja), Pfirsich, Tomate, Weintraube.

Allergische oder toxische Reaktion

Wer beruflich mit Kontaktallergenen zu tun hat, ist besonders gefährdet, im Laufe der Zeit eine Allergie gegen die jeweiligen Stoffe zu entwickeln. Die Sensibilisierungsphase – also die Zeit vom allerersten Allergenkontakt bis zum Ausbruch der Allergie – kann unterschiedlich lang sein. Sie hängt vom jeweiligen Allergen ab und kann einige Monate bis zu mehreren Jahren dauern. Friseure, Maurer, Maler oder Krankenschwestern haben durch den beruflichen Umgang mit Kontaktallergenen ein besonders hohes Risiko (Seite 107). Denn sie kommen aufgrund ihrer Berufe mit zahlreichen allergenen Stoffen in Berührung.

Bei Friseuren, die zum Beispiel eine Überempfindlichkeit gegen bestimmte Stoffe bei der Dauerwelle haben, treten Kontaktekzeme oft schon innerhalb weniger Monate auf, bei Maurern, die mit chromathaltigem Zement arbeiten, kann es dagegen Jahre dauern, bis sich Ekzeme bilden.

Wasch-, Reinigungs- und Desinfektionsmittel lösen selten allergische, dafür aber toxische Kontaktekzeme aus.

Bei Reaktionen auf Kontaktstoffe, die ausschließlich zusammen mit der Einwirkung von Licht (altgriechisch photo) entstehen, kann es sich entweder um ein fotoallergisches oder um ein fototoxisches Ekzem handeln. Fotoallergische Kontaktekzeme können – nach einer entsprechenden Sensibilisierung – auf allen unbedeckten Hautpartien entstehen und sich unter Umständen auch auf unbelichtete Hautstellen ausbreiten. Dabei handelt es sich um allergische Reaktionen auf das Zusammenwirken von UV-Licht zum Beispiel mit Kosmetika.

Leider können auch verschiedene UV-Lichtfiltersubstanzen, die in Sonnenschutzmitteln enthalten sind, selbst Fotoallergien hervorrufen. Die fotoallergischen Ekzeme können bereits durch geringe Mengen des jeweiligen Auslösers entstehen.

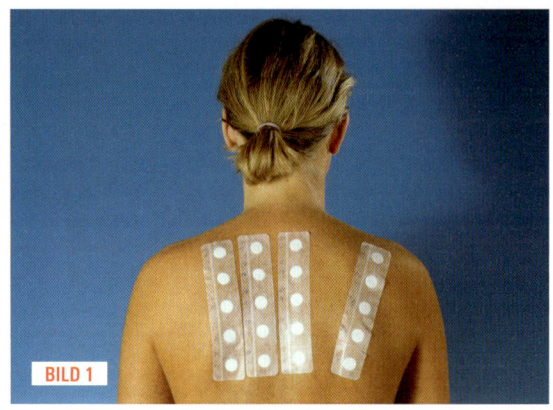

BILD 1 Mit dem Epikutantest wird eine Kontaktallergie nachgewiesen.

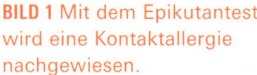

Bei fototoxischen Kontaktekzemen gibt es keine vorherige Sensibilisierungsphase. Hier kommt es zu einer gesteigerten Reaktion des Hautgewebes auf UV-Licht, die durch gleichzeitiges Einwirken einer chemischen Substanz begünstigt wird. Das Ekzem entwickelt sich 12 bis 24 Stunden nach dem Kontakt – allerdings nur auf Hautpartien, die UV-Licht ausgesetzt sind.

Symptome

Im Unterschied zur Neurodermitis sind Kontaktekzeme zumeist auf diejenigen Hautstellen begrenzt, die in direktem Kontakt mit dem jeweiligen Allergen standen. Sogenannte Streureaktionen in Bereichen, die keinen Kontakt zum Allergen hatten, kommen allerdings vor. Sie weisen auf einen hohen Sensibilisierungsgrad gegenüber der Substanz hin.

Die Symptome treten in erster Linie an den Händen und dem Gesicht auf oder da, wo unmittelbar der Kontakt war, wie bei einer Gürtelschnalle in der Nähe des Bauchnabels. Die Haut wird erst rot und schwillt an, dann juckt es, schließlich entstehen Bläschen oder Knötchen. Zudem kann sie schuppen, nässen oder brennen. Anschließend verkrustet die Haut und bekommt an manchen Stellen tiefe Risse, die schlecht heilen. Beim Eintrocknen bilden sich Krusten, die durch das Kratzen

wieder einreißen und bakteriellen Infektionen Eintritt bieten.

Eine solche Infektion, Superinfektion genannt, muss unbedingt ärztlich behandelt werden.

In den anderen Bereichen verhornt die Haut unregelmäßig. Die Haut verändert sich bei einer solchen Allergie nicht sofort nach Kontakt mit der Substanz, vielmehr dauert es 24 bis 72 Stunden, bevor die ersten Zeichen sichtbar sind.
Manches Mal gibt es eine allergische Reaktion an Hautpartien, die Detektivarbeit erfordern. Bei einer Allergie auf Nagellack beispielsweise können Härter auch ins Gesicht geraten, wenn man sich unbewusst die müden Augen reibt, und dort das Ekzem auslösen.

Kontaktekzeme heilen meist nach einem kurzzeitigen Allergenkontakt wieder vollständig ab und hinterlassen keine bleibenden Spuren auf der Haut. Bei häufigem oder gar ständigem Kontakt mit dem jeweiligen Allergen kann sich jedoch ein chronisches Ekzem entwickeln. Charakteristisch dafür sind entzündliche Verdickungen, eine stärkere Verhornung und Vergröberung der betroffenen Hautstellen.

Diagnose

Mit dem Epikutantest wird eine Kontaktallergie (Typ-IV-Sensibilisierung) nachgewiesen. Die Testsubstanzen werden mit Pflastern auf den Rücken geklebt. Diese werden nach 24 oder 48 Stunden entfernt und die Hautreaktion nach 24 oder 48 Stunden und 72 Stunden abgelesen. Bei positivem Test treten Hautjucken und kleine Ekzemherde auf.

Während eines Epikutantests sollen Schwimmen, schwere körperliche Arbeit und Sauna vermieden werden, um das Ergebnis nicht zu beeinflussen. Die Haut sollte auch nicht stark vorgebräunt sein, ein Solariumbesuch im Vorfeld oder während des Tests sollte vermieden werden, da dadurch das Ergebnis verfälscht werden kann.

Therapie

Wenn man weiß, welche Substanz die Ekzeme auslöst, dann ist das Problem schnell gelöst: diesen Stoff ab sofort mei-

---

TIPP   **Hilfen gegen Kontaktekzem**

■ Benutzen Sie zum Waschen seifenfreie Produkte (pH-Wert zwischen 5 und 6,5).

■ Duschen Sie mit lauwarmem Wasser, trocknen Sie sich danach gut ab.

■ Benutzen Sie zur Körperpflege Mittel ohne Konservierungsmittel und Duftstoffe.

■ Beim Kauf eines neuen Kosmetikprodukts prüfen Sie die Inhaltsstoffe.

■ Auch Naturkosmetika können Allergien auslösen, besonders wenn sie Vanillin, Zimt, Perubalsam oder Eichenmoosöl enthalten.

■ Sind Sie nicht sicher, ob ein Schmuckstück Nickel enthält, machen Sie vorher einen Nickeltest aus der Apotheke.

■ Wenn Sie extrem allergisch auf Nickel reagieren, dann Vorsicht vor bestimmten Kochtöpfen.

■ Wenn Sie bei Sonnenschutzmitteln die chemischen Lichtfilter nicht vertragen, gibt es Produkte mit Mikropigmenten (Titandioxid, Zinkoxid). Achten Sie auch darauf, ob Sonnenschutzmittel Silikonverbindungen enthalten, die die Augen reizen können (die entsprechenden Substanzen erkennen Sie an den Endungen -methicone oder -siloxane). Allerdings bieten Sonnenschutzmittel mit Mikropigmenten nur geringen Schutz im UVA-Bereich. Hierauf müssen Sie insbesondere bei Kindern achten.

■ Waschen Sie neue Kleidung oder (Bett-)Wäsche, bevor Sie sie zum ersten Mal tragen oder verwenden.

■ Verzichten Sie auf Selbsttests mit verdächtigen Stoffen. Denn nur erfahrene Allergologen können eine richtige Diagnose stellen und eine erfolgreiche Therapie in die Wege leiten.

den. Tipp: Schützen Sie sich mit Handschuhen und kaufen Sie bewusst zum Beispiel duft- und konservierungsmittelfreie Kosmetika. Suchen Sie sich wenn nötig ein anderes Hobby – im schlimmsten Fall müssen Sie auch berufliche Veränderungen in Betracht ziehen. Sie sollten auf jeden Fall einen Hautarzt aufsuchen.

Zur Behandlung von Kontaktekzemen eignen sich die gleichen pflegenden Wirkstoffe, die bei Neurodermitis eingesetzt werden. Normalerweise verschwindet das Ekzem von selbst. Wenn nicht, kann kurzfristig eine Kortisoncreme helfen. Sie lässt das Ekzem zurückgehen und unterdrückt den Juckreiz. Üblicherweis heilt die Haut mit Kortisoncreme in wenigen Tagen.

Längerfristig (mehrere Wochen) sollten Sie eine Kortisonsalbe aber nicht auftragen. Sonst kann sich die Haut nicht mehr richtig regenerieren, sie wird dünn.

Falls nötig, können Sie nach einer Pause von wenigen Tagen erneut mit der Behandlung starten. Auch UV-Strahlen können helfen.

Neben einer antientzündlichen Lokaltherapie im akuten Erkrankungsstadium hilft der Schutz der Haut vor unnötigen Reizen, zum Beispiel Kälte oder Feuchtigkeit. Sowie eine konsequente regelmäßige Hautpflege mit geeigneten Kosmetika (Öl-in-Wasser-Emulsionen, diese Emulsionen erkennen Sie daran, dass sie abwaschbar sind).

NESSELSUCHT (URTIKARIA)

Nicht von ungefähr stand die Brennnessel (Urtica dioica – große Brennnessel) Patin für die Urtikaria, die Nesselsucht. Die roten und juckenden Quaddeln, die eine Urtikaria kennzeichnen, ähneln den Effekten durch eine Brennnessel. Die Nesselsucht ist eine komplexe Hauterkrankung mit unterschiedlichen Formen und Auslösern. Die chronische Urtikaria, die länger als sechs Wochen dauert, ist meist nicht allergisch bedingt. Schätzungsweise 15 bis 25 von 100 Menschen hierzulande erkranken mindestens einmal im Leben an einer Urtikaria.

Keine richtige Allergie
Nesselsucht kann durch physikalische Reize wie Kälte, Wärme, Licht oder Druck auf die Haut, durch hormonelle, bakterielle und nicht zuletzt durch psychische Faktoren wie Stress und Depressionen entstehen oder gefördert werden.

Der Krankheitsprozess wird durch die Freisetzung von Histamin und anderen entzündungsfördernden Stoffen, die von den Mastzellen ausgeschüttet werden, in Gang gesetzt. Nicht immer ist das Immunsystem an diesem Vorgang beteiligt. Weit verbreitet sind pseudoallergische Reaktio-

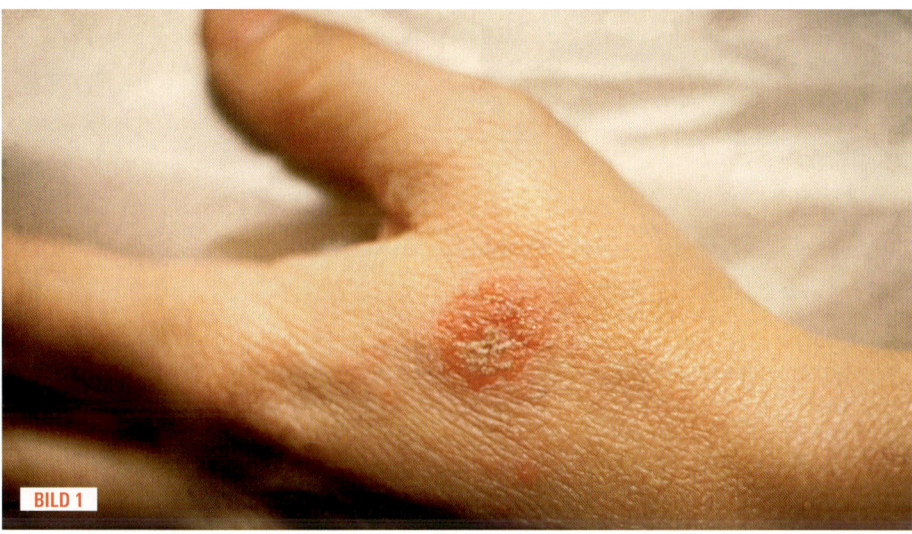

nen, bei denen es dann nicht zur Bildung von Antikörpern gegen die auslösenden Stoffe kommt.

Solche allergieähnlichen Reaktionen können beispielsweise durch Nahrungsmittelzusatzstoffe oder bestimmte Arzneimittel hervorgerufen werden – auch das ist eine Urtikaria.

Symptome

Ein typisches Zeichen für Nesselsucht (Urtikaraia) ist die Bildung von roten, juckenden, circa ein bis 20 Zentimeter großen Erhebungen der Haut (Quaddeln), die von einem roten Hof umgeben sind. Normalerweise sind nur die oberen Hautschichten von der Quaddelbildung betroffen. Bilden sich Schwellungen in tiefer liegenden Hautbereichen, handelt es sich um Angioödeme.

Häufig klingen die Beschwerden (Quaddeln, Juckreiz) nach wenigen Stunden ab, treten aber über zwei bis drei Wochen täglich wieder auf. Es gibt auch eine chronische Verlaufsform der Nesselsucht, bei der die Symptome sechs Wochen und länger anhalten und spontan immer wiederkommen.

Angioödeme

Bei etwa der Hälfte der an Nesselsucht Erkrankten entwickeln sich Angioödeme (angioneurotisches Ödem, Quincke-Ödem). Es handelt sich hier um tiefe Schwellungen, besonders im Gesicht, an den Lippen und den Augen. Diese Schwellungen bleiben länger bestehen (bis zu acht Stunden). Dabei kann es – durch die aufgedunsenen Lippen und zugeschwollenen Augen – zu vorübergehenden kosmetischen Problemen kommen.

Angioödeme jucken nicht, sie verursachen aber ein Spannungsgefühl und einen Druckschmerz (zum Beispiel wenn die Lippen aufeinandergepresst werden). Allergisch bedingte Angioödeme, die auf die Lippen- und Augenpartie begrenzt sind, stellen keine gesundheitliche Gefahr dar. In der Regel bilden sich Angioödeme nach ein bis drei Tagen wieder zurück. Gefährlich wird es jedoch bei Schwellungen im Kehlkopfbereich, dort besteht Erstickungsgefahr durch das Angioödem. In diesen Fällen muss sofort ein Notarzt (Telefon 112) gerufen werden.

Angioödeme können als Teilbild einer Nesselsucht oder völlig unabhängig von einer solchen auftreten. Häufiger als Allergien sind Intoleranzreaktionen die Ursache – insbesondere auf Nahrungsmittelzusatzstoffe, biogene Amine, Pseudoallergene und Medikamente. Allergien spielen eine geringere Rolle. Wenn Angioödeme ohne Nesselsucht auftreten, können diese auch genetisch bedingt sein.

Akute Urtikaria

Bei einer akuten Nesselsucht (auch akute spontane Urtikaria oder akute Urtikaria genannt) kommt es einmalig für wenige Tage oder Wochen zu den unverwechselbaren Krankheitszeichen und Beschwerden einer Nesselsucht, also einem stark juckenden Hautausschlag, der manchmal mit schmerzhaften Hautschwellungen einhergeht.

Die akute Urtikaria entsteht im Allgemeinen innerhalb von Stunden oder wenigen Tagen und nimmt langsam wieder ab. Meist bleiben die Auslöser und Ursachen unklar. In einigen Fällen lässt sich jedoch genau sagen, welcher Umstand die Beschwerden ausgelöst hat, zum Beispiel die Einnahme einer Schmerztablette oder eines anderen Medikamentes (auch solche, die zuvor gut vertragen wurden). Die meisten Fälle (mehr als 90 von 100) einer akuten Urtikaria dauern nur wenige Wochen an und lassen sich in dieser Zeit gut kontrollieren.

Bei Kindern kann die akute Urtikaria durch Infekte oder Impfungen, aber auch Nahrungsmittelallergien ausgelöst werden. Untersuchungen zeigen, dass Kleinkinder mit einer Kuhmilchallergie sehr oft mit einer akuten Nesselsucht als Allergiesymptom reagieren.

Die Behandlung der akuten Urtikaria besteht in erster Linie in der Unterdrückung der Beschwerden. Es ist in der Regel weder notwendig noch sinnvoll, eine intensive Ursachensuche durchzuführen. Entscheidender ist es, mögliche Komplikationen (Luftnot, Schluckbeschwerden) zu erkennen und zu behandeln. Falls die Auslöser der Urtikaria bekannt sind, sollten sie für die Zukunft sorgfältig gemieden werden.

Auslöser

Zu den häufigeren Ursachen einer akuten Urtikaria gehören Infekte (zum Beispiel der Atemwege), Unverträglichkeiten gegen Medikamente (zum Beispiel ASS) und Nahrungsmittelallergien/-intoleranzen. Waschmittel oder Körperpflegeprodukte wie Shampoos, Cremes oder Duschgels sind hingegen fast nie Auslöser einer akuten Urtikaria.

Zu den bekannten Urtikaria-Auslösern unter den Medikamenten gehören Schmerzmittel (zum Beispiel Azetylsalizylsäure, Diclofenac, Ibuprofen), Antibiotika (zum Beispiel Sulfonamide, Penizillin, Cephalosporine) und Herz-/Bluthochdruckmittel (zum Beispiel ACE-Hemmer, Betablocker, Diuretika).

Chronische Urtikaria

Sobald eine spontane Urtikaria länger als sechs Wochen andauert, spricht man von einer chronischen spontanen Urtikaria oder auch einfach nur chronischen Urtikaria. Einer solchen Nesselsucht, bei der die Quaddeln und/oder Angioödeme täglich, wöchentlich oder seltener auftreten können, kann eine Vielzahl von Ursachen zugrunde liegen.

Auslöser

Eine chronische Urtikaria kann aufgrund einer Unverträglichkeit gegenüber körpereigenen Stoffen (sogenannte Autoreaktivität) auftreten. Auch chronische Infekte sind bekannte Auslöser, die teilweise außer der Urtikaria keine weiteren Beschwerden, z. B. im Verdauungstrakt, verursachen.

Weitere Ursachen für eine andauernde Nesselsucht können Überempfindlichkeiten gegen Nahrungsmittelzusätze (zum Beispiel Farb-, Aroma- oder Konservierungsstoffe), Pseudoallergene oder Medikamente sein.

Man weiß, dass die chronische Urtikaria, die Jahre (und manchmal Jahrzehnte) andauern kann, gelegentlich durch eine schwere Grunderkrankung verursacht wird. Die Beschwerden wechseln bei der chronischen Urtikaria in ihrer Intensität. Die Quaddeln und der starke Juckreiz schränken die Lebensqualität der Betroffenen stark ein, die daher sehr häufig auf Medikamente angewiesen sind, zum Beispiel auf die andauernde Einnahme von Juckreiz-unterdrückenden Medikamenten. Insbesondere bei schwer verlaufenden Fällen einer chronischen Urtikaria emp-

fiehlt sich deshalb eine systematische und gründliche Suche nach Auslösern und Ursachen (Grunderkrankung) mit dem Ziel, diese zu meiden oder zu beseitigen. Neben der ursächlichen Behandlung stehen Therapien zur Verfügung, mit denen die Symptome einer chronischen Urtikaria unterdrückt werden können.

Physikalische Urtikaria

Zur großen Gruppe der physikalischen Urtikaria gehören solche Erkrankungen, bei denen Quaddeln, Juckreiz und/oder Angioödeme nach Kontakt mit bestimmten physikalischen Reizen auftreten. Bei der häufigsten physikalischen Urtikaria, der Urticaria factitia, geschieht dies beispielsweise durch heftiges Reiben oder Kratzen der Haut.

Auslöser

Alle Formen der physikalischen Urtikaria können einzeln, zusammen mit einer oder mehreren anderen physikalischen Urtikariaerkrankungen auftreten. Häufige Vertreter der physikalischen Urtikaria sind neben der Urticaria factitia die Kälteurtikaria und die Lichturtikaria. Die Kälteurtikaria ist in den meisten Fällen erworben, das heißt, sie entwickelt sich im Laufe eines Lebens. Wie der Name schon sagt, ist Kälte der Auslöser für die Hauterscheinungen, es kann ebenso kalte Luft wie kaltes Wasser sein. Selten tritt eine physikalische Urtikariaerkrankung durch Druck (Druckurtikaria) oder Wärme (Wärmeurtikaria) auf.

EINIGE BEISPIELE ALS HILFE ZUR LEBENSMITTELAUSWAHL

Diese Liste hilft Ihnen bei der Lebensmittel-
auswahl, wenn Sie mit pseudoallergische
Reaktionen oder Reaktionen auf biogene Amine
rechnen müssen.
Sie sollten bei der Auswahl der Nahrungsmittel
immer die Zutatenliste beachten, wenn diese
fehlt, können Sie beim Hersteller nachfragen –
nutzen Sie dazu beispielsweise die Homepage
oder eine Hotline-Nummer – oder mit dem Koch
direkt sprechen.

Diese Liste erhebt keinen Anspruch auf
Vollständigkeit, sie soll durch die Beispiele Ihnen – wenn eine Empfindlichkeit besteht – die
Ernährungsplanung vereinfachen.
Und bedenken Sie bitte: Ein Diätplan macht nur
in Verbindung mit einer Ernährungsberatung
wirklich Sinn. Entscheidend sind immer Ihre individuellen Verträglichkeiten, nicht die standar-
disierte Zuordnung zu „geeignet" und „nicht
geeignet".

	geeignet	nicht geeignet
Getränke	■ Mineralwasser ■ Kaffee ■ schwarzer Tee	■ alle übrigen Getränke wie Obstsäfte, Limonaden, Erfrischungsgetränke, Lightgetränke, Kräutertees, Bier und andere Alkoholika
Kartoffeln und Kartoffeler-zeugnisse	■ alle selbst hergestellten Kartof-felgerichte, die ohne Verwen-dung nicht geeigneter Produkte zubereitet werden	■ Kartoffelbreipulver ■ (Fertig-) Kartoffelgratin, -kroketten, -knödel, -bratkartoffeln ■ Pommes frites ■ alle sonstigen Kartoffel-Fertigprodukte
Getreide, Brot, Backwaren, Teigwaren, Nährmittel	■ Getreide, -flocken, -mehl, -grieß, -stärke ■ abgepacktes Brot und abge-packte Brötchen/Semmeln ohne Zusatzstoffe, Knäckebrot ■ Reis, Reiswaffeln (nur aus Reis und Salz) ■ Nudeln ohne Ei ■ Hirse, Buchweizen	alle übrigen (Fertig-) Produkte z. B. ■ Fertigmüsli ■ frisches Brot vom Bäcker, abgepacktes Schnittbrot mit Zusatzstoffen ■ Back- und Feinbackwaren ■ Nudelprodukte (Ravioli, Tortellini) ■ Eiernudeln

	geeignet	nicht geeignet
Milch / Milch-produkte Käse	▪ Frischmilch, Buttermilch, Kefir ▪ frische süße und saure Sahne (ohne Verdickungsmittel) ▪ Speisequark, Mascarpone, Mozzarella ▪ Naturjoghurt ▪ Frischkäse (ungewürzt), Hüt-ten-/ Küstenkäse ▪ wenig junger Gouda	alle übrigen Milchprodukte wie ▪ Kräuterkäse, Schmelzkäse, Sauermilch-käse, Schimmelkäse ▪ fertiger Kräuterquark ▪ Fruchtjoghurt oder -quark ▪ Lightprodukte ▪ Milchreis (Fertigprodukt)
Fleisch, Fleischwaren, Geflügel, Wild, Innereien, Wurst	▪ frisches oder tiefgekühltes Fleisch ▪ frisches Hackfleisch (ungewürzt) ▪ selbsthergestelltes Roastbeef ▪ selbsthergestellter Bratenauf-schnitt ▪ selbsthergestellte Frikadellen/ Bouletten	alle verarbeiteten Produkte z. B. ▪ Wurstaufschnitt, Würstchen ▪ gewürzte Zubereitungen wie Schaschlik ▪ gepökeltes, geräuchertes Fleisch wie Schinken ▪ Pasteten, Terrinen, Fleisch in Aspik, Fleischsalate
Fisch, Fisch-erzeugnisse		in jeder Form
Eier und Eier-zeugnisse		in jeder Form
Fette und Öle	▪ Butter, kaltgepreßte Pflanzenöle ▪ Tipp: zum Braten Olivenöl	alle übrigen Produkte ▪ Margarine, Halbfettmargarine, Halbfettbutter
süße Brotauf-striche, Sü-ßungsmittel, Süßigkeiten	**keine Süßigkeiten** außer: ▪ selbst hergestelltem Kuchen und Gebäck ▪ Zucker und Honig	alle Süßigkeiten ▪ auch energiearme Süßigkeiten mit Süßstoffen und Kaugummi
Verschiedenes und Spezialitä-ten Gewürze	▪ Salz ▪ Schnittlauch ▪ Zwiebeln	▪ Fertiggerichte (z. B. Pizza, Tütensup-pen), Fertigsoßen, Würzsoßen, –pas-ten, Ketchup, Senf, Meerrettich, Re-mouladen, Dressing, Feinkostsalate ▪ Mayonnaise, Essig, Gewürze, Kräuter, Knoblauch

Quelle: Ringbuch „Diätetik in der Allergologie" (Werfel/Reese), Dustri-Verlag, 2010

Diagnose

Da die Auslöser für die Nesselsucht so vielfältig sind, ist es meist nicht leicht, sie zu identifizieren. Hilfreich ist ein Allergietagebuch. Haut- und Bluttests geben Aufschluss darüber, ob es sich um eine „echte" Allergie (mit der Bildung von IgE-Antikörpern) handelt. Eine pseudoallergische Reaktion, die nicht IgE-vermittelt ist, lässt sich hingegen nicht mit Haut- und Labortests nachweisen.

Genauere Hinweise zu den diagnostischen Methoden lesen Sie im Kapitel Diagnose (Seite 146).

Auslassdiät

Für eine sichere Diagnose von Pseudoallergien im Nahrungsmittelbereich, die zu Urtikaria führen, gibt es bislang nur eine Möglichkeit: den Provokationstest.

Zunächst versucht man sich mit einer Auslassdiät (Eliminationsdiät) Klarheit zu verschaffen, ob Lebensmittel für die Reaktion verantwortlich sind.

Diese Diät muss nach Absprache mit dem Arzt und/oder einem Ernährungsberater für circa drei Wochen eingehalten werden. Dabei wird auf alle wichtigen bisher bekannten Nahrungsmittelzusatzstoffe verzichtet (insbesondere auf Farb- und Konservierungsstoffe, Antioxidanzien und Geschmacksverstärker). Auch Lebensmittel, die reich an biogenen Aminen sind, müssen gemieden werden.

An eine erfolgreiche Diät, während der die Auslöser gemieden wurden, schließt sich die Provokation unter ärztlicher Kontrolle an. Wenn diese positiv war, wird anschließend die streng pseudoallergen- und biogenaminarme Diät schrittweise um die bis dahin verbotenen Nahrungsmittel erweitert. Etwa alle drei Tage wird ein neues Lebensmittel eingeführt und registriert, ob es vertragen wird. Treten während des Kostaufbaus Symptome auf, lässt man das verdächtige Lebensmittel zunächst wieder weg. Ziel dieser allmählichen Erweiterung des Nahrungsmittelspektrums ist es, eine maßgeschneiderte, gut verträgliche Kost zusammenzustellen.

Weitere Untersuchungen

Da Nesselsucht und Angioödeme durch eine Reihe unterschiedlicher Krankheiten ausgelöst werden können, sind meist zur Identifizierung des Auslösers weitere Untersuchungen notwendig.

Die Überweisung zum Zahnarzt, HNO-Arzt und zum Internisten soll genaueren Aufschluss geben, ob es eine behandelbare Grunderkrankung gibt, denn Nesselausschlag kann in Verbindung mit Erkrankungen der Schilddrüse oder des Verdauungstrakts stehen.

Beschwerden im Magen-Darm-Bereich oder Befall von bestimmten Bakterien wie Helicobacter pylori müssen weiter diagnostisch abgeklärt und eventuell behandelt werden.

Therapie

Wie bei allen allergischen Erkrankungen besteht auch bei einer Nesselsucht und einem Angioödemen das oberste Ziel darin, die jeweiligen Auslöser zu meiden.

Ein akuter Krankheitsschub lässt sich meist gut mit Antihistaminika zum Einnehmen behandeln. Dagegen sind Antihistaminikacremes und -salben zum Auftragen auf die Haut unsinnig, da sie zu keiner Besserung der Beschwerden führen, aber Überempfindlichkeitsreaktionen gegen die Wirkstoffe hervorrufen können. Bei besonders ausgeprägten Symptomen, die mit starkem Juckreiz, Atemnot und Blutdruckabfall einhergehen, kann der Arzt kurzfristig (für circa drei Tage) die Einnahme eines hochdosierten Glukokortikoids (Kortison) verordnen. Droht bei einem akuten Angioödem die Gefahr, dass die Atemwege zuschwellen, muss Kortison gespritzt werden. Nach einem ersten schweren Angioödem sollte sicherheitshalber immer ein Notfallset (Seite 74) zur Hand sein.

Ernährung

Zusatzstoffe wie Farbstoffe (vorwiegend Azofarbstoffe), Konservierungsstoffe wie Sorbinsäure, PHB-Ester (Ester der para-Hydroxybenzoesäure, auch Parabene), Propionsäure, Nitrit oder Sulfite und Süßstoffe wie Aspartam sowie Geschmacksverstärker und Antioxidanzien lassen sich überwiegend an den E-Nummern (Tabelle von Lebensmittelzusatzstoffen Seite 56) erkennen.

Es gibt jedoch auch natürliche Konservierungsstoffe, die nicht mit E-Nummern gekennzeichnet sind, zum Beispiel Salizylate, die sich in Gewürzen und Getränken (wie Portwein und Rum) und vor allem in zahlreichen Obst- und Gemüsesorten befinden. Salizylate sind zum Beispiel in Ananas, Aprikosen, Blaubeeren, rote und schwarze Johannisbeeren, Orangen und Trockenobst wie getrocknete Datteln, Pflaumen und Sultaninen enthalten.

Zu den salizylatreichen Gemüsesorten zählen Oliven, Radieschen und Rettich sowie konzentrierte Produkte wie Tomatenmark und Ketchup. Diese Nahrungsmittel führen durch den Salizylatanteil häufiger zu einer pseudoallergischen Reaktion.

INSEKTENGIFTALLERGIE

Meist sind sie einfach nur lästig, ein wenig schmerzhaft, aber harmlos – die Stiche von Insekten. Etwa vier von hundert Deutschen reagieren allerdings überempfindlich auf das Gift, das beim Stich eines Insekts in den Körper gelangt. Für sie kann jeder Stich einer Honigbiene, einer Wespe, Hornisse oder Hummel lebensgefährlich sein.

Lebensgefährlicher Stich

Wird ein normal empfindlicher Mensch von einer Biene oder Wespe gestochen, entsteht eine juckende, schmerzhafte, rötliche Schwellung in der Umgebung des Einstichs. Wenn es sich allerdings um eine Vielzahl (mehr als 50) von Stichen im Hals- und Kopfbereich handelt, dann wird die körperliche Reaktion auf das Insektengift auch für Nichtallergiker bedrohlich.

Wird dagegen ein Insektengiftallergiker von einer Honigbiene oder Wespe gestochen – seltener sind Reaktionen auf Stiche von Hummeln, Hornissen, Ameisen, Mücken oder Bremsen –, kommt es zu einer Überempfindlichkeitsreaktion auf das Gift. Dabei kann jeder weitere Stich der entsprechenden Insektenart lebensgefährlich sein. Nach einem Stich können Insektengiftallergiker innerhalb weniger Minuten mit tränenden Augen, Atemnot, Hautausschlägen, Schwindel, Herzrasen, Zittern, Übelkeit oder Erbrechen reagieren. Erste Zeichen einer Allergie können auch sehr starke Lokalreaktionen nach einem Stich sein.

Im Extremfall kann es zu einem Allergieschock (anaphylaktischen Schock) mit Bewusstlosigkeit und Atem- oder Kreislaufstillstand kommen. Rund 3 000 Insektengiftallergiker müssen in Deutschland jedes Jahr vom Notarzt versorgt werden. Laut Statistischem Bundesamt gehen jährlich etwa 20 Todesfälle auf Insektenstiche zurück.

Symptome

Normal ist es, dass nach einem Insektenstich eine juckende, schmerzhafte, rötliche Schwellung um den Stich herum entsteht, die meist nach wenigen Stunden wieder abklingt.

Ist der gerötete und angeschwollene Bereich um die Stichstelle im Durchmesser größer als zehn Zentimeter und hält die Schwellung länger als 24 Stunden an, handelt es sich um eine gesteigerte und vermutlich allergisch bedingte örtliche Reaktion.

Es ist auch möglich, dass die Haut nicht nur an der Stichstelle, sondern am gesamten Körper mit Juckreiz, Rötung oder Quaddeln auf das Insektengift reagiert. Eventuell schwillt zusätzlich der Gesichts- und Halsbereich an.

In seltenen Fällen können durch einen Insektenstich nach wenigen Minuten bis Stunden folgende Symptome auftreten:

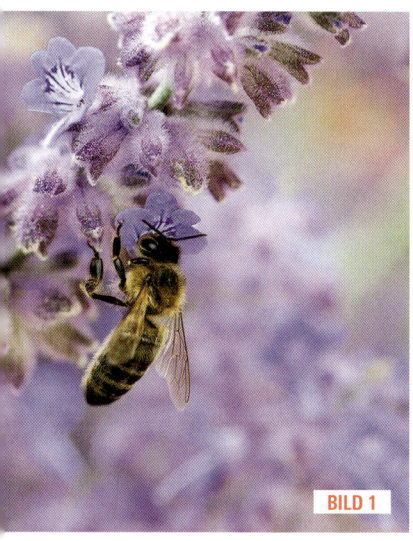

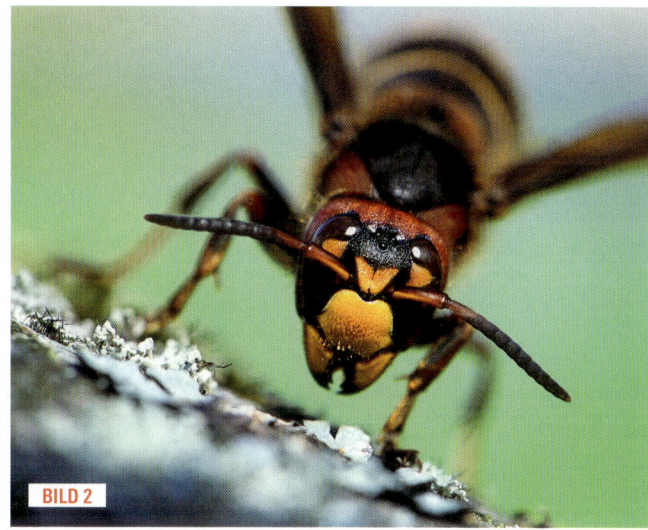

BILD 1   BILD 2

- Schnupfen und tränende Augen
- Schwindelgefühle und Herzrasen
- Übelkeit und Erbrechen
- Schluck- und Sprachbeschwerden
- Luftnot.

Erhöhtes Risiko

Unter bestimmten Voraussetzungen ist das Risiko für eine schwere Allgemeinreaktion nach einem Insektenstich erhöht. Dieses erhöhte Risiko besteht, wenn Allergiker älter als 40 Jahre alt sind oder bereits einmal eine schwere Allgemeinreaktion infolge eines Insektenstichs hatten (zum Beispiel Erbrechen, Durchfall, Bronchialkrämpfe, Atemnot, Herz-/Kreislaufstillstand).

Ein höheres Risiko für eine Insektengiftallergie haben auch Menschen, die an Asthma oder einer Herz-Kreislauf-Erkrankung leiden oder körperlich und/oder psychisch sehr belastet sind.

Medikamente wie Betarezeptorenblocker (auch als Augentropfen), ACE-Hemmer oder bestimmte entzündungshemmende Mittel (etwa gegen Rheuma) erhöhen gegebenenfalls das Risiko für eine Insektengiftallergie ebenso wie ein gleichzeitiger hoher Alkoholkonsum.

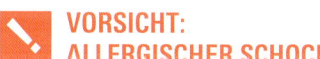

VORSICHT: ALLERGISCHER SCHOCK

Ein allergischer Schock, auch anaphylaktischer Schock genannt, ist eine lebensgefährliche Reaktion auf ein Allergen. Er zeigt sich durch kalten Schweiß, Schwindel, Benommenheit, Übelkeit, Nesselfieber, Schwellungen im Gesicht und an den Schleimhäuten, Atemnot und Kreislaufzusammenbruch. Dieser Zustand ist lebensbedrohlich. Wenn derartige Beschwerden auftreten, muss sofort der Notarzt (Telefon 112) gerufen werden. Ein anaphylaktischer Schock wird unverzüglich mit kreislaufstabilisierenden Mitteln und Kortisonspritzen behandelt. Schwellen die Schleimhäute in den Atemwegen trotzdem weiter an, droht Ersticken. Bricht der Kreislauf völlig zusammen, muss sofort beatmet werden, damit Gehirn und lebenswichtige Organe durchblutet bleiben.

Diagnose

Nach einer Stichreaktion, die entweder ungewöhnlich heftig ist oder mehrere Stunden lang anhält, sollten Sie einen Allergologen aufsuchen, das ist meist ein auf die Behandlung von Allergien spezialisierter Haut-, HNO-, Lungen- oder Kinderarzt.

Mit einer ausführlichen Erhebung der Krankengeschichte sowie Haut- und Bluttests wird der Arzt versuchen, herauszufinden, auf welches Gift Sie allergisch reagieren. Um zu klären, ob tatsächlich eine Allergie vorliegt, wird beim Bluttest das Vorhandensein bestimmter Antikörper gegen das Wespen- und Bienengift im Blut bestimmt (IgE-Antikörper). Sind diese nachweisbar, deutet dies auf eine überschießende Reaktion des Immunsystems hin, die typisch ist für Allergiker.

TIPP Insekten fernhalten

- Unterlassen Sie möglichst schnelle Bewegungen. Dadurch fühlen sich Bienen und Wespen bedroht. Langsame Bewegungen werden von den Tieren kaum wahrgenommen.
- Meiden Sie „Lockmittel". Bienen und Wespen werden vor allem von Blumen, überreifen Früchten und Fallobst angelockt. Aber auch Duftstoffe (Parfüm, Hautpflegemittel, Haarspray) sowie süße Speisen und Getränke sind ein beliebtes Ziel dieser Insekten. Wespen halten sich zudem häufig an offenen Abfallkörben auf.
- Vorsicht beim Grillen, Picknicken, im Biergarten oder auf der Terrasse! Decken Sie Getränke stets mit einem Bierdeckel ab und kontrollieren Sie den Inhalt von Flaschen und Gläsern sorgfältig vor jedem Schluck.
- Gehen Sie im Freien nicht barfuß.
- Halten Sie beim Autofahren möglichst die Fenster geschlossen.
- Falls Sie zu einer besonders gefährdeten Berufsgruppe wie Imker oder Gärtner gehören, sollten Sie als Insektengiftallergiker spezielle Vorkehrungen für Ihre Sicherheit treffen. Ein Imker kann beispielsweise mit Schutzkleidung wirksam vorsorgen, ein Gärtner sollte bei der Arbeit mit Blütenpflanzen stets Handschuhe tragen.
- Nehmen Sie Ihren Allergiepass immer mit, so wissen im Ernstfall Helfer und Ärzte über Ihre Allergie Bescheid. Viele Allergiepässe gibt es in mehreren Sprachen, so dass Sie auch im Urlaub das medizinische Personal ausreichend informieren können.
- Notfallmedikamente sollten Sie immer dabeihaben!
- Entfernen Sie nach einem Stich den Stachel so schnell wie möglich, kratzen Sie ihn zum Beispiel mit den Fingernägeln weg.
- Nehmen Sie zügig Ihre Notfallmedikamente ein, wie mit dem behandelnden Arzt besprochen.
- Begeben Sie sich umgehend in ärztliche Behandlung.

INFO **Vorsicht bei Bluthochdruck**

Wenn Sie schon einmal nach einem Insektenstich schwere Allgemeinreaktionen wie Hautrötungen am ganzen Körper, Durchfall, Erbrechen, Bronchialkrämpfe, Atemnot, Blutdruckabfall oder einen Herz-/Kreislaufstillstand hatten, sollten Sie keine Betarezeptorenblocker oder ACE-Hemmer (bei hohem Blutdruck) einnehmen. Während einer Therapie mit diesen Mitteln kann es nach einem Insektenstich zu besonders bedrohlichen Reaktionen kommen, die nur schlecht auf eine Behandlung ansprechen.

Sollte die Einnahme von Betarezeptorenblockern oder ACE-Hemmern bei Ihnen unbedingt erforderlich sein, benötigen Sie eine intensive internistische und allergologische Betreuung, um Zwischenfälle zu vermeiden.

Die Insektengiftallergie kann sowohl bei Allergikern als auch bei sonst nicht allergischen Menschen auftreten. Einzelheiten zu den Nachweismethoden lesen Sie im Kapitel Diagnose (Seite 146).

Therapie

Wer weiß, dass er an einer Insektengiftallergie leidet, sollte gemäß dem Risiko für einen Stich (zum Beispiel an sonnigen Frühlingstagen) immer das Notfallset bei sich tragen.

Ein solches Set enthält ein Antihistaminikum bevorzugt in flüssiger Form oder als Tabletten (zum Beispiel mit dem Wirkstoff Cetirizin, Desloratadin, Levocetirizin, Loratadin), ein Kortisonpräparat (zum Beispiel mit dem Wirkstoff Prednisolon) und eine Adrenalinspritze (zum Beispiel Anapen®oder Fastjekt®).

Die Auswahl dieser Notfallmedikamente erfolgt ärztlich und ist von dem individuellen Schweregrad der Insektengiftallergie abhängig.

 NOTFALLSET IST UNVERZICHTBAR!

Auch wenn eine Immuntherapie erfolgreich abgeschlossen wurde und keine IgE-Antikörper im Blut mehr nachweisbar sind, müssen Sie Ihr Notfallset sicherheitshalber immer bei sich tragen. Anwenden müssen Sie es allerdings erst, wenn es wider Erwarten nach einem Stich doch zu einer schweren Allgemeinreaktion kommt.

Spezifische Immuntherapie

Wer schon einmal eine schwere allergische Reaktion auf einen Insektenstich erlebt hat, sollte sich durch die spezifische Immuntherapie (Hyposensibilisierung) langfristig vor lebensbedrohlichen Reaktionen schützen. Bei Insektengiftallergikern liegt die Erfolgsrate der Immuntherapie bei über 90 Prozent. Ziel der Hyposensibilisierung ist die Gewöhnung des Körpers an das Insektengift. Dazu wird das verdünnte Gift, am Anfang mit kontinuierlich steigender Dosis, unter die Haut gespritzt.

Der Beginn der Behandlung einer Insektengiftallergie erfolgt aus Sicherheitsgründen in der Regel im Krankenhaus und dauert drei bis fünf Tage.

Im Anschluss erfolgt die Erhaltungstherapie im Abstand von zwei und vier bis acht Wochen beim niedergelassenen Arzt. Die gesamte spezifische Immuntherapie dauert mindestens drei bis fünf Jahre und wird bei manchen Patienten lebenslang durchgeführt.

Weitere Einzelheiten zu den Therapiemöglichkeiten bei Allergien lesen Sie ab Seite 154.

ARZNEIMITTELUNVERTRÄGLICHKEITEN

Grundsätzlich kann jedes Medikament eine unerwünschte Wirkung haben, das kann eine Nebenwirkung sein, wie sie zum Beispiel im Beipackzettel steht, oder sie kann allergisch oder durch eine Intoleranz bedingt sein. Eindeutige allergische Ursachen haben nur 15 bis 30 von 100 Fällen.

Häufigkeit

Die Wahrscheinlichkeit, an einer Arzneimittelreaktion zu erkranken, steigt mit dem Lebensalter. Warum das so ist, ist bislang nicht ausreichend geklärt.

Im Falle einer allergischen Reaktion liegt eine überschießende Antwort des Immunsystems auf die körperfremde Substanz vor. Die Folgen zeigen sich dann an der Haut oder Schleimhaut. Die allergischen Reaktionen bleiben meist lebenslang bestehen. Bei Intoleranzreaktionen

(zum Beispiel durch Schmerzmittel oder Betäubungsmittel ausgelöst) liegt keine Fehlfunktion des Immunsystems im Sinn einer Allergie vor. Hier kommt es zu einer direkten Aktivierung von Zellen im Körper, die dann die Reaktionen auslösen.

In einigen Fällen können auch Stoffe, die bei der Medikamentenherstellung verwendet werden, wie Farbstoffe, Unverträglichkeitsreaktionen auslösen. Nur eine nachgewiesene Unverträglichkeit gegen eine auslösende Substanz sollte im Allergiepass, möglichst gleich mit medikamentösen Alternativen, vermerkt werden. Dies senkt das Wiederholungsrisiko. Intoleranzen sind nur schwer kontrollierbar.

Symptome

Unerwünschte Arzneimittelwirkungen können sehr unterschiedliche Ursachen

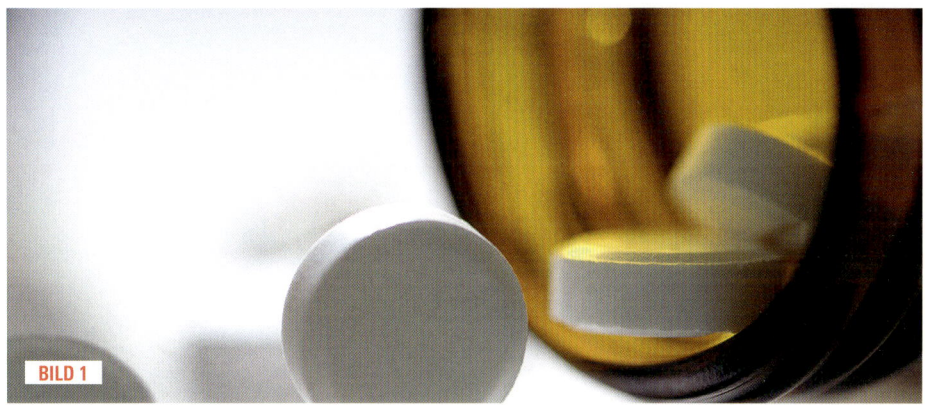

und Erscheinungsformen haben. Sowohl die Haut, die Schleimhäute als auch alle inneren Organe können betroffen sein. Die Beschwerden beginnen sofort oder erst Stunden, Tage, manchmal sogar erst Wochen nach Beginn der Medikamenteneinnahme. Zu den besonders schweren Formen gehören blasenbildende allergische Arzneimittelreaktionen.

Allergische Soforttyp- und Spättyp-Reaktionen

Bei den meisten Soforttyp-Allergien treten die Symptome unmittelbar nach dem Kontakt mit dem jeweiligen Auslöser auf. Ursache ist die Bildung des Antikörpers IgE und eine Ausschüttung des Botenstoffes Histamin durch die Mastzellen.

Wenn die allergische Reaktion nicht sofort, sondern mit einer Zeitverzögerung zwischen 24 und 72 Stunden eintritt, spricht man von einer Spättyp-Reaktion. Diese basiert nicht auf einer Produktion von IgE, sondern auf gesteigerten Reaktionen von bestimmten Abwehrzellen des Immunsystems, den sogenannten T-Lymphozyten. Typisch für solch eine verzögerte Reaktion sind die Kontaktallergien.

Die Symptome einer Arzneimittelunverträglichkeit äußern sich meist in Form von Nesselsucht und Angioödemen (auch Quincke-Ödem; Quaddeln ähnlich denen der Nesselsucht, die aber in tieferen Hautschichten entstehen), Kontaktekzemen, Arzneimittelexanthemen, aber auch als Asthma und im Extremfall als anaphylaktischer Schock.

Arzneimittelexantheme sind Hautausschläge, die fleck- oder knötchenförmig sein können, begleitet von starkem Juckreiz. Seltener kann es zur Ausbildung von Blasen und offenen Hautstellen im Bereich der Mund- und Genitalschleimhaut kommen. Je nach Allergietyp treten die Symptome kurz nach der Medikamenteneinnahme oder auch bis zu mehreren Tagen später auf.

INFO Atembeschwerden

Bei den ersten Anzeichen von Atembeschwerden nach einer Medikamenteneinnahme müssen Sie sich unverzüglich in ärztliche Behandlung begeben, da sie einen schweren Asthmaanfall ankündigen können. Dehnen sich außerdem die Hautausschläge auf die Schleimhäute aus – zum Beispiel auf den Mund und die Augen –, ist ebenfalls rasche ärztliche Hilfe erforderlich.

Sobald sich nach einer Medikamenteneinnahme auf der Haut Symptome bilden, die denen einer verbrühten Haut ähneln (zum Beispiel Rötung, Blasenbildung, Ablösung von großen Hautfetzen), ohne dass es vorher zu einer Verbrennung gekommen ist, müssen Sie sofort ärztlich behandelt werden.

Betroffene einer solchen Reaktion müssen auf schnellstem Weg zur stationären Behandlung in ein Krankenhaus gebracht werden. Diese Hauterscheinung (toxische epidermale Nekrolyse/TEN, auch Lyell-Syndrom, Stevens-Johnsons-Syndrom) ist eine sehr seltene, aber gefährliche Arzneimittelreaktion. Sie kann aufgrund von Wasserverlust und Infektionen tödlich verlaufen.

Fotoallergische oder fototoxische Reaktion?

Viele Arzneimittel können die Lichtempfindlichkeit der Haut verstärken. Bei starkem UV-Licht (in der Natur oder in Sonnenstudios) besteht die Gefahr, dass es zu Wechselwirkungen zwischen dem Arzneistoff und UV-Strahlen kommt. Diese äußern sich in Hautveränderungen, die von Rötungen, Flecken- bis hin zur Blasenbildung reichen.

Es wird bei diesen Effekten zwischen fototoxischen und fotoallergischen Reaktionen unterschieden, die sich jedoch im Erscheinungsbild nicht immer abgrenzen lassen. Zahlreiche Medikamente können beide Formen auslösen.

Fotoallergische Reaktionen

Eine fotoallergische Reaktion äußert sich wie ein allergisches Kontaktekzem mit sonnenbrandtypischen Beschwerden.

Die allergische Reaktion auf die Kombination von Arzneimittel und UV-Licht tritt nicht nur an den von der Sonne beschienenen Stellen auf, sondern auch an Hautstellen, die im Schatten liegen wie z. B. der Unterseite des Kinns. Eine fotoallergische Reaktion läuft sehr verzögert ab – wegen der Sensibilisierungsphase –, manchmal beginnt sie erst nach fünf bis zehn Tagen. Die Haut reagiert mit Juckreiz und Ekzemen, Papeln und Pusteln. Eine fotoallergische Reaktion ist seltener als eine fototoxische Reaktion auf Arzneimittel.

Fototoxische Reaktionen

Zahlreiche Arzneimittel verstärken die hautschädigende Wirkung des UV-Lichtes. Während bei einer allergischen Reaktion die Sonnenbrand-typischen Beschwerden bereits durch geringe Dosierungen wieder aufflackern können, hängen fototoxische Lichtschäden wesentlich von der UV-Dosis ab.

Eine fototoxische Reaktion äußert sich ebenfalls wie ein Sonnenbrand mit Rötung, Ödem, Blasenbildung und Schuppung. Die Beschwerden beruhen auf dem direkten Einfluss des Arzneimittels im belichteten Gewebe, sind somit auf die dem UV-Licht ausgesetzten Partien beschränkt. Die Hauteffekte zeigen sich vor allem auf Gesicht, Armen, Unterarmen und Handrücken. Fototoxische Reaktionen können schon bei der ersten Anwendung eines Medikamentes auftreten, wenn man sich UV-Licht aussetzt, das kann bereits ein Spaziergang in der Sonne sein. Die Reaktionen sind dosisabhängig und treten meist innerhalb von Minuten bis wenige Stunden nach dem Erstkontakt auf.

Auslöser

Zu den häufigsten Auslösern von Medikamentenunverträglichkeiten zählen bestimmte Schmerzmittel (Azetylsalizylsäure), Antibiotika, ACE-Hemmer gegen hohen Blutdruck und Röntgenkontrastmittel.

Außerdem gehören die Parastoffe zu den bedeutenden allergenen Faktoren. Gemeinsam ist all diesen Stoffen eine bestimmte chemische Struktur, sie werden als Arzneistoffe und als Konservierungsmittel in Arzneimitteln, Kosmetika und Lebensmitteln eingesetzt.

Zu den Parastoffen zählen unter anderen PPD (Paraphenylendiamin), Parabene (PHB-Ester) und Arzneimittel wie Benzokain beispielsweise in Präparaten gegen Halsschmerzen und Prokain in Stärkungsmitteln oder lokal wirkenden Schmerzmitteln (Lokalanästhetika), die sich unter anderem in Zäpfchen gegen Hämorrhoiden befinden können. Parabene werden darüber hinaus zur Konservierung von Medikamenten eingesetzt. Sie lösen insbesondere Kontaktallergien (Seiten 76) aus. Wer auf einen Parastoff allergisch reagiert, kann auch auf andere Parastoffe reagieren und sollte sorgfältig auf die Zusammen-

setzung und die Konservierungsmittel von Arzneimitteln, Kosmetika und Fertignahrungsmitteln achten.

Viele weitere Mittel aus den folgenden Arzneimittelgruppen Auslöser von Unverträglichkeiten sein: Psychopharmaka (Schlaf-/Beruhigungsmittel und Antidepressiva wie Johanniskraut), Hormonpräparate wie die Pille, Antibiotika (Tetrazykline wie Doxyzyklin), Antipilzmittel, Tabletten bei Diabetes, einige Herzmedikamente und entzündungshemmende Mittel (nichtsteroidale Antirheumatika).

Wenn Sie solche Mittel einnehmen müssen – entsprechende Warnhinweise finden Sie im Beipackzettel –, sollten Sie auf Sonnenbäder und Solariumbesuche verzichten und sich beim Aufenthalt im Freien mit Kleidung und Sonnencreme gut schützen.

Diagnose

Die Allergiediagnostik für Arzneimittelallergien durch Haut- oder Bluttests ist nur für wenige Medikamente aussagekräftig. Zum Beispiel für Penizillin oder Insulin. Daher müssen zur Sicherung oder zum Ausschluss einer Unverträglichkeitsreaktion sogenannte Expositionstestungen mit den verdächtigen Medikamenten durchgeführt werden. Nur auf diese Weise kann die Verträglichkeit überprüft werden. Solche Testungen erfolgen aus Sicherheitsgründen zumeist stationär, im Krankenhaus. Um unspezifische Reaktionen von zum Beispiel durch Angst ausgelöste Reaktionen abzugrenzen, werden zusätzlich

REAKTIONEN AUF ARZNEIMITTEL

Sofortreaktionen (Typ I) und pseudoallergische Reaktion

akute Nesselsucht

Angioödem

Fließschnupfen

Asthma

anaphylaktischer Schock

Arzneimittelgruppe	Beispiele
Antibiotika	Penizillin
	Sulfonamide
Entzündungshemmer/Schmerzmittel	Azetylsalizylsäure
	Ibuprofen
	Diclofenac
Lokalanästhetika	Estercaine
Opiate	Morphium
Volumenersatzmittel	Dextrane
Kontrastmittel	diverse

Verzögerte allergische Reaktionen (Typ II und III) und Spätreaktionen (Typ IV)

fleck-/knötchenartige Exantheme

Gefäßentzündung

Lichtsensibilität

allergische Kontaktdermatitis

Arzneimittelgruppe	Beispiele
Antibiotika	Ampizillin/Amoxizillin
	Aminoglykoside
	Tetrazykline
	Sulfonamide
Tranquilizer (Sedativa)	Diazepam
Antiepileptika	Barbiturate
Antidiabetika	Glibenclamid

Placebo-Präparate (Scheinmedikamente) in der Expositionstestung eingesetzt. Darüber hinaus kann mithilfe der Testung im Bedarfsfall ein verträgliches Arzneimittel als alternatives Präparat für zukünftige Behandlungen ermittelt werden.

Nach der Durchführung einer Medikamententestung sollte ein Allergiepass mit den verträglichen und den unverträglichen Arzneimitteln ausgestellt werden, den Sie dann immer dabeihaben sollten. Ausführliche Informationen zu den Diagnosemethoden lesen Sie ab Seite 146.

Therapie

Die wichtigste Voraussetzung für eine erfolgreiche Therapie ist es, dass die auslösenden Medikamente identifiziert und gemieden werden. Die weiteren Schritte richten sich nach der Schwere der Allergie. Sobald die spezifischen Allergene

feststehen, wird der Arzt die entsprechende Stoffgruppe im Allergiepass vermerken.

Besteht durch die Allergie ein starker Juckreiz, können Antihistaminika helfen. Im Vordergrund der Behandlung stehen aber Kortisonpräparate (Glukokortikoide). Die durch eine Arzneimittelallergie entstandenen Hautläsionen heilen bei richtiger Therapie meist im Laufe von ein bis zwei Wochen ab.

Bei sehr starken allergischen Reaktionen kann es bis zu sechs Wochen dauern. Schwerwiegende allergische Symptome müssen gegebenenfalls stationär behandelt werden.

Jemand, der eine schwere Reaktion auf ein Arzneimittel erlitten hat, sollte immer den Allergiepass bei sich tragen und diesen bei der Neuverordnung von Medikamenten vorzeigen.

Weitere Informationen über die Therapie lesen Sie ab Seite 154.

SONNENALLERGIE

Juckende Hautveränderungen, die nach Sonnenbestrahlung der Haut auftreten, werden allgemein als Sonnenallergie oder Lichtallergie bezeichnet. Genauer betrachtet, verbergen sich aber verschiedene Erkrankungen hinter den Beschwerden, die einerseits durch lichtallergische Reaktionen hervorgerufen werden, andererseits auch die Folge einer toxischen Schädi-

gung sein können, die bei Lichteinwirkung in Zusammenhang mit bestimmten Substanzen auftritt.

Sonnenallergie ist nicht Sonnenallergie

Für einige Menschen bedeutet das Thema Sommer, Sonne, Strand und Meer statt Freude und Erholung Juckreiz, Bläschen oder Quaddeln an der Haut. Bei einer durch Sonnenlicht ausgelösten Hautreaktion kann es sich um verschiedene Erkrankungen handeln, die häufigsten sind die polymorphe Lichtdermatose (PLD), die Mallorca-Akne und fotoallergische Reaktionen.

Polymorphe Lichtdermatose

Die polymorphe Lichtdermatose (PLD) ist die häufigste Form einer „Sonnenallergie". Etwa jeder fünfte, besonders Frauen, leidet zu Beginn eines Sonnenurlaubs darunter. Die PLD tritt vor allem auf Hautpartien auf, die noch nicht an die Sonnenstrahlen gewöhnt sind. Dekolleté, Schultern, Nacken und Innenseite der Arme sind somit am häufigsten betroffen. Dort bilden sich stark juckende Pickelchen, Pusteln oder Bläschen. Zudem ist die Haut gerötet. Vermutlich sind vor allem UV-A-Strahlen für die Auslösung der Hautreaktionen verantwortlich. Die genauen Ursachen der Erkrankung sind noch unbekannt, ebenso wenig ist die Frage geklärt, ob es sich um eine echte Allergie handelt. Wer einer polymorphen Lichtdermatose vorbeugen will, sollte sich entweder bevor er sich in die Sonne begibt einer „Gewöhnungsbehandlung" mit UV-Licht beim Hautarzt unterziehen oder aber sich ausreichend vor UV-Strahlung schützen.

Mallorca-Akne

Die Mallorca-Akne kommt seltener vor als die PLD. Allerdings sind beide Hauterkrankungen für Laien oft nicht zu unterscheiden. Bei der Mallorca-Akne bilden sich kleine entzündliche und akneartige Knötchen auf der Haut. Betroffen sind vor allem das Gesicht, weniger häufig Schultern, Dekolleté und oberer Rücken. Die Ursache für die Erkrankung ist nach bisherigen Erkenntnissen ein Zusammenspiel von Sonne und Bestandteilen von Hautcremes, insbesondere unglücklicherweise auch Sonnenschutzmitteln. Dabei sind es wohl die Emulgatoren sowie Lipide in den Hautpflegemitteln, die zu Entzündungsreaktionen der Haarfollikel führen. Ob es sich um eine Allergie handelt, ist noch nicht abschließend geklärt.

Wer an einer Mallorca-Akne leidet, sollte daher emulgator- und fettfreie Sonnenschutzgele benutzen. Auch andere Kosmetikprodukte wie After-Sun-Lotionen und Hautcremes müssen fett- und emulgatorenfrei sein – zumindest während man der Sonne ausgesetzt ist.

Fotoallergische Reaktionen

Bestimmte Stoffe können auf der Haut allergische Reaktionen hervorrufen, wenn die Haut gleichzeitig Sonnenstrahlen ausgesetzt ist. Auslöser für diese fotoallergischen Reaktionen sind unter anderem Arzneimittel wie Antibiotika oder Antidepressiva. Aber auch Kosmetika und verschiedene UV-Lichtfiltersubstanzen können die Beschwerden verursachen. Betroffen sind vor allem Körperstellen, die der Sonne direkt ausgesetzt sind wie Gesicht, Hals, Nacken, Hände und Arme. Die Haut ist dann gerötet, juckt und es können sich Bläschen bilden, die beim

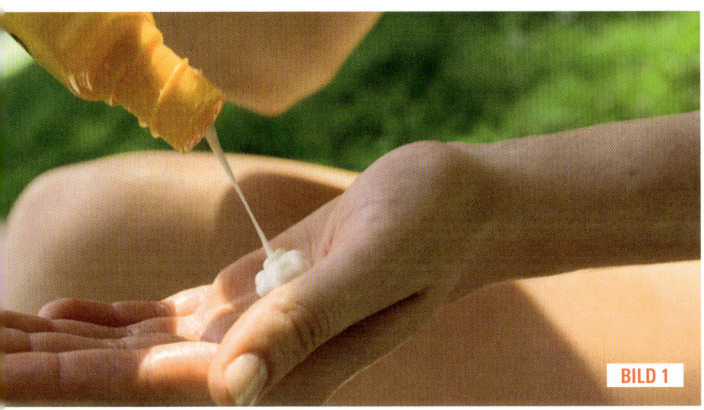

BILD 1

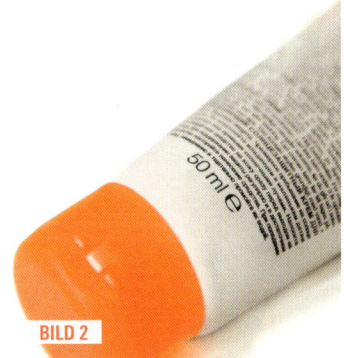

BILD 2

Kratzen aufplatzen und nässen. Die Symptome treten allerdings nicht sofort auf, sondern erst etwa einen bis drei Tage nach Kontakt mit dem Allergen.

Da das Immunsystem bei fotoallergischen Reaktionen beteiligt ist, handelt es sich hier um eine echte Allergie. Wenn der Hautarzt die Allergene gefunden hat, die die Hautreaktionen verursachen, müssen sie von den Betroffenen in Zukunft konsequent gemieden werden. Auch sollten sie grundsätzlich auf lange Sonnenbäder verzichten und verträgliche Sonnenmittel mit hohem Schutzfaktor benutzen.

Auslöser

Fotoallergische Reaktionen (im Volksmund auch Lichtallergie) können durch Feuchtigkeitscremes, medizinische Salben, Sonnencremes, Make-up oder Medikamente ausgelöst werden. Aber auch Parfüm zählt dazu.

Solange kein Tageslicht auf die Haut fällt, richten diese Produkte kein Unheil bei Lichtallergikern an. Die kleinen, juckenden Entzündungen entstehen nur an den Stellen, die nicht von Kleidung vor Licht geschützt sind, also im Gesicht sowie an Hals, Nacken, Händen und Armen.

Besonders problematisch ist es, dass Substanzen, die in Sonnenschutzmitteln verwendet werden, allergische Reaktionen auslösen können. Bei diesen Substanzen handelt es sich hauptsächlich um Lichtfiltersubstanzen, sogenannte UV-Absorber. Zum Beispiel Benzophenon-4, Isopropylphenyl-Phenylpropandion, Octyl Dimenthyl PABA, Oxybenzon. Je nach Produkt sind die Begriffe auf dem Etikett nach der internationalen Nomenklatur für kosmetische Inhaltsstoffe bezeichnet und können in der Schreibweise etwas abweichen.

Symptome

Ähnlich wie bei einem Kontaktekzem bilden sich bei einer Sonnenallergie Pusteln und Bläschen nur an den Stellen, an die Licht gelangt, wo die Haut nicht von Kleidung geschützt ist. Zunächst wird die Stelle rot, juckt, wird blasig und nässt, danach verkrusten diese Stellen. In der Folge können sich die Hautveränderungen auch auf jene Bereiche ausdehnen, die nicht dem Sonnenlicht ausgesetzt sind. Die allergischen Reaktionen treten erst verzögert auf, nach zwölf Stunden oder später (Allergie vom Spättyp). Häufig gehen die Symptome von allein wieder weg.

Diagnose

Um herauszufinden, welcher chemische Stoff das Immunsystem zu der Überreaktion veranlasst, empfiehlt sich der Foto-

TIPP   Sonnenallergie vorbeugen

- Langsam gewöhnen: Sie sollten der Haut Zeit lassen, sich an die Sonnenstrahlen zu gewöhnen. Legen Sie sich daher nicht sofort direkt in die Sonne, sondern halten sich zunächst lieber im Schatten auf.
- Sonnencreme: Verwenden Sie Sonnenschutzprodukte mit hohen Schutzfaktoren. Achten Sie darauf, dass Creme, Lotion oder Spray auch einen ausreichenden Schutz vor UV-A-Strahlen bieten.
- Kalzium oder Betacarotin: Diese und andere Präparate bekommen Allergiker von verschiedenen Seiten oft zur Vorbeugung empfohlen. Andere raten zu Fischölkapseln, Folsäure oder auch homöopathischen Mitteln. Viele schwören auf die empfohlenen Präparate, die Wirksamkeit ist aber oft nicht oder noch nicht ausreichend belegt. Einige Mittel lösen sogar selbst Allergien aus.
- Lichtabhärtung: Die Lichtabhärtung beim Hautarzt ist eine mögliche Behandlungsmethode. Die Haut wird dabei über einen längeren Zeitraum täglich kurz mit medizinischen UV-Strahlen kontrolliert bestrahlt. Die Behandlung sollte mehrere Wochen bevor man sich der Sonne aussetzt beginnen. Nach der Lichtabhärtung vertragen Betroffene die Sonne meist gut. Das Solarium zur Vorbeugung ist nicht zu empfehlen.
- Wichtig: Bekommen Sie trotz vorbeugender Maßnahmen juckende Pickelchen, helfen kühlende Umschläge und kortikosteroidhaltige Cremes, wenn nötig Antihistaminika-Tabletten. Sie sollten die betroffenen Hautstellen unbedingt vor weiterer Sonneneinstrahlung schützen. Lassen Sie vom Hautarzt abklären, ob es sich um eine PLD handelt oder ob eine andere Erkrankung dahintersteckt.

Patch-Test. Dazu werden die verdächtigen Substanzen – vermischt mit Vaseline – auf den Rücken aufgebracht. Die mutmaßlichen Allergene werden an zwei verschiedenen Stellen aufgetragen. Nach 24 Stunden wird jeweils eine der Stellen mit UV-A-Licht bestrahlt, die andere Stelle wird abgedeckt. Am Tag darauf werden alle entsprechenden Hautstellen miteinander verglichen. So kann unterschieden werden, welche Substanzen in Kombination mit Licht eine allergische Hautreaktion auslösen.

Therapie

Die beste Therapie ist die Vorbeugung, achten Sie auf Ihre Haut und wählen Sie Kosmetika oder Hautpflege-Produkte aus, die Sie vertragen. Haben Sie rote, juckende Stellen, können kalte Umschläge helfen – sie halten zudem das Sonnenlicht ab. Gegen den Juckreiz kann auch eine Kortisonsalbe verschrieben werden. Die Symptome gehen davon zurück.

Vor zu viel UV-A-Strahlen schützt Sie am wirkungsvollsten Kleidung mit dichtem Gewebe. Im Hochsommer wird es etwas schwieriger, sich zu schützen ohne ins Schwitzen zu geraten, aber etwas Langärmliges, ein Hut und Sonnenbrille helfen, die Auslösung eine Sonnenallergie zu vermeiden. Und: Einige neue Kleidungsstoffe sind speziell für UV-Schutz entwickelt.

Spezielle Sonnencremes

Falls Sie nicht allergisch auf Sonnencremes mit chemischen UV-Filtern reagieren, sollten Sie die nicht von Kleidung geschützten Hautstellen damit einreiben – ein hoher Lichtschutzfaktor ist ratsam. Wählen Sie ein Produkt, das sowohl im UV-A- als auch im UV-B-Bereich ausreichend wirkt.

Vertragen Sie die chemischen UV-Filter nicht, brauchen Sie trotzdem nicht auf Sonnenschutzmittel verzichten. Es gibt auch Cremes, die Zinkoxid oder Titandioxid enthalten. Diese Substanzen wirken physikalisch. Sie reflektieren die Strahlen des Lichts, haben aber im UV-A-Bereich keinen hohen Schutzfaktor.

BERUFSBEZOGENE ALLERGIEN

Allergien können auch bei bestimmten beruflichen Tätigkeiten entstehen. Mehlstäube in der Backstube, chemische Substanzen in Haarpflegemitteln im Friseurladen oder Desinfektionsmittel im Krankenhaus sind alles Stoffe, die Allergien auslösen können. Bei der Berufsberatung, der Berufswahl und bei Einstellungsuntersuchungen sollten daher mögliche Allergien und Allergieauslöser im neuen Arbeitsbereich unbedingt berücksichtigt werden. Berufsbedingte Hauterkrankungen sind die häufigsten Berufskrankheiten.

Wenn die Arbeit krank macht

Bäcker, Friseure, Metallarbeiter oder die Blumenfrau von nebenan können eine Allergie bekommen, weil sie in ihren Berufen bestimmten Stäuben, Chemikalien oder Pollen ausgesetzt sind.

Die gesundheitlichen Probleme beginnen oft schon kurz nach dem Berufseinstieg: Etwa 30 000 Jugendliche müssen nach Zahlen des Deutschen Allergie- und Asthmabundes jedes Jahr ihre Ausbildung abbrechen und die mühsam gefundene Lehrstelle aufgeben, weil sie auf bestimmte Stoffe allergisch reagieren.

Zum persönlichen Leid der Betroffenen durch eine Berufsallergie kommen neben den oft langen Behandlungszeiten und der Rehabilitation die hohen Kosten von bis zu 100 000 Euro für eine Umschulung hinzu. Außerdem ist es mit zunehmendem Alter immer schwieriger, wieder einen Einstieg ins Berufsleben zu finden. Die Arbeitsgemeinschaft Berufsdermatologie schätzt allein den durch berufsbedingte Hautkrankheiten entstehenden Schaden für die Wirtschaft auf 1,25 Milliarden Euro im Jahr.

Berufskrankheit: Allergie

Berufsbezogene Allergien betreffen vor allem die Haut und die Atemwege. Die meisten Berufskrankheiten in Deutschland sind Hauterkrankungen. Bei 90 bis 95 Prozent der Hautprobleme handelt es sich um Kontaktekzeme, wobei meistens die Hände betroffen sind. Die häufigste Form davon sind akut-toxische Kontaktekzeme, die durch direktes Einwirken von Säuren, Laugen oder anderen Chemikalien entstehen. An zweiter Stelle der berufsbedingten Hauterkrankungen steht das allergische Kontaktekzem.

Bei dieser Form kommt es nach einer unbemerkt ablaufenden Sensibilisierung gegenüber dem Kontaktallergen bei erneutem Kontakt mit einer eigentlich unschädlichen Konzentration der Substanz zur Ausbildung des allergischen Ekzems.

Eine weitere häufige Berufserkrankung ist das Asthma. Jedes Jahr werden etwa 1 200 bronchienverengende Erkrankungen der Atemwege als Berufskrankheiten anerkannt. In drei von vier Fällen liegen diesen allergische Prozesse zugrunde.

FRÜHER   Geschichte der „Staublunge"

Die krankmachende Wirkung inhalativer Gifte auf das Atmungssystem des Menschen hat schon sehr früh das ärztliche Interesse geweckt. Bereits im alten Ägypten wurde auf einer Papyrus-Rolle 1500 v. Chr. die Staublungenerkrankung bei Steinmetzen erwähnt. Der griechische Arzt Hippokrates (460–377 v. Chr.) legte seinen Schülern ans Herz, bei der Erhebung der Krankengeschichte sehr genau nach beruflichen Einflussfaktoren zu fragen.

In der Renaissance interessierte man sich mit dem Wiederaufleben der naturwissenschaftlichen Beobachtung für den Zusammenhang von Arbeit und Gesundheit. Paracelsus (1493–1541) und Agricola (1494–1555) untersuchten die Erkrankungen der Bergarbeiter, die Bergsucht genannten Arsen-, Blei- und Quecksilbervergiftungen. Bernardino Ramazzini (1633–1714) veröffentlichte im Jahr 1700 die erste geschlossene Darstellung wichtiger Krankheiten von 40 Berufsgruppen, das war der Anfang der „modernen Arbeitsmedizin". Von ihm stammt die Erstbeschreibung eines Mehlasthmas bei Bäckern. Dabei ging er von der „Ein-Korn-Theorie" aus. Unabhängig von der Dosis wurde angenommen, dass schon ein „Korn" Mehl zur Auslösung der Krankheit ausreiche. Mehl wurde als die alleinige Ursache der Krankheit angesehen.

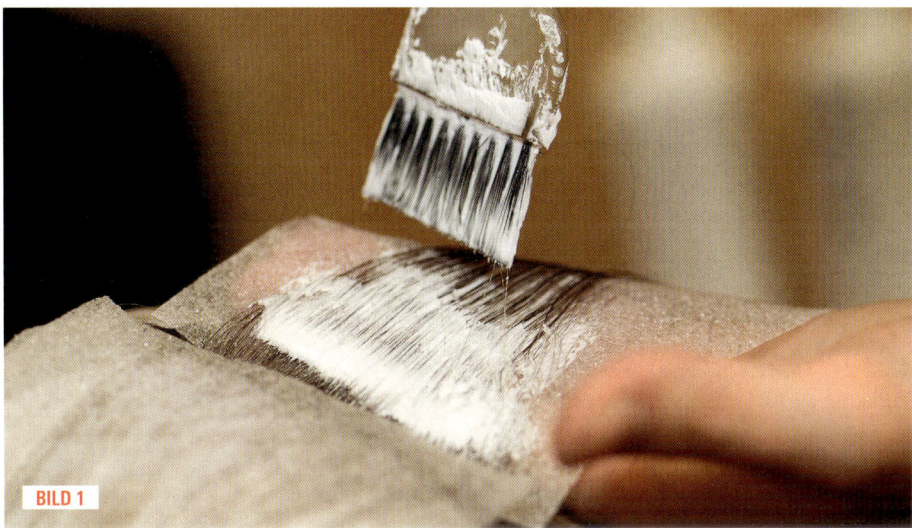

BILD 1

Bei Berufsasthma kommt es nach Inhalation des Allergens zur Freisetzung von entzündlichen Botenstoffen, die über IgE-Antikörper zum Zusammenziehen der Bronchien, zur verstärkten Schleimproduktion und zum Anschwellen der Schleimhäute (asthmatische Sofortreaktion) führen.

Ebenfalls durch eingeatmete Antigene wird die exogen allergische Alveolitis (Entzündung der Lungenbläschen) verursacht. Organische Stäube, die kleiner als fünf Mikrometer sind, können in die Lungenbläschen eindringen, dort zu einer Sensibilisierung des Immunsystems führen und beim wiederholten Einatmen zur Entzündung des Lungengewebes und der kleinsten Bronchien führen. Dabei können sich sowohl vier bis zwölf Stunden (Allergiereaktion Typ III, Seite 16) als auch Tage bis Wochen nach Allergenkontakt (Allergiereaktion Typ IV) grippeähnliche Symptome ausbilden, die rasch verschwinden, sobald der Patient nicht mehr mit dem problematischen Stoff belastet ist.

Häufigkeit

Insgesamt machen Atemweg- und Hauterkrankungen zusammen etwa ein Viertel aller anerkannten Berufserkrankungen aus. Besonders auffällig im negativen Sinn sind dabei zwei Arbeitsbereiche: Nahrungsmittel/Gaststätten und Gesundheitsdienst/Pflegeberufe.

Etwa 90 von 100 Asthma-Patienten stammen aus dem Bereich Nahrungsmittel und Gaststätten.

Bei den allergisch bedingten Hauterkrankungen fehlt bisher eine genaue Aufschlüsselung. Vorherrschend sind Kontaktekzeme und Neurodermitis. Die Hälfte dieser Hauterkrankungen treten im Gesundheitsdienst und in den Pflegeberufen auf. Allerdings treten Hauterkrankungen auch gehäuft durch den Kontakt mit Nahrungsmitteln auf.

Allergene aus der Arbeitswelt

Wissenschaftliche Studien deuten darauf hin, dass bei vier bis zehn von 100 behandelten Patienten arbeitsbedingte Einwirkungen eine wesentliche Rolle bei der Ausbildung der Krankheit spielen. Aufgrund des regelmäßigen Kontakts zu potenziellen Allergenen häufen sich in bestimmten Berufsgruppen berufsbedingte Allergien. Die klassischen, seit langer Zeit bekannten, berufsbedingten Allergien sind die Atemwegserkrankungen bei Bäckern. Typische berufsbedingte Hauterkrankungen sind zum Beispiel Kontaktekzeme in Friseurberufen. Diese Ekzeme sind zu Beginn der Erkrankung auf die Stelle des Allergiekontaktes beschränkt, können sich jedoch bei weiterem Allergenkontakt auf andere Körperstellen ausbreiten und chronisch werden.

Eine exogen allergische Alveolitis ist vor allem bei Landwirten, Tauben- und Vogelzüchtern sowie bei Angestellten von Druckereibetrieben zu beobachten, da bei diesen Berufen häufig feinste Stäube entstehen.

Als Auslöser einer arbeitsbedingten allergischen Atemwegerkrankung gelten heute ungefähr 250 verschiedene Substanzen. Besonders hoch ist das Risiko für ein allergisches Asthma bronchiale bei Bäckern (Bäckerasthma), Konditoren und Friseuren.

Symptome

Berufsbezogene Allergien können Sie an folgenden Beschwerden erkennen, die entweder einzeln oder in Kombination auftreten:

- Nesselfieber
- juckende Ausschläge
- Niesreiz
- Schnupfen
- Husten
- Asthma
- juckende Augen

Typisch bei den Symptomen ist es, dass sie am Wochenende oder im Urlaub und zu Zeiten, an denen nicht gearbeitet wird, abklingen oder verschwinden.

Im schlimmsten Fall kann eine Linderung nur durch einen Wechsel des Arbeitsplatzes oder des Berufes herbeigeführt werden.

Allergisches Kontaktekzem

Ein allergisches Kontaktekzem entwickelt sich normalerweise nur, wenn der Körper zuvor mit dem Allergen in Berührung gekommen ist. Meist sind die Hände betroffen. An den Finger- und Handrücken bricht das Ekzem eher aus als an der Handinnenfläche, weil diese durch eine dickere Hornschicht besser geschützt ist. Bei einer intensiven Sensibilisierung können auch frühere Ekzeme aufflammen, obwohl das Allergen dort aktuell nicht direkt eingewirkt hat. Es sind zudem immer Hautreaktionen durch unbewusstes Verschleppen des Allergens (zum Beispiel Nagellackallergie bei Kosmetikerinnen, die sich nach Reiben der Augen an den Augenlidern zeigt) oder als Folge sich im Körper ausbreitender Allergieauslöser möglich.

Ein allergisches Kontaktekzem kann eine Vielzahl von Beschwerden und Hautveränderungen verursachen wie eine Rötung und Schwellung der Haut. Darüber hinaus kann die Haut jucken und es können sich nässende Stellen bilden. In der Folge kann die Haut spannen und brennen. Mitunter treten bei Kontaktekzemen auch Blasen auf oder die Haut schuppt sich, verfärbt sich und verhornt dann. In einigen Fällen zeigt sich ein Ekzem durch Krustenbildung, Hauteinrisse oder Verdickung der Haut.

Etwa drei Viertel der berufsbedingten Hautkrankheiten kommen aus nur sieben Berufsgruppen, die regelmäßig und häufig Kontakt zu bestimmten Allergenen haben: Friseur-, Metall-, Heil- und Pflege-, Nahrungsmittel-, Bau-, Reinigungs- und Malerberufe.

Allergisches Asthma

Bei asthmatischen Beschwerden tritt anfallsweise Atemnot auf. Sie entsteht, weil sich die Luftwege allergisch bedingt verengen. Da es neben der IgE-vermittelten allergischen Sofortreaktion beim Asthma auch Beschwerden gibt, die erst sechs bis zwölf Stunden nach Allergeninhalation zum Tragen kommen, kann es oft schwierig sein, die Auslöser einzugrenzen. Außerdem kann sich im Laufe der Jahre das Spektrum der allergieauslösenden Stoffe verändern. Zu Beginn der Erkrankung löst nur ein einzelnes Allergen Reaktionen aus, später können dann weitere Substanzen Allergien hinzukommen.

Bei einem asthmatischen Anfall verlängert und erschwert sich durch die Verengung der Luftwege gleichzeitig die Ausatmung – deshalb entstehen beim Atmen Pfeif-, Zisch- und Brummgeräusche. Weitere mögliche Symptome des allergischen Asthma bronchiale sind:

- (Reiz-)Husten mit zähem Auswurf

- Kurzatmigkeit
- wässrige Absonderungen aus der Nase
- Entzündung der Augenbindehäute.

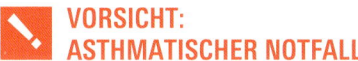

VORSICHT: ASTHMATISCHER NOTFALL

Eine sich plötzlich verstärkende Verengung der Luftwege kann zu einem akuten Asthmaanfall führen. Die Betroffenen verspüren schwere Atemnot und ein Engegefühl im Brustbereich. Auch zwischen den Anfällen hustet der Patient und hat Atemschwierigkeiten.

Dieser asthmatische Zustand (Seite 33) kann wenige Sekunden bis mehrere Stunden, manchmal sogar mehrere Tage dauern. Da es sich genau wie bei einem allergischen Schock um einen lebensbedrohlichen Zustand handelt, ist schnelles ärztliches Eingreifen erforderlich. Durch das Asthma werden Herz und Lunge stark belastet. Die unzureichende Ausatmung kann auf Dauer zu einer Lungenüberblähung (Lungenemphysem) führen.

Allergische Alveolitis

Eine weitere allergische Erkrankung der Atemwege ist die allergische Alveolitis. Dies ist eine allergisch-entzündliche Reaktion der Lungenbläschen auf organische Arbeitsstäube. Auf Dauer wird durch die Entzündung das Lungengewebe unumkehrbar in Bindegewebe umgebaut, was zur Einschränkung der Lungenfunktion führt. Es gibt eine akute und eine chronische Form der Alveolitis. Letztere wird durch eine anhaltende, eher niedrig do-

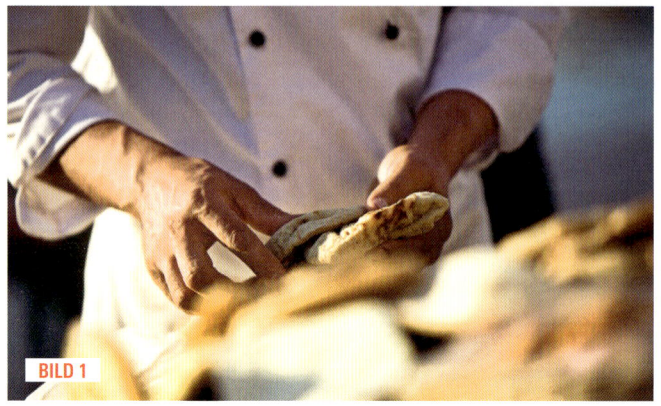

BILD 1

sierte Allergenzufuhr ausgelöst. Im akuten Fall führt eine Alveolitis zu grippeähnlichen Beschwerden mit Schüttelfrost, Gliederschmerzen, Husten und Fieber. Bei der Atmung sind häufig charakteristische Rasselgeräusche zu hören. Die chronische Form ist gekennzeichnet durch einen eher schleichenden Verlauf mit trockenem Husten, Abgeschlagenheit und Belastungsluftnot. Häufig zeigen sich in fortgeschrittenem Zustand aufgetrieben-verdickte Fingerendglieder, sogenannte Trommelschlägel- oder Kolbenfinger, die große gewölbte Fingernägel (Uhrglasnägel) aufweisen.

◆ MODERNES „BÄCKERASTHMA"

Als Allergieauslöser für das „Bäckerasthma" galten bisher die Mehle und Enzyme, die zur Verbesserung der Backprodukte zugesetzt werden. Doch daneben gibt es heute ein weiteres Allergen, speziell in Bio- und Vollwert-Bäckereien: Amaranth.

Amaranth ist eine Körnerfrucht aus Asien, Nord- und Südamerika, die Mineralstoffe, Spurenelemente, Kalzium und Eisen sowie viele ungesättigte Fettsäuren und viel hochwertiges Eiweiß enthält. Doch gerade dieser hohe Proteingehalt dürfte auch die allergene Potenz erklären.

Nicht nur durch die amaranthhaltigen Stäube in der Backstube, sondern auch durch den Verzehr von amaranthhaltigem Brot können Asthmasymptome bei Bäckern und Kunden ausgelöst werden.

Diagnose

Wenn Sie unter allergischen Symptomen leiden, bei denen Sie einen Zusammenhang mit Ihrer Arbeitsstelle vermuten, teilt sich das Vorgehen in zwei Bereiche. Zum einen wird Ihr Hausarzt Sie zu einem Facharzt für Haut- beziehungsweise Lungenerkrankungen oder einem Allergologen überweisen, um eine eingehende Allergiediagnostik durchzuführen und eine geeignete Therapie einzuleiten.

Die Frage nach der Berufskrankheit wird durch die Einleitung eines Gutachtens über den zuständigen Unfallversicherungsträger, zum Beispiel die Berufsgenossenschaft, geprüft. Liegen sowohl medizinische als auch rechtliche Voraussetzungen für eine Berufskrankheit vor, entscheidet der Rentenausschuss der Berufsgenossenschaft über deren Anerkennung und damit die medizinische Rehabilitation und finanzielle Entschädigung. Einzelheiten zur Diagnostik lesen Sie ab Seite 146.

Krankengeschichte

Um den Auslöser für Ihre wahrscheinlich berufsbezogene Allergie zu finden, ist es

BILD 1 Neben dem Mehl kommt ein neues Allergen auf Bäcker zu: Amaranth.

wichtig, dass Sie den Arzt über Ihren beruflichen Alltag informieren.

Auf folgende Fragen sollten Sie vorbereitet sein:

- Beschreiben Sie Ihre jetzige Beschäftigung in Ihrem Arbeitsumfeld.
- Was haben Sie früher beruflich gemacht?
- Welches sind typische Substanzen oder Stäube, mit denen Sie zu tun haben?
- Sind in der vergangenen Zeit neue Substanzen im beruflichen Umfeld aufgetaucht?
- Bessern sich Ihre Beschwerden am Wochenende oder im Urlaub?
- Gab es irgendwann eine Betriebsstörung, bei der eine Substanz vermehrt ausgetreten ist?
- Müssen Sie häufig Handschuhe tragen?
- Wie oft und womit waschen Sie Ihre Hände während der Arbeitszeit?
- Benutzen Sie Hautschutzpräparate?

Hauttests

Je nachdem, ob Sie Probleme mit der Haut oder den Atemwegen haben, werden die entsprechenden Tests eingesetzt (siehe ab Seite 149 im Kapitel Diagnostik).

Der Hauttest kann aber nur gemacht werden, wenn die Ekzeme im Testfeld vorher komplett ausgeheilt sind – sonst kann es zu Reaktionen kommen, die nicht durch das Allergen ausgelöst werden. Auch antiallergische Medikamente können eine Reaktion verhindern, weshalb Sie diese vor dem Test nicht mehr einnehmen sollten. Neben einigen Standard-Allergieauslösern werden die individuell verdächtigten Berufsallergene getestet. Sind die Ergebnisse des Hauttests nicht eindeutig, kann ein Provokationstest weiterhelfen. Mithilfe von Hautfunktionstests (Alkaliresistenz-, Nikotinsäureester-, Nitrazingelbtest) wird die Reaktion der Haut auf spezielle Belastungen geprüft.

Lungentests

Für die Anerkennung als Berufskrankheiten werden als allergische Erkrankungen der Atemwege nur das allergische Asthma bronchiale, der allergische Schnupfen und die exogen allergische Alveolitis begutachtet. Neben der Allergiediagnostik mittels Haut- und Provokationstests sowie der Bestimmung spezifischer Antikörper (IgE) geht es darum, bei einem berufsbedingten allergischen Asthma bronchiale eine solche Atemwegserkrankung und arbeitsbezogene Atembeschwerden nachzuweisen. Mit verschiedenen Methoden wird die Lungenfunktion gemessen. Auch eine exogen allergische Alveolitis (Entzündung der Lungenbläschen) wird so festgestellt.

Wird eine Alveolitis vermutet, müssen auch die IgG-Antikörper untersucht werden. Sind sie erhöht, ist zwar der Nachweis einer Sensibilisierung, nicht jedoch einer Erkrankung erbracht. In diesem Fall kann ein Provokationstest Klarheit schaffen. Bestehen Zweifel, lässt sich durch das Entnehmen einer Gewebeprobe, dazu wird eine Punktion der Lunge vorgenommen, die Diagnose sichern.

BILD 1 Beim Arbeiten mit reizenden Substanzen ist immer erhöhte Vorsicht zum Gesundheitsschutz angebracht.
BILD 2 Extrem hohe Allergiezahlen werden im Bereich Nahrungsmittel und Gaststätten gemeldet.

Abgrenzung berufsbezogener Allergien

Allergische Erkrankungen können „privat" oder berufsbezogen entstehen. Sowohl das allergische Kontaktekzem als auch das allergische Asthma bronchiale und die exogen allergische Alveolitis können sich unabhängig vom Beruf ausbilden. Um die Allergie als Berufskrankheit anerkannt zu bekommen, muss der Arzt feststellen, ob die Allergenbelastung der Arbeitsstelle, dem privaten Umfeld oder der Umwelt zuzuordnen ist. Außerdem ist anhand einer Allergiediagnostik herauszufinden, ob die Erkrankung auf allergischen Prozessen beruht. Auch der direkte, nichtallergische Einfluss einer schädlichen Substanz kann zu ähnlichen Beschwerden führen. Wenn der Auslöser aus dem beruflichen Umfeld stammt, gilt auch die nichtallergische Erkrankung als Berufserkrankung.

Bei Hauterkrankungen ist eine Zuordnung manchmal nicht einfach, da Ekzeme an der Haut ganz verschiedene Ursachen haben können und für eine Zuordnung das fototoxische /fotoallergische Kontaktekzem, das akute toxische Ekzem, die Neurodermitis und viele andere Hautreaktionen von einem allergisch bedingtem Ekzem abgegrenzt werden müssen und nachgewiesen werden muss, dass es beruflich bedingt entstanden oder gefördert worden ist.

Was sind Berufskrankheiten?

Berufskrankheiten sind Erkrankungen, die die Bundesregierung durch Rechtsverord-

nung als solche bezeichnet und in der Liste der Berufskrankheiten im Anhang der Berufskrankheitenverordnung veröffentlicht hat.

Dabei handelt es sich um solche Krankheiten, die nach den Erkenntnissen der medizinischen Wissenschaft durch besondere Einwirkungen am Arbeitsplatz verursacht sind und denen bestimmte Personengruppen durch ihre versicherte Tätigkeit in erheblich höherem Maße als die übrige Bevölkerung ausgesetzt sind.

In dieser Liste sind die jeweiligen Berufskrankheiten mit einer Ziffer versehen. Allergien auf Arbeitsstoffe können in Abhängigkeit von der daraus entstandenen Erkrankung als Berufskrankheiten nach Nr. 4301, Nr. 4201 oder Nr. 5101 anerkannt werden.

Wird eine Krankheit als Berufskrankheit anerkannt, bekommt der Betroffene nicht nur die medizinische und/oder eine berufliche Rehabilitation, das meint in den meisten Fällen eine Umschulung, sondern auch eine finanzielle Entschädigung zugesprochen. Verantwortlich für diese Zahlungen sind die Berufsgenossenschaften.

Therapie

Wie immer bei einer Allergie, sollte man das betreffende Allergen wenn möglich strikt meiden. Denn auch die konsequenteste Therapie bringt keine Besserung, wenn die auslösenden Substanzen weiter einwirken. Wenn Sie sich den Allergenen trotz Krankheitssymptomen weiter ausset-

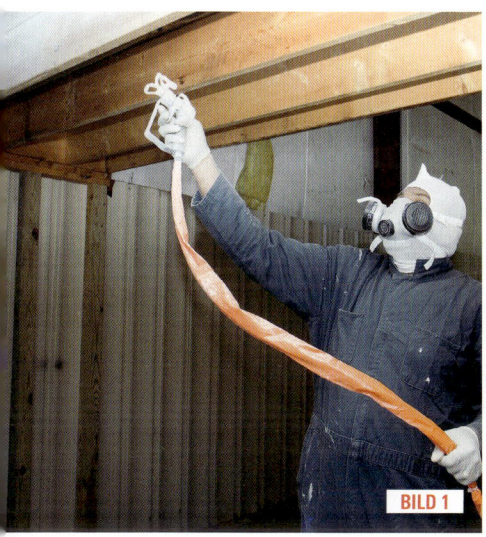

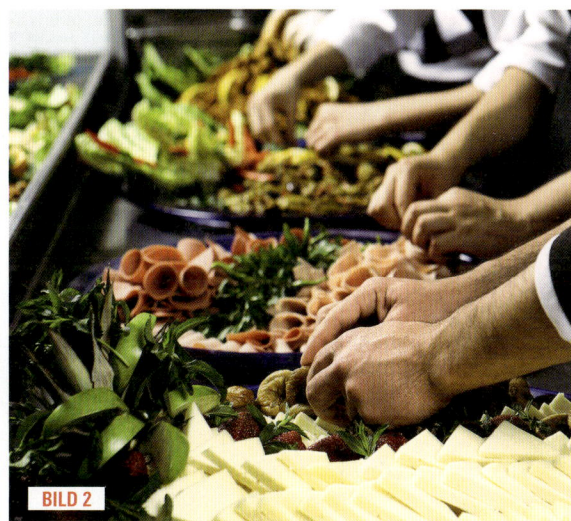

BILD 1

BILD 2

zen, riskieren Sie, dass sich die Erkrankung festsetzt und chronisch wird.

Der Beruf sollte allerdings nicht gleich beim ersten Verdacht auf eine Berufsallergie überstürzt aufgegeben werden. Wichtig ist es, die Symptome beim Arzt sorgfältig abzuklären sowie die Belastung am Arbeitsplatz genau zu analysieren.

Geeignete Schutzmaßnahmen während der entsprechenden Tätigkeiten können etwa zwei Dritteln der Betroffenen mit einem allergischen Kontaktekzem einen Berufswechsel ersparen.

Medikamente

Für viele Symptome allergischer Erkrankungen gibt es zur Behandlung lindernde Medikamente.

Bei Hauterkrankungen ist zur Vorbeugung eine konsequente Hautbehandlung (Reinigung, Schutzsalbe) wichtig. Bei der medikamentösen Behandlung des akuten allergischen Kontaktekzems sind Kortisonpräparate als Lösungen, Schüttelmixturen, Lotionen, Salben oder Cremes das Mittel der ersten Wahl. Die Auswahl eines geeigneten Präparats richtet sich nach dem Ort, der Schwere und dem Stadium des Ekzems.

Beim Asthma bronchiale werden je nach Ausprägung neben den Glukokortikoiden zahlreiche weitere Medikamente verschrieben, um die Symptome zu lindern.

Dazu gehören Beta-2-Sympathomimetika, Theophyllin, Mastzellstabilisatoren, Leukotrien-Antagonisten und andere Antiallergika (Seite 45).

Auch bei der exogen allergischen Alveolitis (Entzündung der Lungenbläschen) werden Glukokortikoide eingesetzt – in Tablettenform oder zum Inhalieren. Sie unterdrücken zwar die Entzündung des Lungengewebes, können den Langzeitverlauf der Erkrankung und Folgeschäden allerdings nicht beeinflussen.

Rehabilitation

Bei einer Berufskrankheit nutzen die Berufsgenossenschaften zunächst alle Möglichkeiten der Rehabilitation, bevor über eine Berufsunfähigkeitsrente entschieden wird. Dazu gehört neben der medizinischen auch die berufliche Rehabilitation.

Diese findet beispielsweise in Form von einer anderen Ausbildung bei den Betroffenen statt, die ihre Lehre krankheitsbedingt abbrechen mussten, sowie als Fort-

und Weiterbildungen bei denen, die schon im Beruf stehen. Da bei einigen Erkrankten nur noch ein Arbeitsplatzwechsel infrage kommt, um eine dauerhafte Erwerbsunfähigkeit zu vermeiden, werden solchermaßen Betroffene umgeschult. Für die Berufsgenossenschaften gelten die Grundsätze „Prävention vor Rehabilitation" und „Rehabilitation vor Rente".

Tipps zur Berufswahl

Bei der Berufswahl spielen neben natürlichen Neigungen und Fähigkeiten, den Zukunftsaussichten einzelner Berufszweige

TIPP | Allergien im Beruf

- Tragen Sie am Arbeitsplatz keinen Handschmuck, da sich darunter allergieauslösende Substanzen und Feuchtigkeit festsetzen können.
- Tragen Sie wenn nötig Schutzhandschuhe. Um Ihre Haut nicht durch die Handschuhe zu belasten, ziehen Sie keine gepuderten Latexhandschuhe an. Die Handschuhe sollten eine geeignete Passform haben und undurchlässig sein für den jeweiligen Schadstoff, mit dem gearbeitet wird. Handschuhe sollten insgesamt nicht zu lange getragen werden, schadstoffgetränkte Handschuhe direkt gewechselt werden.
- Wenden Sie konsequent Hautschutzmaßnahmen an. Dazu gehören das regelmäßige Auftragen einer Schutzsalbe, die auf den jeweiligen Schadstoff abgestimmt ist, die schonende Reinigung sowie die sorgfältige Pflege nach der Arbeit.
- Entfernen Sie eine eventuell schädigende Flüssigkeit sofort von der Haut und lassen Sie sie nicht eintrocknen.

- Nehmen Sie an Unterweisungen und Schulungen zu Gesundheitsgefährdungen an Ihrem Arbeitsplatz teil.
- Nutzen Sie auch die betriebsärztliche Betreuung inklusive der allgemeinen und auf bestimmte Arbeitsstoffe bezogenen arbeitsmedizinischen Vorsorgeuntersuchungen.
- Besorgen Sie sich Aufklärungsbroschüren bei der zuständigen Berufsgenossenschaft.
- Über das „Hautarztverfahren" können Sie bei berufsbedingten Hauterkrankungen über die gesetzliche Unfallversicherung beim Hautarzt beraten und behandelt werden.
- Ständige Nässe kann der Haut schaden. Besonders Friseure, Reinigungskräfte und Pflegepersonal müssen deshalb auf einen ausreichenden Hautschutz achten. Verwenden Sie Hautschutzcremes. Diese erschweren dem Wasser das Eindringen in die Haut und beugen dem Risiko vor, an Entzündungen oder Ekzemen zu erkranken.

und den persönlichen Entfaltungsmöglichkeiten auch die gesundheitlichen Auswirkungen des Berufs eine große Rolle. Besonders für junge Leute, die schon eine Allergie haben, ist es wichtig, weitere Allergieauslöser zu meiden.

Wenn man erst einmal einen Beruf ergriffen hat, ist es aber nicht immer möglich, einer beruflich bedingten Allergenbelastung aus dem Weg zu gehen. Deshalb ist es bei jungen Menschen wichtig, sich vor allem im Vorfeld ihrer Berufsentscheidung zu erkundigen, ob dieser Beruf ihrer Gesundheit zuträglich ist.

Zudem kann es bei Menschen, die bereits auf bestimmte Substanzen allergisch reagieren, durch berufsspezifische Allergene zu einer zusätzlichen Sensibilisierung kommen. Durch den ständigen Allergenkontakt bei der Arbeit kann sich das Krankheitsbild mit der Zeit verschlechtern.

Bei der Berufsberatung, der Berufswahl und bei Einstellungsuntersuchungen müssen daher mögliche Allergien und Allergieauslöser im (neuen) Arbeitsbereich unbedingt berücksichtigt werden.

Falls Sie eine empfindliche Haut haben und vor der Berufswahl stehen, lassen Sie sich von einem Spezialisten beraten und ziehen Sie auch eine berufliche Testphase in Betracht, bei der Sie die Bedingungen am Arbeitsplatz ausprobieren können.

Forschung

Etwa ein Viertel aller Jugendlichen weisen Überempfindlichkeiten gegen Substanzen wie Tierhaare oder Mehlstaub auf. Da sehr viele Jugendliche ihre Ausbildung allergiebedingt abbrechen müssen, sollten schon im Unterricht die Schülerinnen und Schüler deshalb für das Thema Allergie und Berufswahl aufgeklärt werden. Dabei muss die Devise sein „Früh genug erkennen statt Lehre abbrechen".

Modellprojekt „Allergie und Berufswahl"

Das Landesgesundheitsamt Brandenburg hat von 2002 bis 2006 das regionale Projekt „Allergie und Berufswahl" durchgeführt. Durch eine Verbesserung der Früherkennung von allergischen Erkrankungen bei Schülerinnen und Schülern des 10. Schuljahres sowie der berufsbezogenen Beratung der Betroffenen sollte die Zahl allergiebedingter Ausbildungsabbrüche verringert werden.

Im August 2004 hat die Modellumsetzung im Rahmen der Schulabgangsuntersuchungen, die in Brandenburg im 10. Schuljahr durchgeführt werden, begonnen. Schülerinnen und Schüler mit Allergiesymptomen und dem Wunsch, einen sogenannten „Risikoberuf" zu ergreifen, sind zu einer weitergehenden diagnostischen Abklärung an entsprechende Fachärzte überwiesen worden und haben eine spezielle Beratung von der Agentur für Arbeit erhalten.

Im Unterricht haben die Jugendlichen außerdem alles über die verschiedenen Präventionsmöglichkeiten sowie weitere Tipps rund um das Thema Allergie und Berufswahl erfahren.

GEFÄHRDETE BERUFSGRUPPEN

Beruf	allergene Stoffe
Bäcker, Konditor	Mehlstaub, Farben, Hirschhornsalz, Sauerteig, Zitronen- und Bittermandelöl, Zimt, Benzoesäure, p-Hydroxy-benzoesäure-äthylester, Amaranth
Friseur	Färbe-, Haarwasch-, Fixiermittel, Bleichmittel, Kaltwellenmittel (Thioglykolsäurederivate), Metallsalze, Duftstoffe, Gummi, Gummihilfs-stoffe
Florist, Gärtner	Primeln, Pflanzenschutzmittel, Pollen
Forstarbeiter, Arbeiter in de Holzindustrie	Holzstaub, Lösungsmittel
Maler, Fliesenleger, Lackierer	Farben, Lacke, Lösungsmittel, Klebstoffe
Bauarbeiter	Betonhärtemittel, verschiedene Metalle, Farben, Kleber, Lacke, Formaldehyd
Beschäftigter in der Landwirtschaft	Schädlingsbekämpfungsmittel, Tierhaare, Düngemittel
Beschäftigter in der Textilindustrie	Naturseide, Farbstoffe, Metalle
Metallarbeiter, Elektroniker	Öle, Ölzusätze, Schmierfette, Bohröle, Lötwasser, Benzinzusätze, Kühlmittel, Rost-schutzmittel, Reinigungs- und Lösungsmittel, Metalle
Imker	Insektengift
Drucker	Gummi arabicum
Pflegeberufe	Desinfektionsmittel, Lokalanästhetika, Chemotherapeutika, Antibiotika, Isonikotin-säurehydrazid, ätherische Öle, Neuroleptika
Köche	Nahrungsmittel, Reinigungsmittel
Beschäftigter in der Kunststoffindustrie	Kunststoffe und Hilfsstoffe zur Herstellung

TIPP Allergien im Unterricht

Unterrichtsmaterialien zum Thema Allergie finden Sie auf der Seite des Bundesministeriums für Ernährung, Landwirtschaft und Verbraucherschutz: www.aktionsplan-allergien.de.

Sprechen Sie mit den Schülern über mögliche Anzeichen einer Allergie und erklären Sie, warum es so wichtig ist, dass die Allergie frühzeitig erkannt wird. Um sicherzugehen, ob der Jugendliche in seinem Wunschberuf ohne Gesundheitsgefahr arbeiten kann, können Sie zum Beispiel weitere Praktika empfehlen.

Besteht der Verdacht auf eine Allergie, sollten die Jugendlichen noch vor der Bewerbungsphase einen Arzt aufsuchen. Bei unter 15-Jährigen kann im Rahmen der Jugendgesundheitsberatung ein Allergietest gemacht werden. Dieser wird von der gesetzlichen Krankenkasse übernommen.

Erfolg?

Die im Auftrag der Bundesanstalt für Arbeitsschutz und Arbeitsmedizin durchgeführte Evaluation des Projekts ergab, dass die Früherkennung von Schülerinnen und Schülern mit Allergien sichtlich verbessert wurde. Außerdem führte die allergie- und berufsbezogene Beratung dazu, dass sich die Betroffenen in der Folge für weniger gesundheitlich riskante Berufe entschieden.

Allerdings sei das Ziel, das Wissen der Schüler über das Thema Allergie und Berufswahl zu erweitern, grundsätzlich schwer zu erreichen. Zudem sei die Altersgruppe der 15– bis 17-Jährigen für gesundheitliche Aufklärungsmaßnahmen schwer zu begeistern.

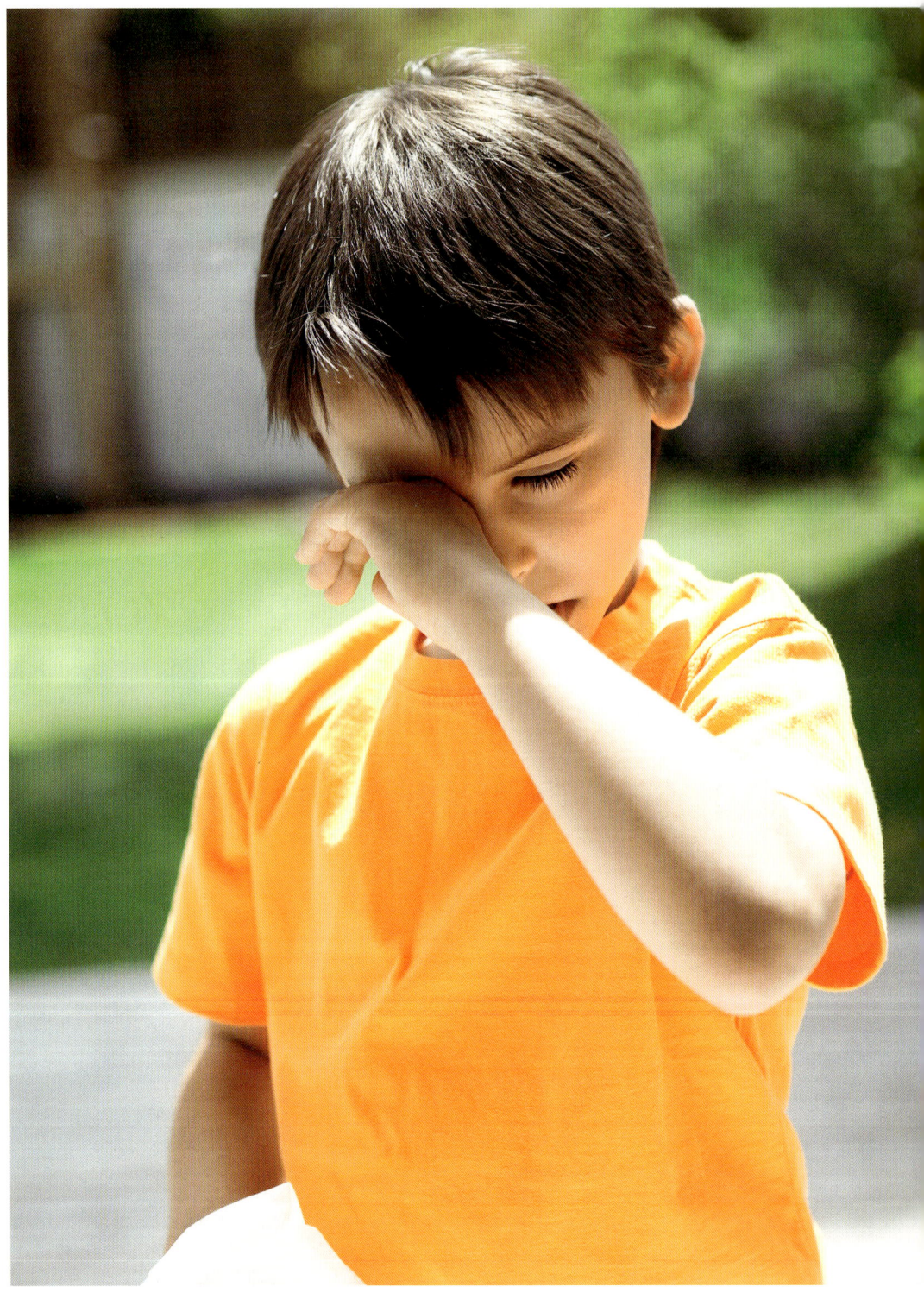

ALLERGIEN BEI KINDERN

Die Zahl der allergiekranken Kinder in Deutschland ist hoch, 650 000 Kinder leiden an allergischem Asthma und eine Million unter Heuschnupfen. Ein Teil der allergischen Erkrankungen bei Kindern bessert sich mit dem Alter, ein Teil bleibt das Leben lang bestehen und zieht mitunter weitere Allergien nach sich. Daher ist von früh an eine ausgewogene Herangehensweise notwendig: Provokation und Schutz, Therapie und Therapiepausen.

DIE LANGE ALLERGISCHE REISE

Der Start einer lebenslangen, allergologischen Erkrankung, die „allergische Reise", den 80 von 100 Allergiker beschreiten, liegt sehr früh im Leben. Dieser Weg beginnt für ein betroffenes Kind zwischen dem zweiten und sechsten Lebensmonat, in dem Moment, in dem eine Neurodermitis auftritt. Das Ekzem wird mit der Zeit immer schlimmer und bleibt manchmal vier Monate, manchmal sogar vier Jahre oder länger bestehen.

„Auch nach langem Krankheitsverlauf wird oft eine allmähliche, spontane Besserung der Erkrankung beobachtet, vor allem bei denjenigen Kindern, die als Säuglinge keine massive Nahrungsmittelallergie aufgewiesen haben", erläutert der Kinderallergologe Prof. Ulrich Wahn von der Berliner Charité.

Die Krankheit heilt, weil das Kind älter wird und das Immunsystem reift, und allein dadurch verschwindet die Neurodermitis bei den meisten Kindern. Wenn sie zur Schule kommen, haben die meisten Kinder die Neurodermitis hinter sich gelassen.

Leider kommt ein Aufatmen in diesem Moment zu früh. Es ist häufig nur eine kurze Ruhepause, denn die nächste Strecke der allergischen Reise kündigt sich bereits an, der Heuschnupfen. Fast immer tritt er bis zum 10. Lebensjahr in das Leben der Kinder, manchmal plagt er schon Dreijährige.

Doch auch damit ist der Weg noch nicht zu Ende, im Alter von 10 bis 20 Jahren beginnt das allergische Asthma die Betroffenen zu quälen und leider bleibt

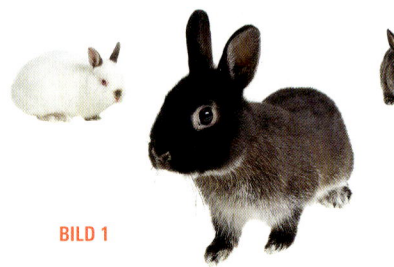

BILD 1

diese allergische Krankheit dann das gesamte Leben über bestehen.

Zusätzlich gibt es noch Nebenstraßen und Wege, die die allergische Reise noch beschwerlicher machen. Jedes dritte Kind mit einer Neurodermitis muss sich zusätzlich mit den Einschränkungen durch eine Nahrungsmittelallergie auseinandersetzen. Die anderen zwei Drittel der erkrankten Kinder sind zwar davon verschont, häufig suchen aber die Eltern intensiv nach einem Auslöser für den quälenden Hautausschlag. Denn sie vermuten sehr oft einen Zusammenhang und setzen manchmal Neurodermitis mit einer Nahrungsmittelallergie gleich. Untersuchungen belegen jedoch, das ein Großteil der Neurodermitiker gar nicht allergisch auf bestimmte Lebensmittel reagiert.

Doch die Hoffnung, einen greifbaren Auslöser zu finden, führt zu einer ausufernden, erfolglosen Suche nach unverträglichen Nahrungsmitteln, die den Alltag der Familie stark belastet. Dieser Irrglauben besteht, da beide Erkrankungen, Neurodermitis und Nahrungsmittelallergie, zeitlich oft sehr eng gekoppelt sind, so dass der Eindruck entsteht, das Ekzem sei die Folge der Nahrungsmittelallergie.

Die Symptome sind Schwellungen der Lippen, des Gesichts, Nesselsucht, Asthma, Durchfall, Erbrechen und eben auch Ekzemverschlechterung. Ob die Hautausschläge der Neurodermitis oder tatsächlich einer zusätzlichen Nahrungsmittelallergie geschuldet sind, kann nur ein Kinderallergologe sicher feststellen.

Die Epidemie des 21. Jahrhunderts

Hat ein Kind eine Allergie, reagiert sein Immunsystem überempfindlich auf an sich harmlose Stoffe: Pollen, Erdnüsse, Tierhaare, Hausstaub, Metalle, Lebensmittel oder chemische Substanzen. Das Immunsystem wird aktiv und es reagiert auf

FAMILIÄRE BELASTUNG	
kein Elternteil allergisch	15 von 100 Kindern belastet
ein Geschwisterkind allergisch	25 – 30 von 100 Kindern belastet
ein Elternteil allergisch	20 – 40 von 100 Kindern belastet
beide Elternteile allergisch	50 – 60 von 100 Kindern belastet
beide Elternteile allergisch mit gleicher Allergie	60 – 80 von 100 Kindern belastet

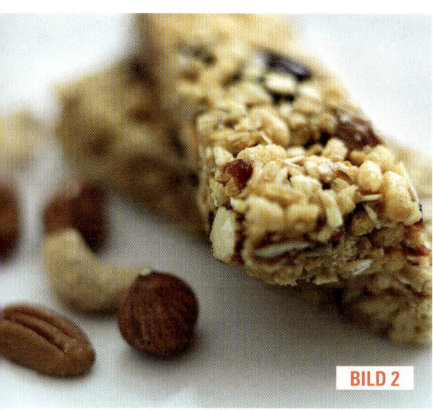

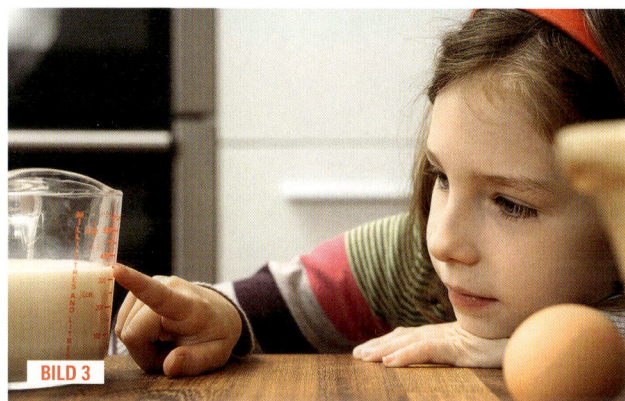

BILD 2 BILD 3

die Stoffe, als gelte es, gefährliche Erreger zu bekämpfen. Dann tränen die Augen, die Atemwege verengen sich und die Haut entzündet sich. Eigentlich gibt es aber nichts zu bekämpfen, da kein wirklicher Erreger da ist, es gibt nur alltagsübliche, ungefährliche Stoffe.

Ob ein Kind an einer Allergie erkrankt oder nicht, entscheidet sich früh. Es gibt keine Chancengleichheit in der Wiege! Das Risiko für eine Allergie hängt zum Teil von den Genen ab. Hat ein Elternteil eine Allergie, liegt für das Kind die Wahrscheinlichkeit, an einer Allergie zu erkranken, bei 30 Prozent. Sind beide Eltern von einer Allergie betroffen, stehen die Chancen 50 : 50 für das Kind.

Doch Gene sind nicht alles. Kommt zu dieser genetischen Veranlagung noch ein Auslöser aus der Umwelt hinzu, und zwar mehr als einmal, kann das Immunsystem darauf überempfindlich reagieren und Antikörper gegen diesen Stoff entwickeln.

Es stimmt, wer keine Nüsse isst, bekommt auch keine Allergie dagegen, trotzdem soll dies nicht dazu führen, prophylaktisch alles wegzulassen.

Diagnose

Um die genaue Diagnose „Allergie" zu erstellen, kann sich der Allergologe nicht nur auf Untersuchungen stützen, sondern muss sich vor allem ein umfangreiches Bild über die Lebenssituation des Kindes machen: Wo wohnt es, wie wohnt es, in der Stadt, auf dem Land, mit Haustieren, wird im Haushalt geraucht, haben die Eltern eine Allergie? Gibt es Beobachtungen, die einen Zusammenhang zwischen einem bestimmten Stoff und einer körperlichen Reaktion des Kindes darauf vermuten lassen?

Früh erkennen – nicht abwarten

Allergien werden bei Kindern häufig nicht rechtzeitig erkannt oder nicht schnell genug diagnostiziert und nicht angemessen behandelt. Wird eine Diagnose zu spät gestellt und beginnt die Therapie somit nicht rechtzeitig, drohen schwerwiegende Folgen: Bei jedem dritten Kind, das an Heuschnupfen leidet, entwickelt sich daraus innerhalb weniger Jahre Asthma, es tritt der sogenannte Etagenwechsel ein.

Die Anzeichen einer Allergie sind beim Kind nicht anders als bei Erwachsenen. Juckende Haut, trockener oder nässender Ausschlag deuten auf Neurodermitis hin. Tränende oder juckende Augen und/oder eine kribbelnde Nase hauptsächlich zur Blütezeit auf Heuschnupfen, Luftnot und eine zu „enge Brust" insbesondere bei körperlicher Belastung verweisen auf allergisches Asthma. Und eine Nahrungsmittelallergie geht mit Quaddeln auf der Haut

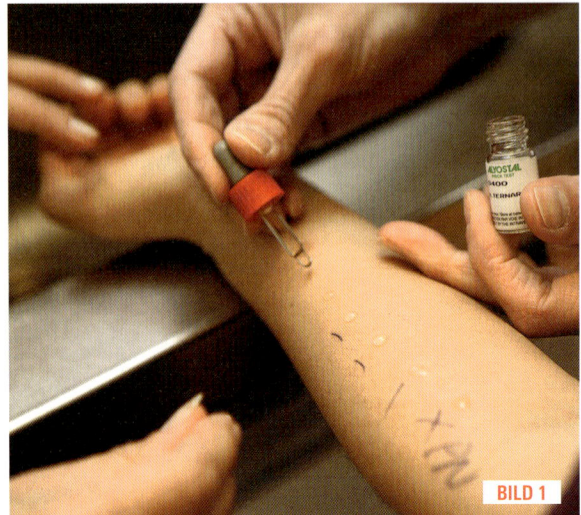

BILD 1

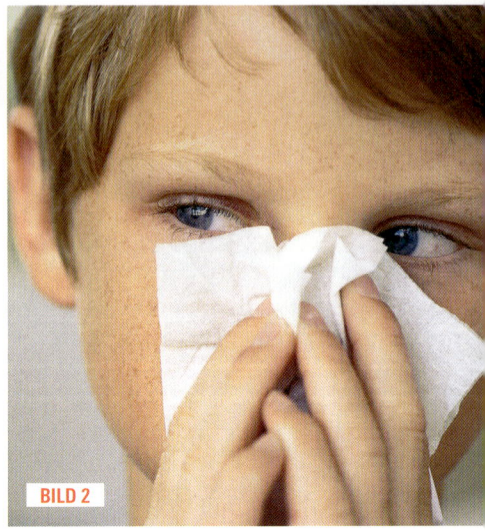

BILD 2

sowie mit Bauchkrämpfen, Durchfall, Jucken in Mund, Rachen und Ohren nach dem Genuss eines bestimmten Lebensmittels einher.

WANN ZUM ARZT?

Damit eine Allergie nicht verschleppt wird, sollten Sie bei diesen Symptomen mit Ihrem Kind zum Kinderarzt gehen, der Sie dann eventuell an einen Kinderallergologen überweist:

- Das Baby hat ein Ekzem.
- Das Kindergartenkind quält sich mit immer wieder auftretenden Luftnot-Anfällen.
- Der Teenie wird von Heuschnupfen geplagt.

Allergietests

Als ersten Schritt bei einer Allergieuntersuchung sollte gerade bei Babys und Kleinkindern ein Test auf das Immunglobulin IgE gemacht werden. Dieser Test weist nach, ob das Kind eine Sensibilisierung auf einen bestimmten Stoff entwickelt hat. IgE ist ein Antikörper, den das gesunde Immunsystem immer dann bildet, wenn der Körper mit Würmern zu kämpfen hat. Das übersensible Immunsystem eines Allergikers bildet IgE auch ohne Würmerbefall, und zwar gegen verschiedene Allergieauslöser.

Der Bluttest auf IgE ist die komplexeste Variante der Allergiestests. Kinderärzte halten ihn für ein unerlässliches Werkzeug, weil damit recht zuverlässige Angaben über das Ausmaß der Sensibilität des Immunsystems gemacht werden können.

Damit ist die Gefährdung für eine Allergie gut abzuschätzen. Früher gab es die Empfehlung, dass das Kind erst im Schulalter sein müsse, um sein Blut sinnvoll auf IgE zu testen. Heutzutage wird der Test schon bei Säuglingen mit einem Risikoelternteil gemacht. Da die Krankheitsprognose umso schlechter ist, je mehr IgE das Kind im Blut hat, kann bei einem entsprechenden Testergebnis rechtzeitig therapeutisch gegengesteuert werden.

Inzwischen gibt es eine vereinfachte Form zum IgE-Nachweis, einen IgE-Test gleich für die Arztpraxis. Dafür muss kein Blut abgenommen werden, sondern es ist ein Tropfen aus der Fingerkuppe ausreichend. In diesem Blutstropfen kann sofort die Sensibilisierung auf 20 Allergene in Art und Stärke untersucht werden.

BILD 1 Hauttests können in relativ kurzer Zeit feststellen,
ob ein bestimmter Stoff ein Allergieauslöser ist.
BILD 2 Nur wer seine Allergieauslöser kennt, kann vorbeugen.

Hauttests

Neben den Untersuchungen des Blutes, die die Sensibilisierung gegen bestimmte Stoffe feststellen, gibt es Tests auf der Haut, die bestehende Allergien aufspüren sollen. So gibt beispielsweise der Pricktest schon nach etwa 15 Minuten Aufschluss, ob die untersuchten Substanzen zu den Allergieauslösern zählen. Dazu werden unterschiedliche Allergenextrakte auf die Haut aufgetragen und nach der Zeit untersucht, ob sich Quaddeln gebildet haben.

Der Hauttest kann aber nur gemacht werden, wenn die Ekzeme im Testfeld komplett ausgeheilt sind – sonst kann es zu Reaktionen kommen, die nicht durch das Allergen ausgelöst werden. Auch anti-allergische Medikamente können eine Reaktion verhindern, weshalb der kleine Patient sie vor dem Test nicht mehr einnehmen sollte. Der Allergologe sticht beim Pricktest mit einer kleinen Lanzette die Allergene oberflächlich in die Haut hinein. Richtig gemacht, ist der Test kaum schmerzhaft. Nach zehn bis zwanzig Minuten bilden sich an den Stellen, an denen tatsächlich eine allergische Reaktion anläuft, Rötungen oder Quaddeln. Sie bleiben einige Stunden bestehen. Der Pricktest kann hilfreich sein, wenn eine IgE-vermittelte Allergie nachgewiesen werden soll. Es lassen sich auch Nahrungsmittelallergien damit untersuchen.

Beim Patchtest wird statt Tropfen auf dem Arm ein Pflaster mit vielen verschiedenen Substanzen auf den Rücken geklebt. Nach ein oder zwei Tagen zeigen rote Punkte auf dem Rücken, bei welchem Stoff das Immunsystem reagiert hat.

Bei vermuteter Nahrungsmittelallergie ist der Provokationstest sinnvoll. Näheres lesen Sie im Kapitel Diagnose (Seite 146).

Ein Problem tritt bei allen diesen Tests auf: Sie sind nicht eindeutig. Ist ein Test negativ, ist das kein ausreichender Beleg, dass das Kind keine Allergie hat und umgekehrt. Erst wenn mehrere Tests zum gleichen Ergebnis kommen, kann man sicher sein, dass das Kind eine bestimmte Allergie hat.

Spirometrie

Ab einem Alter von vier bis fünf Jahren kann bei Verdacht auf Asthma die Lungenfunktion des Kindes getestet werden. Dazu pustet das Kind in das Messgerät, ein Spirometer. Gemessen wird so die Kraft, mit der das Kind ein- und ausatmet, und die Menge der eingeatmeten Luft pro Zeiteinheit. Bei Asthmatikern ist die Lungenkraft oft deutlich eingeschränkt.

Therapie

Hat das Kind eine Allergie entwickelt, dann heißt die erste Regel: den Auslöser meiden (Karenz). Daher müssen Sie gemeinsam mit dem Kind und dem betreuenden Arzt die aufwendige Suche nach Allergenen mit Pricktest und anderem auf sich nehmen. Ganz besonders spezialisiert auf die Diagnose und Therapie von allergischen Erkrankungen sind die Kinderaller-

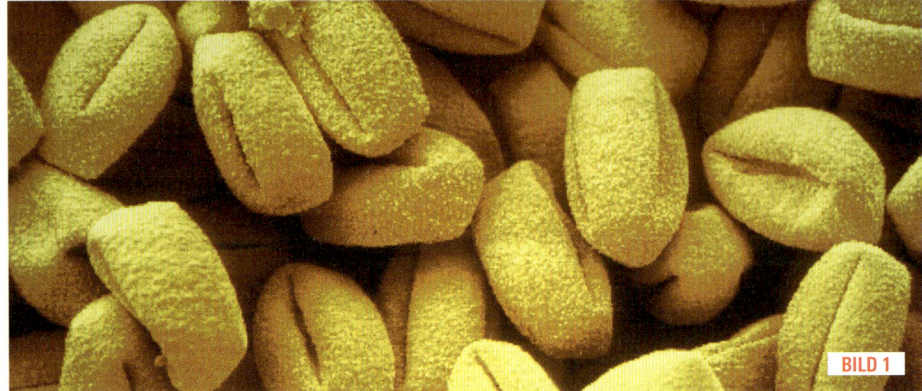

gologen, denn Kinder sind keine kleinen Erwachsenen und brauchen spezielle Formen von Untersuchung und Behandlung.

Ist die Detektivleistung geschafft und das Allergen dingfest gemacht, müssen Sie Wege finden, den Auslöser möglichst komplett zu meiden. Leidet das Kind zum Beispiel an einer Nahrungsmittelallergie, dann darf es das Lebensmittel nicht mehr essen, auch nicht in Spuren oder mal als Ausnahme. Das ist besonders schwierig, wenn es sich um Lieblingsspeisen oder Süßigkeiten handelt. So müssen beispielsweise bei einer Nussallergie wegen der Verunreinigungen auch Schokolade und Nugataufstrich konsequent vom Speiseplan gestrichen werden. Doch wenn dies unter Mühe erreicht werden kann, so funktioniert eine Karenz nicht bei allen Allergieauslösern, vor Pollen kann man sich schwer schützen, ebenso wenig vor Hausstaub oder Insektengift.

Hyposensibilisierung

Zwar können mit bestimmten Medikamenten die Allergiesymptome so weit gelindert werden, dass sich das Kind gesund fühlt, geheilt ist die Allergie damit aber nicht. Näheres hierzu finden Sie im Kapitel Therapie (Seite 154).

Statt einer solchen Therapie der Krankheitszeichen kann der Arzt je nach Allergie versuchen, das Kind mit einer Hyposensi-

bilisierung (Immuntherapie) unempfindlich gegen den bestimmten Auslöser zu machen. Dazu bekommt das Kind in Abständen den krankmachenden Auslöser in verdünnter Form gespritzt oder als Tropfen unter die Zunge. Ziel dieser Behandlung ist es, das Immunsystem zum Umlernen zu bewegen, damit es nicht mehr gegen diesen bestimmten Stoff rebelliert.

Kortison

Um die Symptome der Allergie zu lindern, kann einem Kind bei Neurodermitis oder allergischem Asthma ein Kortisonpräparat verordnet werden. Davor sollten Sie keine Scheu haben. Kortison ist ein hoch wirksamer Arzneistoff, der bei vielen entzündlichen Erkrankungen eingesetzt wird. Leider fürchten sich viele Menschen davor, kortisonhaltige Mittel anzuwenden. Sie haben Bedenken wegen der typischen Begleiterscheinungen wie brüchigen Knochen (Osteoporose), einem „Vollmondgesicht" oder Wachstumsstörungen bei Kindern. Solche unerwünschten Wirkungen kommen jedoch nur bei der Einnahme von höher dosierten kortisonhaltigen Mitteln wie Kortisontabletten oder bei Kortisonspritzen vor. Heutzutage können Sie sich darauf verlassen, dass die Dosierung der Medikamente sehr fein auch auf kleine Kinder abgestimmt wird, so dass Nebenwirkungen nur in sehr geringem Maße auftreten. Außerdem stehen verschiedene, für die Krankheit jeweils angepasste Darreichungsformen, also Salben, Sprays oder Inhalationslösungen, zur Verfügung, wodurch die Mittel besonders stark da wirken, wo die Krankheit auftritt und nicht mehr den gesamten Körper belasten.

So enthalten einige Sprays gegen Asthma Kortison, in einer geringen, für Kinder angepassten Dosierung. Das Kortison ermöglicht es vielen Schulkindern, trotz ihres Asthmas am Schulsport teilzunehmen. Ebenso können viele Neurodermitis-Babys – und ihre Eltern – endlich einmal durchschlafen, wenn sie mit einer kortisonhaltigen Salbe behandelt wurden.

Wichtig ist dabei: Die Dosierung gehört in die Hand des Arztes. Er bestimmt auch die Dauer der Medikamentengabe.

Und um falschen Hoffnungen vorzubeugen, Kortison heilt die Allergie nicht, es hält lediglich die Beschwerden unter Kontrolle. Und das ist viel bei einer chronischen Erkrankung.

Antihistaminika

Ebenso geht es mit einer anderen Arzneimittelgruppe, den Antihistaminika. Sie heilen ebenso wenig die Allergie, verhindern aber den Juckreiz durch die Blockierung des Histamins, einer körpereigenen Substanz, die bei einer Allergie übermäßig ausgeschüttet wird. Antihistaminika lindern durch die Hemmung die Zeichen des Heuschnupfens, stoppen Augenjucken, Nasenkribbeln und den Juckreiz der Haut.

Antihistaminika gibt es zum Einnehmen als Saft, Sirup, Tabletten und als Tropfen. Die Wirkstoffe wie Cetirizin oder Loratadin können bereits für Kinder ab zwei Jahren verabreicht werden. Die Dosierung bestimmt der Arzt, sie richtet sich nach Gewicht und Alter. Fexofenadin können Kinder ab sechs Jahren erhalten.

INTERVIEW   Über Tropfen, Tabletten und Impfung

Prof. Dr. Ulrich Wahn, Professor für Pädiatrie an der Klinik für Pädiatrie mit Schwerpunkt Pneumologie und Immunologie der Charité Berlin berichtet über neue Ansätze in der Therapie. Er ist mit seiner Arbeitsgruppe an wissenschaftlichen Studien über neue Allergietherapien beteiligt.

Was ist das Interessante bei der Immuntherapie (Hyposensibilisierung)?

Die Immuntherapie wird 100 Jahre alt, 90 Jahre davon war sie nicht von der Arzneimittelbehörde zugelassen. Doch es ist nachgewiesen und durch die Zulassung auch belegt: Die subkutane Immuntherapie, bei der das verdünnte Allergen unter die Haut gespritzt wird, ist wirksam, nicht nur im Sinne einer Symptomreduktion, sondern auch im Sinne einer Veränderung des Krankheitsverlaufs. Sie verdient den Titel „kausale Therapie".

Was gibt es Neues in diesem Bereich?

Die sublinguale Therapie ist neu – eine Therapieform, bei der man Tropfen oder Tabletten unter die Zunge legt. Dass sie dieselbe Wirkung hat wie die gespritzte Immuntherapie, war lange bezweifelt worden. Anfang 2009 wurde hierzu eine Studie veröffentlicht; Graspollentabletten haben für Kinder (sechs bis zwölf Jahre alt) eindrucksvolle Ergebnisse in klinischen Studien zur sublingualen Therapie gezeigt: 40 Prozent Besserung gegenüber Placebo! Die Zulassung durch die Arzneimittelbehörde ist erfolgt und im Winter 2009/2010 wurde zum ersten Mal eine sublinguale Immuntherapie für Kinder und Erwachsene bei Graspollenallergie angeboten. Die Tablette gegen Birkenpollenallergie ist in der Entwicklung. Vier Monate lang muss die Tablette genommen werden, und die Studien haben uns gezeigt, dass wir auch Langzeiteffekte erwarten können. Das heißt, das Immunsystem verändert sich unter der Therapie. Ein Wermutstropfen: Die Nebenwirkungen, ein unangenehmes Gefühl im Mund, Jucken, Kribbeln, Schwellungen, während man das Allergen unter der Zunge hat, müssen wir wohl akzeptieren. Die Krankenkassen zahlen diese Therapie in vollem Umfang.

Wie weit sind die Forschungen zur Anti-IgE-Therapie?

Man weiß seit 40 Jahren, dass Immunglobulin IgE ein Antikörper des Immunsystems ist, der nicht gesund, sondern krank macht. Ohne IgE kein Heuschnupfen, kein allergisches Asthma, keine Nahrungsmittelallergie. Nun wurde ein Versuch unternommen, das IgE zu neutralisieren. Dies ist gelungen, es ist ein Mittel auf dem Markt, ein gentechnisch hergestellter rekombinanter Antikörper (Xolair®), der das IgE so bindet, dass es nicht mehr biologisch wirksam werden kann. Die Zulassung ist erfolgt für schweres Asthma bei Kindern ab sechs Jahren, es funktioniert aber auch bei komplizierten Formen des Heuschnupfens. Dazu ist es bisher nicht zugelassen (Stand 03/10). Unsere Klinik war an diesen Studien mit beteiligt. Die Firma Novartis vermarktet es aber nur für schweres allergisches Asthma. Das Anti-IgE hat den Charme, dass es alle spezifischen IgE bindet, also nicht nur die zum Asthma führenden, sondern alle Allergene. Das bedeutet, es würde parallel auch zum Beispiel eine Nahrungsmittelallergie verbessern. Das ist ein wirklicher Quantensprung in der Allergologie. Im Gegensatz zur Immuntherapie gibt es bei diesem Mittel aber vermutlich keine Langzeitwirkung. Es wirkt nur so lange, wie man es einnimmt. Leider betragen die Behandlungskosten pro Patient und Jahr bis zu 20 000 Euro. Es wird für Patienten angewendet, denen die bewährten Mittel nicht ausreichend helfen können.

Wie weit ist die Forschung, um bei Risikokindern präventiv einzugreifen?

Wir haben lange gesucht, was man mit der Nahrung geben kann, um einem Kind die allergische Reise zu ersparen. Als Erstes empfiehlt sich ein viermonatiges Stillen. Wer das nicht kann, sollte seinem Kind eine hypoallergene Nahrung aus vorverdauter Kuhmilch anbieten. Der nächste Forschungsansatz betraf die Probiotika. Diese Studien beschäftigten sich mit Nahrungsmitteln, die die Milchsäurebakterien Laktobazillen und Bifidobakterien enthalten: Sie sind in bestimmten Joghurts enthalten und können die Darmflora verbessern. Die ersten Studien, die eine vorbeugende Wirkung vor Neurodermitis und Allergien erhoffen ließen, konnten dann leider nicht bestätigt werden.

Allerdings haben Studien mit sogenannten Präbiotika mehr Erfolg. Das sind unverdauliche Kohlenhydrate, zum Beispiel Inulin oder Oligofruktose. Sie sollen im Dickdarm die Vermehrung der probiotischen Bakterien fördern. Demnächst wird eine große Kinderstudie veröffentlicht, die zeigt, dass Präbiotika in der Babynahrung der Firma Milupa – bisher einziger Hersteller –

das Auftreten von Neurodermitis auf das Niveau der gestillten Kinder drücken kann. Das ist kein völliger Schutz, aber eine Reduktion um 40 Prozent.

Wie ordnet sich in diese Innovationen die Antiallergie-Schluckimpfung ein?

Das wird eine vorbeugende Schluckimpfung sein, die aus Bakterienlysaten unserer vorherrschenden Darmkeime besteht. Das ist quasi die Hygienehypothese in Flaschenform. Dieser Ansatz kommt aus der Alternativmedizin und wurde im Mausexperiment bestätigt. Die entsprechende Studie, die an der Berliner Charité an Menschen durchgeführt wird, wird in den nächsten Monaten Ergebnisse zeigen. Ziel war es, bei Risikosäuglingen durch Gabe dieser Schluckimpfung vom zweiten Lebensmonat an das Auftreten der Neurodermitis zu reduzieren. Wir haben große Hoffnung. Wir verfolgen die Kinder, die an dieser Studie teilgenommen haben, noch weitere drei Jahre, um zu sehen, ob die Schluckimpfung auch Asthma verhindert.

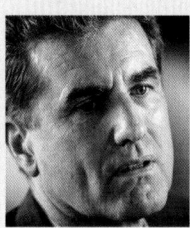

Prof. Dr. Ulrich Wahn

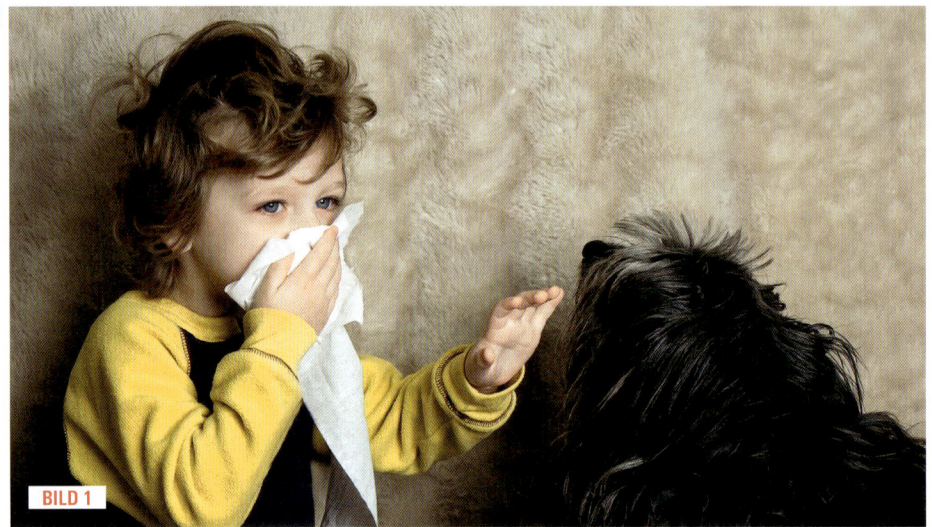

BILD 1 Hat der Heuschnupfen Saison, ist das Leid groß, bei Tierhaarallergikern ist immer Saison.

HEUSCHNUPFEN BEI KINDERN

Jucken und schniefen – das müssen 10 bis 20 von 100 Kindern und Jugendlichen insbesondere im Frühjahr und Sommer, weil sie Heuschnupfen oder einen allergischen Dauerschnupfen haben. Immer jünger werden im Durchschnitt die Kinder, zum Teil sind es noch Kleinkinder, die das erste Mal einen allergischen Schnupfen bekommen.

Symptome

Die Pollen, auf die das Kind allergisch reagiert, entzünden die Schleimhaut der Nase, in der Folge verdickt sich diese, verschleimt und juckt. Je nachdem, auf welche Pollen das Kind allergisch reagiert, tritt die Erkrankung entweder im Frühjahr oder Sommer auf. Das ist der klassische Heuschnupfen.

Bei Kindern können unterschiedliche Verhaltensweisen auf einen allergischen Schnupfen hindeuten. Manche Kinder fallen durch ununterbrochenes Schniefen und Schnauben auf, andere verziehen häufig die Nase oder reiben immer wieder daran, um den lästigen Juckreiz zu lindern. Wieder andere laufen mit offenem Mund herum, weil sie wegen der blockierten Nasenatmung durch den Mund ein- und ausatmen. Viele allergiekranke Kinder husten, schnarchen im Schlaf und sind nach dem Aufwachen sehr durstig.

Wenn Kinder darüber klagen, nicht richtig zu sehen, und verklebte Augen haben, kann das ein Hinweis auf eine allergische Bindehautentzündung sein. Manche Kinder bekommen zusätzlich Gliederschmerzen und Fieber.

Wenn die Symptome das ganze Jahr über bestehen bleiben, und das Kind vor allem nachts eine verstopfte Nase hat, morgens viel niesen muss, dann handelt es sich vermutlich nicht um einen Heuschnupfen, sondern um einen allergischen Dauerschnupfen. Meist sind die Auslöser dafür Tierhaare, Hausstaubmilben oder Schimmelpilze.

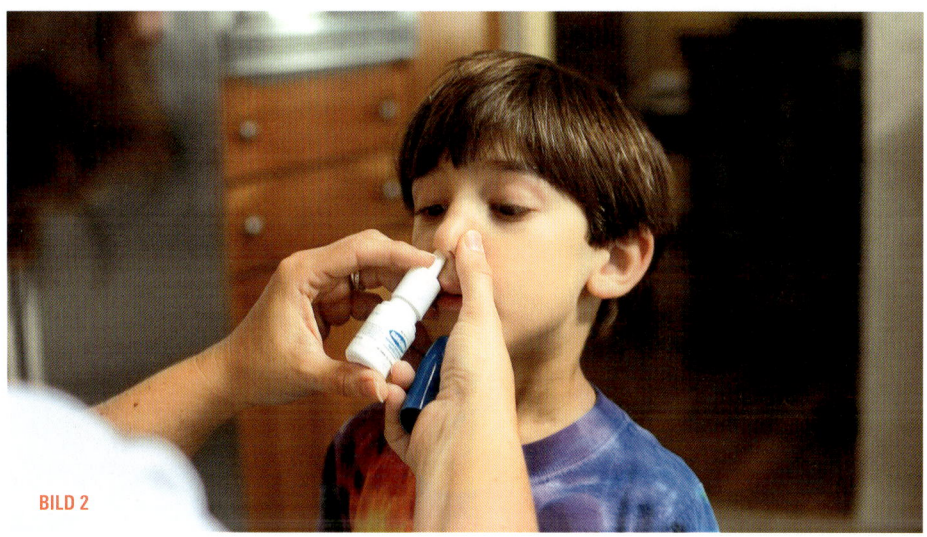

BILD 2

BILD 2 Einige Wirkstoffe müssen frühzeitig gegeben werden, um bei Heuschnupfen zu wirken.

Diagnose

Wichtig ist, dass die Diagnose einer Allergie früh gestellt wird. Deshalb sollten die erwähnten Symptome rechtzeitig von einem Fachmann abgeklärt werden. Der Arzt muss gemeinsam mit den Eltern das verursachende Allergen finden. Ein Pollenkalender und ein Allergietagebuch sind dabei wichtige Hilfsmittel. Um einen Heuschnupfen von einem allergischen Dauerschnupfen zu unterscheiden, muss der Arzt einen Blick auf die Nasenschleimhaut werfen: Eine hochrote Nasenschleimhaut, die akut entzündet ist, zeigt ihm, das ein Heuschnupfen vorliegt; eine geschwollene Schleimhaut verweist eher auf einen allergischen Dauerschnupfen.

Tests

Der Bluttest auf IgE-Antikörper kann den beobachteten Verdacht auf bestimmte Pollen von Bäumen, Gräsern oder Getreide, Schimmelpilze, Nahrungsmittel, Haustiere, Hausstaubmilben oder andere Auslöser erhärten, ebenso die Hauttests wie Prick- und Patchtest. Einzelheiten zur Diagnose lesen Sie ab Seite 146.

Therapie

Hat sich beim Kind eine Allergie entwickelt, ist die Vermeidung der allergieauslösenden Stoffe der erste Teil der Behandlung. Der zweite Teil besteht in einer medikamentösen Therapie und/oder in der Hyposensibilisierung (Immuntherapie) mit dem Versuch, die Allergie in den Griff zu bekommen, entweder für die bevorstehende Heuschnupfensaison oder dauerhaft. Zu den Medikamenten lesen Sie mehr im Kapitel Therapie (Seite 154).

Kortisonhaltige Nasensprays

Kortisonhaltige Medikamente wie Nasensprays kommen je nach Alter zur Anwendung. Kleine Kinder unter fünf Jahren dürfen Flunisolid, Kinder unter sechs Jahren dürfen Beclometason, Dexamethason und Mometason nicht bekommen.

Spezifische Immuntherapie

Eine Hyposensibilisierung, also eine spezifische Immuntherapie, kann bei allergischen Kindern ab fünf Jahren durchgeführt werden. Bei ihnen ist der Behandlungserfolg oft sogar noch größer als bei

Erwachsenen. Die gute Wirkung der Hyposensibilisierung bei Kindern mit Pollenallergien ist wahrscheinlich darauf zurückzuführen, dass ihr Immunsystem noch nicht übermäßig belastet ist. Kinder, die eine Pollenallergie haben und eine spezifische Immuntherapie bekommen, haben darüber hinaus ein deutlich niedrigeres Risiko, an Asthma zu erkranken, als unbehandelte Kinder.

Die Immuntherapie verdient den Titel kausale Therapie. Dabei spielt es keine Rolle, ob die Therapie als Spritze verabreicht wird oder ob Tropfen oder Tabletten unter die Zunge (sublinguale Therapie) gegeben werden. Anfang 2009 wurde zudem die Graspollentablette als Lutschtablette für Kinder im Alter von sechs bis zwölf Jahren durch die europäische Arzneimittelbehörde zugelassen.

Vier Monate lang muss die Tablette genommen werden, und die Studien haben gezeigt, dass sie auch nach dem Absetzen weiter wirkt. Ob es mit der Lutschtablette gelingt, das Immunsystem dauerhaft weniger empfindlich gegenüber den Gräserpollen zu machen, muss man noch weiter untersuchen.

ALLERGISCHES ASTHMA BEI KINDERN

Es gibt zwei Formen von Asthma, die allergische und die nichtallergische. Manchmal bestehen die beide Formen nebeneinander oder sie treten nacheinander auf. 10 von 100 Kindern erkranken an Asthma. Ebenso wie bei anderen Allergieformen sind Schleimhäute, nämlich die empfindlichen Schleimhäute der Bronchien, durch die Krankheit betroffen.

Und genau wie bei Heuschnupfen, Nahrungsmittelallergien und Neurodermitis spielt die Bildung von Antikörpern des Immunglobulins IgE eine Rolle bei der Krankheitsentwicklung. Beim allergischen Asthma kommt es zu Reaktionen auf bestimmte Allergene wie Pollen, Tierhaare, Hausstaubmilben, Schimmelsporen oder Nahrungsmittel.

Der Atem pfeift

Man erkennt Asthma daran, dass das Kind kurzatmig ist, insbesondere eine erschwerte Ausatmung hat, die mit einem pfeifenden Geräusch verbunden ist, und dass das Kind vor allem nachts oder bei Anstrengung hustet sowie ein Engegefühl oder Stechen in der Brust hat. Bei Asthma entzünden sich die Schleimhäute der Bronchien, die dann vermehrt Schleim absondern. Wegen des kleineren Durchmessers der Bronchien eines Kindes im Vergleich zu denen eines Erwachsenen verstopfen sie schneller durch den Schleim.

Meist tritt das Asthma im Vorschulalter zum ersten Mal auf und die Entzündung der Luftwege wird unbehandelt schnell chronisch. Für das Erkrankungsrisiko spielt es auch beim allergischen Asthma eine Rolle, ob die Eltern an Allergien oder Asthma leiden. Dann steigt das Risiko,

dass das Kind ein allergisches Asthma entwickelt, deutlich an. Viele Kinder haben zusätzlich allergischen Schnupfen (Heuschnupfen), Neurodermitis oder eine Nahrungsmittelallergie.

Asthma ist nicht heilbar, aber gut kontrollierbar. Bei einem Drittel der Kinder verschwindet das Asthma von allein nach der Pubertät, bei einem zweiten Drittel

---

INFO **Stufenplan Asthma bei Kindern**

Nach diesem Stufenplan wird der Schweregrad der Asthmaerkrankung beim Kind beurteilt und allgemeine Therapieempfehlungen gegeben.

Stufe 1
Es treten weniger als fünf Asthmaanfälle pro Jahr auf.
Inhalation eines rasch wirksamen Beta-2-Sympathomimetikums.

Stufe 2
Es treten mehr als sechs Anfälle pro Jahr auf, aber nicht mehr als ein Anfall pro Woche.
Niedrig dosiertes Kortison zum Einatmen. Als kortisonfreie Alternative wird Montelukast empfohlen.

Stufe 3
Die Anfälle treten mehr als einmal pro Woche, aber nicht täglich auf, und mehr als zweimal pro Monat in der Nacht.
Kortison zum Einatmen in mittlerer Dosis. Wenn das nicht ausreicht, dann eine der folgenden Optionen: Steigerung der Dosis des inhalativen Kortisons oder die Gabe eines langwirksamen Beta-2-Sympathomimetikums (bronchienerweiternd) oder Montelukast oder Retard-Theophyllin.

Stufe 4
An den meisten Tagen und Nächten bestehen schwere Asthmasymptome.
Kortison zum Einatmen in hoher Dosis. Wenn das nicht ausreicht, dazu eine oder mehrere Optionen:
langwirksames Beta-2-Sympathomimetikum (auch als fixe Kombination), Montelukast, Retard-Theophyllin, Kortison zum Einnehmen in der niedrigsten noch wirksamen Dosis.

Hinweis
Bei Asthma in den Stufen 2 bis 4 kann immer noch ein rasch wirksames Beta-2-Sympathomimetikum zum Inhalieren in Falle eines Anfalls gegeben werden.

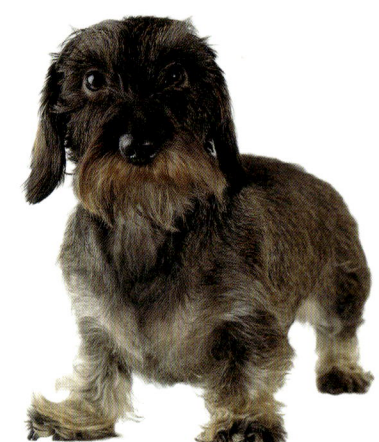

BILD 1

bessert es sich Laufe des Erwachsenwerdens. Schlechte Aussichten haben die Kinder, die weitere Allergien haben oder in deren Umgebung geraucht wird.

Diagnose

Ebenso wie bei Erwachsenen muss vor jeder Behandlung eine genaue ärztliche Allergiediagnostik erfolgen.

Zu Beginn der Untersuchung erfragt der Arzt die Kranken- und Familiengeschichte (Anamnese), horcht sorgfältig die Lunge des Kindes ab und kontrolliert die Atemgeräusche. Meist ist zudem noch eine Lungenfunktionsüberprüfung notwendig, bei Säuglingen geschieht das in bestimmten Kinderkliniken. Mittels Bluttest auf IgE und Hauttests wie Prick- und Patchtest (Näheres ab Seite 149) fahndet der Arzt nach den genauen Allergieauslösern.

Therapie

Als erster Schritt gilt es, wie immer bei Allergien, den Auslöser, soweit möglich, zu meiden. Auslöser können zum Beispiel Pollen, Tierhaare oder Hausstaubmilben

sein, leider sind das alles Allergene, die nur schlecht und niemals komplett zu meiden sind. Hinzu kommt, dass in Gegenwart des erkrankten Kindes prinzipiell nicht geraucht werden sollte, da dies die langfristigen Aussichten deutlich verschlechtert.

Die Behandlung des Asthmas setzt sich immer aus mehreren Elementen zusammen, der Behandlung mit Medikamenten, dem regelmäßigen Inhalieren und der Schulung von Eltern und Kindern durch Spezialisten.

Für die Behandlung von Asthma bei Kindern mit Medikamenten hat die Fachgesellschaft für pädiatrische Pneumologie (kindliche Lungenheilkunde) Richtlinien erlassen. Je nach Alter gelten unterschiedliche Empfehlungen, in welcher Dosis und auf welche Art das Mittel verabreicht werden soll.

Der Kinderarzt sollte einen Behandlungsplan für Sie erstellen, auf dem er notiert, welches Medikament wann in welcher Dosierung und über welchen Zeitraum eingenommen werden soll.

Lassen Sie es sich genau vom Arzt erklären, welches Mittel ein Dauermedikament und welches ein Akutmedikament ist.

TIPP Alltag mit Asthma

Der Umgang mit asthmakranken Kindern erfordert viel Fingerspitzengefühl: Denn einerseits ist es für den Krankheitsverlauf wichtig, die Kinder vor bestimmten Reizstoffen und vor Überanstrengung zu schützen, andererseits sollten sie, um sich auch sozial gut zu entwickeln, nicht als „Kranke" abgestempelt und von Spiel und Bewegung mit anderen Kindern ferngehalten werden.

■ Sorgen Sie unbedingt dafür, dass in Gegenwart Ihres Kindes nicht geraucht wird.

■ Halten Sie Ihr Kind so gut es geht von Umweltschadstoffen wie Auto- und Industrieabgasen fern.

■ Achten Sie auf eine gute Durchlüftung der Räume, in denen sich Ihr Kind täglich aufhält.

■ Verbannen Sie die konkreten Asthmaauslöser aus dem Umfeld Ihres Kindes. Das gilt auch für Haustiere, wenn diese zu allergischen Reaktionen führen.

■ Wenn Ihr Kind sich unbedingt ein Tier wünscht, dann – aber nur wenn Tierhaare nicht der Auslöser der Allergie sind – sollten Sie einen Hund wählen, denn Katzen, Hamster, Meerschweinchen oder andere Nagetiere bergen mehr Risiken. Sie können das Kind vor der Anschaffung eines Hundes testen lassen, ob es auf diesen speziellen Hund allergisch reagiert oder nicht.

■ Mit gesunder, vitaminreicher Ernährung und allgemeinen Hygieneregeln wie Händewaschen vor dem Essen oder nach dem Kontakt mit erkälteten Menschen beugen Sie Infektionskrankheiten vor, die die Asthmasymptome verschlimmern können.

■ Achten Sie auf Pollenflugvorhersagen, vermeiden Sie Ausflüge bei schönem, trockenem Wetter in blühende Wiesen oder Getreidefelder.

■ Beziehen Sie die Kindermatratze mit einem Spezialüberzug (Encasing), entfernen Sie Staubfänger wie Gardinen und Teppiche aus dem Kinderzimmer, um das Kind vor Hausstaubmilben zu schützen.

■ Informieren Sie die Lehrer und die Betreuer über die Erkrankung Ihres Kindes. Halten Sie Ihr Kind aber nicht vom Schulsport ab, da körperliche Bewegung das Asthma oft verbessert. Lediglich während eines akuten Anfalls dürfen asthmakranke Kinder nicht am Schulsport teilnehmen.

■ Nehmen Sie an einer Eltern-Kind-Schulung teil. Die gesetzlichen Krankenkassen übernehmen die Kosten für Kurse, die auf dem Konzept der Arbeitsgemeinschaft „Asthmaschulung im Kindesalter" (AGAS) basieren.

BILD 1 + 2 Neurodermitiskinder leiden sehr unter ihrem Juckreiz.

Je nach Alter des Kindes sollte dieses selbstverständlich in die Unterweisung einbezogen werden.

Genau wie für Erwachsene ist es auch für asthmakranke Kinder wichtig, ausreichend mit Medikamenten behandelt zu werden, damit sich die Krankheit nicht weiter verschlimmert. Die dabei eingesetzten Arzneimittel und ihre verschiedenen Anwendungsformen (Sprays, Pulver und Tabletten) unterscheiden sich nach dem jeweiligen Schweregrad des Asthmas. Die Wirkstoffe der Präparate entsprechen denen von Erwachsenen. Wesentliche Unterschiede bei der Behandlung mit Medikamenten bestehen in der Dosierung der Mittel.

Für kleinere Kinder, die noch nicht sicher mit Sprays und Pulverinhalatoren umgehen können, gibt es Hilfsmittel, die ihnen die Inhalationstechnik erleichtern, zum Beispiel Spacer.

Medikamente

Eine genaue Auflistung von Medikamenten für die Asthmatherapie finden Sie im Kapitel Therapie (Seite 154).

Beta-2-Sympathomimetika

Diese Arzneimittelgruppe wirkt bronchienerweiternd. Für Kinder gibt es spezielle Zubereitungen zum Inhalieren, sowohl kurz- als auch langwirksamer Mittel.

Hyposensibilisierung

Durch Hyposensibilisierung (spezifische Immuntherapie) wird versucht, die Überempfindlichkeit des Immunsystems langfristig abzusenken. Näheres hierzu lesen Sie unter „Spezifische Immuntherapie" (Seite 167).

Kortisonsprays bei Kindern

Hat das Asthma einen bestimmten Schweregrad erreicht, ist das Inhalieren von Kortison erforderlich. Kortison dämpft die Entzündung in den Bronchien und beugt einer Verschlimmerung der Krankheit vor. Wenn dabei die geltenden Dosisgrenzen eingehalten werden, treten in aller Regel keine Probleme auf. Im Gegenteil: Die inhalierbaren Kortisone ermöglichen den erkrankten Kindern ein weitgehend normales Leben. Sie können an Sport und Spiel mit Gleichaltrigen teilnehmen, was für ihre körperliche und seelische Entwicklung sehr wichtig ist.

NEURODERMITIS BEI KINDERN

Bei der Neurodermitis handelt es sich um eine chronisch entzündliche Hauterkrankung, die in Schüben verläuft und stark juckt. Sie tritt schon ab dem zweiten Lebensmonat auf und betrifft 10 von 100 Kindern. Andere Namen dafür sind atopisches Ekzem, endogenes Ekzem, Kleinkindekzem oder atopische Dermatitis.

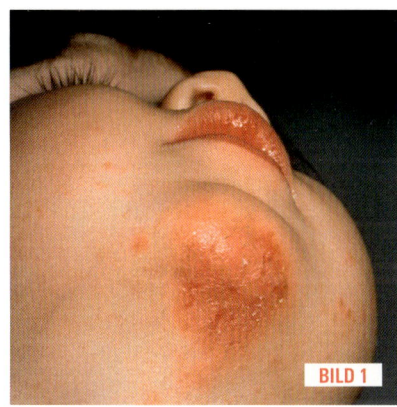

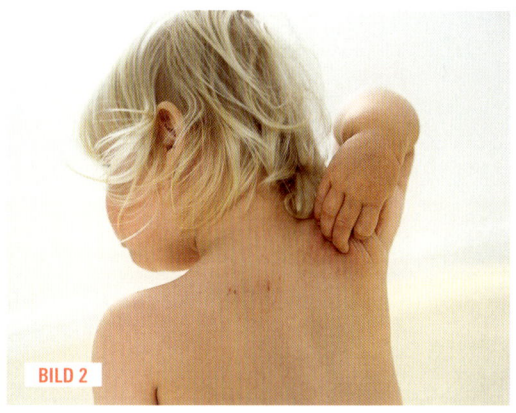

BILD 1 **BILD 2**

Ursachen

Die allergische Reise (Seite 121) beginnt zwischen dem zweiten und sechsten Lebensmonat – und startet immer mit einer Neurodermitis. Neu ist die Erkenntnis, dass die Neurodermitis eine Erkrankung ist, die eine genetische Komponente haben kann.

Ein Viertel der Kinder mit Neurodermitis hat einen speziellen Gendefekt, der auch Filaggrindefekt heißt. Bei diesen Kindern ist die Haut anders „gestrickt" als bei gesunden Kindern. Sie kann sich schlecht anfeuchten, ist immer reibeisentrocken, rissig und nicht abwehrbereit. Dieser Gendefekt führt besonders häufig zum Auftreten einer allergischen Sensibilisierung; die Rolle des Immunsystems steht in Bezug auf den Krankheitsausbruch erst an zweiter Stelle.

Bei der Neurodermitis spielt nicht nur ein defektes Gen eine Rolle, man vermutet ungefähr hundert fehlerhafte Stellen. Zu diesem Gendefekt kommen noch Lebensstilfaktoren hinzu, die dann eine Allergie wirklich auslösen. Experten untersuchen heute welchen Effekt es auf die Krankheit hat, allergiegefährdete Kinder gezielt mit mikrobiellen Bestandteilen zu konfrontieren. Diese Hygienehypothese (Seite 11) stützt sich darauf, dass ein frühkindlicher Kontakt mit bestimmten Infektionserregern das kindliche Immunsystem trainiert und dadurch vor Allergien schützt. Viele Kleinkinder wachsen heute in einem sehr sauberen Milieu auf und kommen nur wenig mit anderen Kindern zusammen. Dabei bleibt das Training des Immunsystems auf der Strecke. So kann eventuell schon der Kindergartenbesuch einem Allergieausbruch vorbeugen.

Die Krankheit tritt also gehäuft bei Kindern auf, deren Abwehrsystem eher unterfordert ist. Kinder, die im Säuglings- und Kleinkindalter viele Infektionen durchgemacht haben, erkranken seltener an Neurodermitis und anderen Allergien. Offenbar haben frühe Infektionen eine kräftigende und keine schwächende Wirkung auf das Immunsystem. Kinder, die mindestens vier Monate lang gestillt wurden, sind ebenfalls besser vor Neurodermitis geschützt (Seite 181). Zwar ist eine Neurodermitis nicht durch Lebensmittel bedingt, aber dennoch können einige Nahrungsmittel bei bestimmten Patienten eine Neurodermitis verschlechtern, warum ist noch nicht geklärt. Dazu gehören insbesondere Hühnerei, Kuhmilch, Weizen, Sojabohnen, Haselnuss und Fisch.

Neurodermitis ist also eine genetisch bedingte, chronische, in Schüben verlaufende Hauterkrankung, die sich durch bestimmte Auslöser wie Blütenpollen oder Nahrungsmittel oder Einflüsse wie Stress verschlechtern kann. Neurodermitis ist

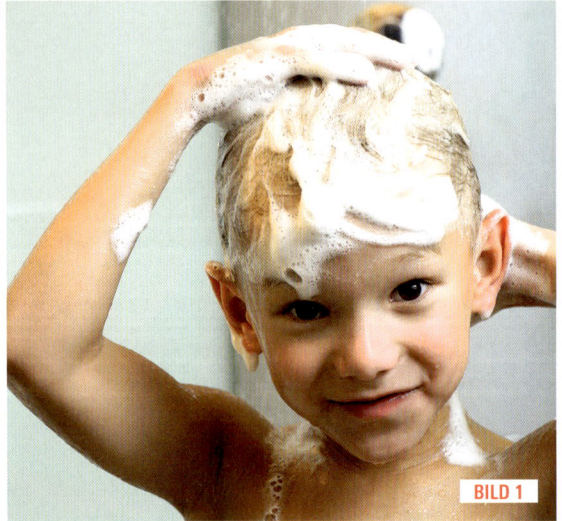

BILD 1

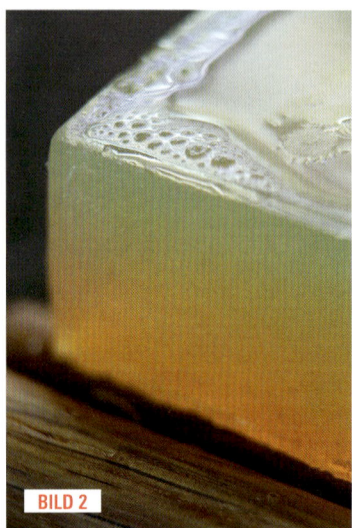

BILD 2

nicht kausal behandelbar, das bedeutet, sie ist nicht heilbar, aber die Symptome verschwinden häufig von alleine wieder.

Mit dem Schuleintrittsalter ist die Neurodermitis bei vielen Kindern nicht mehr so schlimm oder ganz verschwunden. Es geht also darum, eine schwierige Zeit so gut wie möglich zu bewältigen und darauf zu setzen, dass die Krankheit spätestens im Jugendalter wieder abheilt.

Kommt es danach, auch in späteren Jahren, weiterhin zu Krankheitsschüben, lassen sich diese mit vorbeugenden Maßnahmen und Medikamenten effektiv behandeln. Doch selbst wenn sich das Hautbild verbessert hat, Neurodermitis ist eine chronische Krankheit, und meist bleibt eine höhere Allergiebereitschaft besonders für Nahrungsmittelallergien oder allergisches Asthma bestehen. Salopp gesprochen, haben junge Erwachsene dann eine „schlafende" Allergiebereitschaft.

Ein Drittel aller Kinder mit mittelschwerer bis schwerer Neurodermitis plagt gleichzeitig eine Nahrungsmittelallergie. Genau beobachtet, besteht bei den Kindern bereits die Neurodermitis, ehe sich eine erhöhte Sensibilisierung gegenüber einem Nahrungsmittel dazugesellt.

Symptome und ihre Folgen

Wenn ein Kleinkind Neurodermitis hat, wird es von ständig juckenden Hautentzündungen gequält. Und auch Eltern und Geschwister werden davon in Mitleidenschaft gezogen. Denn im Zentrum der Aufmerksamkeit steht fast immer das Kind und seine Krankheit: Die Sorge um seine Gesundheit nimmt so viel Raum ein, dass häufig das gesamte Familienleben darunter leidet. Zudem sind Kinder, die einen Neurodermitisschub haben, sehr unruhig und übermüdet, der nächtliche Juckreiz und das ständige Kratzen hindert sie am Durchschlafen. Das wiederum führt zu chronischer Müdigkeit und Reizbarkeit, worunter nicht nur die sozialen Kontakte mit Geschwistern und Gleichaltrigen, sondern auch die Leistungen in der Schule leiden können. Viele Eltern fühlen sich hilflos und überfordert, wenn es trotz intensiver Pflege immer wieder zu Krankheitsschüben kommt.

Während Säuglinge die Ekzeme an Wangen, Stirn und der Kopfhaut haben, ist die Haut bei größeren Kindern vor allem an den Ellenbeugen, Kniekehlen, Nacken oder Füßen trocken, rissig und nässend mit Knötchen. Die kranke Haut

BILD 1 Duschen kann Spaß bringen – und es belastet die Haut weniger als ein Wannenbad.
BILD 2 Waschen Sie Ihr Kind möglichst mit klarem Wasser.

verdickt sich und erscheint faltig, als wäre sie alt.

Bei Jugendlichen ist das Hautbild meist verbessert, trotzdem können noch Ekzeme auftauchen und die Haut erscheint als zu trocken.

Diagnose

Leider gibt es keinen Test, der eine Neurodermitis zweifelsfrei nachweist. Erkannt wird die Neurodermitis durch ihre typischen Hautveränderungen. Eine aufmerksame Beobachtung durch die Eltern, eventuell mit einem Allergietagebuch, bringen sie auf die Spur, welche Stoffe oder Faktoren die Symptome auslösen.

Für Säuglinge und Kleinkinder ist ein Bluttest auf IgE sinnvoll, der Antikörper auf bestimmte Nahrungsmittel, Tierhaare oder Milben aufzeigt. Hauttests sind für die kleinsten Kinder sehr belastend und sollten daher vermieden werden.

Bei einem Verdacht auf ein bestimmtes Nahrungsmittel, das das Hautbild verschlechtert oder andere Symptome einer Nahrungsmittelallergie hervorruft (Seite 55), sollte man dieses für eine gewisse Zeit weglassen und dann wieder anbieten (Provokationstest), möglichst unter Aufsicht eines Arztes. Wie die Tests ablaufen, lesen Sie im Kapitel Diagnose (Seite 146).

Therapie

Unverzichtbar ist eine gute, vertrauensvolle Zusammenarbeit mit dem Kinderarzt und einem spezialisierten Kinderallergologen. Das Ziel der Behandlung ist, den Juckreiz zu mildern und so ruhige Nächte für Kind und Eltern zu erreichen.

Dazu gehört auch, dass Eltern möglicherweise ihre Angst vor kortisonhaltigen Mitteln überwinden müssen. Die ärztlich überwachte, zeitlich begrenzte Anwendung von Kortisonpräparaten auf der Haut zählt heute zum Therapiestandard und birgt in aller Regel keine gesundheitlichen Gefahren. Werden die Beschwerden dagegen nicht adäquat behandelt, stellen sich oft gravierende Folgen ein: Schlaflosigkeit, sozialer Rückzug und ein gestörtes Familienleben.

Hat sich gezeigt, dass es eindeutige Faktoren gibt, die eine Allergie auslösen oder die Neurodermitis verschlechtern wie bestimmte Nahrungsmittel, Zigarettenrauch und Hausstaubmilben, sollten diese streng gemieden werden.

Hautpflege bei Neurodermitiskindern

Kinder mit Neurodermitis sollten Sie regelmäßig eincremen, aber dafür nicht zu fette Präparate benutzen. Sie schonen die Haut auch, wenn Sie auf Duftstoffe in Shampoos, Seifen oder Salben verzichten. Zum Waschen reicht vor allem bei kleinen Kindern klares Wasser. Die Kinder sollten nicht zu selten gewaschen werden, damit Bakterien, Schweiß und Salbenreste von der Haut entfernt werden. Häufiges (drei- bis sechsmal täglich) Eincremen mit wirkstofffreien Salben hält die Haut geschmeidig. Kühlen Sie die Salben im Kühl-

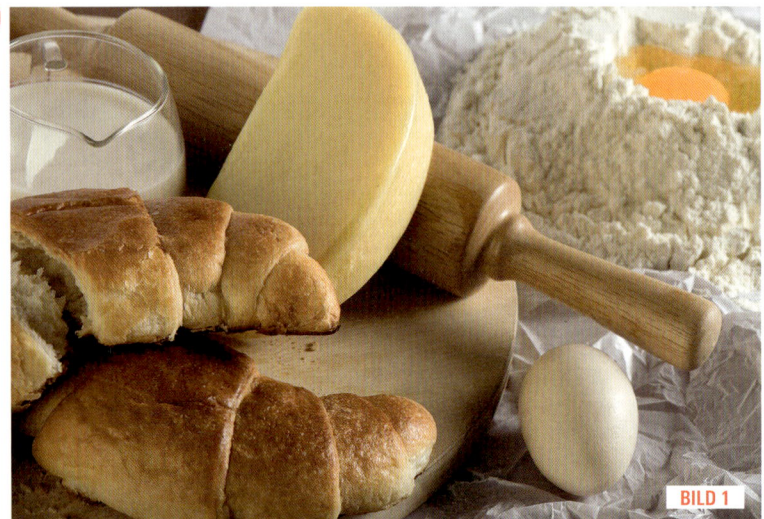

BILD 1

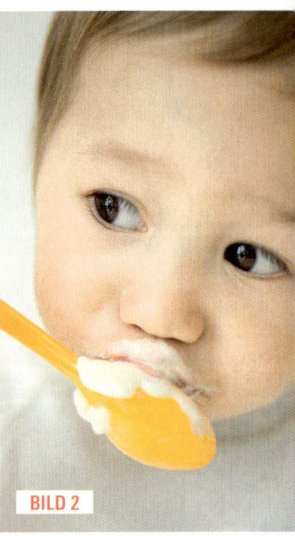

BILD 2

schrank, das ist besonders angenehm. Neben den wirkstofffreien Pflegeprodukten gibt es entzündungshemmende Zubereitungen, die häufig Kortison (zum Beispiel 0,1-prozentige Hydrokortisoncreme) enthalten.

Kleine Kinder können nachts weiche Baumwollfäustlinge tragen, um Verletzungen durch Kratzen zu vermeiden. Die Fingernägel sollten auch bei älteren Kindern aus diesem Grund recht kurz gehalten werden.

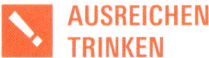

AUSREICHEND TRINKEN

Neben der äußerlichen Hautpflege ist es sinnvoll, dass das Kind ausreichend trinkt. Dafür gelten folgende Empfehlungen: Im Alter von zwei bis drei Jahren mindestens 700 Milliliter (drei bis vier Wassergläser), von sieben bis neun Jahren 900 Milliliter (vier bis fünf Gläser), von 13 bis 14 Jahren 1,2 Liter (6 Gläser) pro Tag. Erwachsene sollten täglich 1,5 bis 2 Liter trinken. Am besten geeignet sind Mineralwasser sowie Kräuter- und Früchtetees (wenn sie keine allergischen Reaktionen hervorrufen).

Medikamente

Bei einem akuten Neurodermitisschub muss die Haut nicht nur gepflegt, sondern mit wirkstoffhaltigen Mitteln behandelt werden. Dazu stehen unterschiedliche Präparate zur Verfügung:

- Gerbstoffhaltige Medikamente in Form von Salben oder Badezusätzen hemmen die Entzündung. Achten Sie vor allem bei Kleinkindern sorgfältig darauf, dass die Mittel nicht ins Auge gelangen.
- Kortison als Creme, Salbe oder Lotion wird als proaktive, das bedeutet möglichst frühzeitig beginnend, Dauerprophylaxe in niedrigster Dosierung empfohlen.
- Bei Kindern kommen anstelle von Kortison auch Mittel infrage, die Immunsupressiva wie Pimecrolimus oder Tacrolimus in niedriger Dosierung enthalten. Diese beiden Wirkstoffe darf der Arzt bei Kindern ab zwei Jahren verschreiben. Einzelheiten über die Medikamente unter „Therapie" (Seite 154).
- Die UV-Strahlentherapie ist nicht für kleine Kinder geeignet, erst für Kinder ab zehn Jahren.

BILD 1 + 2 Eine Nahrungsmittelallergie braucht viel Verständnis, da der Alltag des Kindes stark reglementiert wird.

Neurodermitisschulung

Haben Sie ein Kind, das an Neurodermitis erkrankt ist, sollten Sie möglichst eine spezielle Elternschule besuchen. Bei einer solchen Schulung lernen Sie in sechs Doppelstunden, an denen Ärzte, Psychologen, ein Kinderkrankenpfleger und ein Diätberater als Dozenten teilnehmen, autonomer und selbstbewusster mit der Krankheit Ihres Kindes umzugehen. Sie können dadurch hinterher mit dem behandelnden Arzt gleichberechtigter über die Behandlung sprechen und sind Experten in eigener Sache und der Ihres Kindes geworden. Die gesetzlichen Krankenkassen bezahlen diese Kurse.

NAHRUNGSMITTELALLERGIEN BEI KINDERN

Generell leiden Kinder häufiger an Nahrungsmittelallergien als Erwachsene: 10 bis 15 Kinder von 1 000 sind betroffen und müssen je nach Art des Allergens ihre Ernährung sorgfältig planen. Eine Nahrungsmittelallergie, ist sie erst mal sicher nachgewiesen, braucht viel Verständnis von und für die Kinder, da der Alltag mitunter stark reglementiert werden muss, um Allergieausbrüche zu verhindern. Dabei ist insbesondere bei älteren Kindern deren Mitarbeit und Verständnis vonnöten. Jedes Jahr bekommen rund 10 000 Babys eine Nahrungsmittelallergie. Häufigste Auslöser für eine Allergie sind Kuhmilch, Hühnereiweiß, Weizen, Soja, Nüsse und Fisch.

Häufigkeit und Auslöser

Oft tritt schon mit zwei Monaten beim Kind ein Ekzem auf, das der Neurodermitis geschuldet ist. Nur kurze Zeit später kommt vielfach eine Nahrungsmittelallergie hinzu, speziell dann, wenn die Eltern allergisch vorbelastet sind.

Dabei hat sich gezeigt, je früher Kinder über Flaschenmilch mit Fremdeiweiß, zum Beispiel dem Eiweiß aus Kuhmilch, das dem der Muttermilch nicht gleicht sondern nur ähnlich ist, konfrontiert werden, umso größer ist das Risiko, eine Allergie gegen Kuhmilch oder Hühnerei zu entwickeln – besonders wenn die Kinder erblich vorbelastet sind. Der kindliche Darm ist in diesem Alter noch unreif und kann die Nahrung noch nicht richtig aufspalten.

Viermonatiges Stillen gilt heute als eine wesentliche Methode der Vorbeugung vor Allergien.

Aus verschiedenen wissenschaftlichen Untersuchungen geht hervor, dass eine hohe Zahl der Kinder, die im Säuglingsalter allergische Reaktionen auf Kuhmilch zeigten, diese Sensibilisierung und allergische Reaktion nach wenigen Jahren wieder verloren haben. Deshalb sollte der Kinderarzt alle ein bis zwei Jahre kontrollieren, ob die Allergie noch besteht. Bei den meisten Kindern bilden sich Nahrungsmittelallergien, die in der frühen Kindheit entstanden, bis zum Schulalter wieder zurück. Dann kann die Ernährung wieder deutlich einfacher werden und beispielsweise bei der Kuhmilchallergie die Kalziumversorgung wieder ohne Probleme sichergestellt werden.

Wenn sich das kindliche Immunsystem gegen pflanzliche Allergene der Umwelt sensibilisiert, das heißt IgE-Antikörper gegen Pollen bildet – meist passiert dies nach dem ersten Lebensjahr –, kann es zu einer pollenassoziierten Nahrungsmittelallergie kommen. Das bedeutet, wenn im Frühjahr die Birken blühen, dann haben diese Allergiker beim Biss in einen Apfel ein komisches Gefühl, und vielfach nicht nur das, sondern oft richtige Symptome. Die Erklärung für diese allergische Reaktion ist eine biologische Ähnlichkeit. Im Pfirsich oder Apfel sind ähnliche Allergene wie in den Birkenpollen, das bereits über-

empfindliche Immunsystem kann diese nicht unterscheiden und meldet Alarm.

Symptome

Die allergische Früh- oder Sofortreaktion tritt schnell – innerhalb von Minuten bis zu zwei Stunden – auf und äußert sich durch Lippen- und Gesichtsschwellungen oder Nesselsucht auf der Haut, meist nachdem das Kind Kuhmilch oder Hühnereiweiß zu sich genommen hat.

Die allergische Spätreaktion äußert sich nach etwa zwei Stunden; bei einem Kind mit Neurodermitis kann das einen Ekzemschub bedeuten.

Lebensmittel können eine breites Palette (s. Infokasten) an Reaktionen auslösen – bis hin zum anaphylaktischen Schock, der mit Lebensgefahr einhergeht.

Diagnose

Für eine sichere Diagnose einer Nahrungsmittelallergie beim Kind sollten die Eltern gewissenhaft beobachten, was die Reaktion ausgelöst haben könnte. Im

---

INFO   Symptome bei Nahrungsmittelallergien

- Haut: Juckreiz, rote Flecken, Schwellungen, Quaddeln, Nesselsucht, Ekzeme, Neurodermitis
- Mund: Schwellungen der Lippen und im Mund- und Rachenraum

- Magen/Darm: Bauchschmerzen, Blähungen, Durchfall, Übelkeit, Erbrechen
- Atemwege: Heuschnupfen, Asthma, Atemnot
- Augen: rote Bindehäute

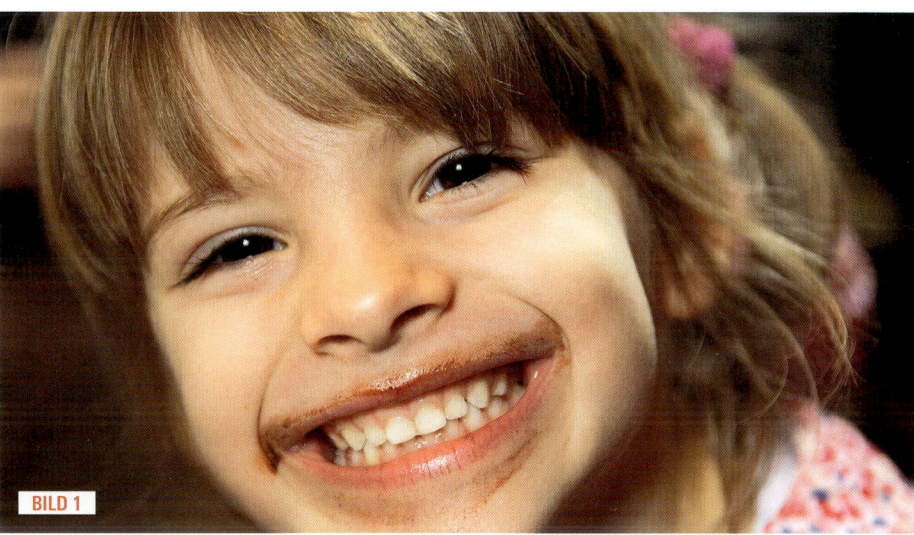

BILD 1

Kleinstkindalter sind es meist Kuhmilch und/oder Hühnereiweiß. Bei schnell auftretenden Reaktionen ist der Zusammenhang eindeutiger sichtbar als bei einer verzögerten Reaktion.

Hilfreich kann es dabei sein, ein Allergietagebuch zu führen. In einem solchen Tagebuch werden über einen längeren Zeitraum alle Nahrungsbestandteile und mögliche Reaktionen aufgezeichnet. Es leistet dem Arzt gute Dienste bei der Auswertung.

Bluttests

Im Blut des Kindes kann der Arzt Antikörper (IgE) gegen ein Nahrungsmittel nachweisen. Allerdings beweist ein positiver Test allein noch nicht das Vorliegen einer Allergie. Er besagt nur, dass das Immunsystem schon einmal Kontakt mit dem Stoff hatte (siehe Seite 152).

Hauttests

Mithilfe von Hauttests wird die Empfindlichkeit des Kindes gegen bestimmte Nahrungsmittel getestet. Dabei wird vor allem der Pricktest eingesetzt. Hierbei träufelt der Arzt zum Beispiel einen Tropfen Kuhmilch oder Hühnerei, den Saft einer aufgeschnittenen Kartoffel oder Tomate auf den Unterarm des Kindes und piekt mit einer kurzen Nadel einen Bruchteil der Flüssigkeit in die Haut. Bei einer positiven Reaktion bildet sich dort innerhalb von 10 bis 20 Minuten eine Quaddel. Ein negatives Ergebnis schließt zumindest eine Allergie vom Soforttyp zu 95 bis 100 Prozent aus.

Der Hauttest kann aber nur gemacht werden, wenn es kein Hautekzem im Testfeld gibt – sonst kann es zu Reaktionen kommen, die nicht durch das Allergen ausgelöst werden. Auch antiallergische Medikamente können eine Reaktion verhindern, weshalb das Kind sie vor dem Test nicht bekommen sollte. Weiteres zu diagnostischen Methoden lesen Sie ab Seite 146.

Therapie

Die Eltern müssen darauf achten, dass das Kind das allergene Nahrungsmittel nicht mehr zu sich nimmt, was mitunter sehr schwierig ist. Auch Verwandte, Bekannte, Freunde, die Kindertagesstätte oder Schule müssen informiert werden, damit das Kind nicht unbeabsichtigt mit dem Allergen in Kontakt kommt. Um die

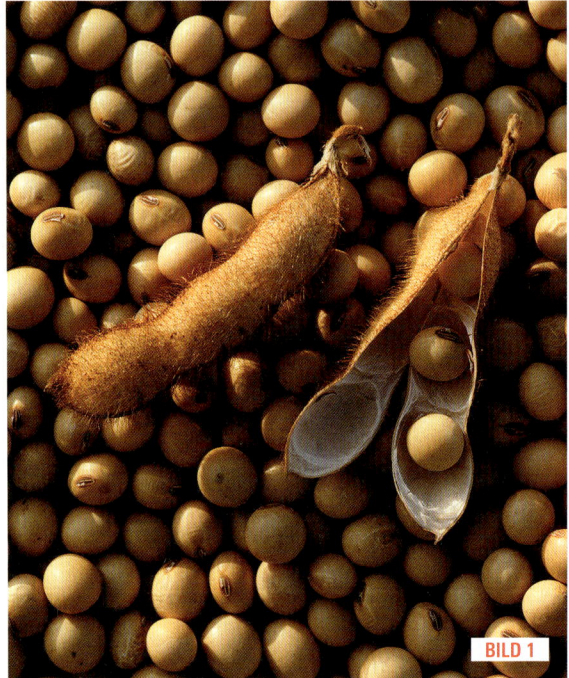

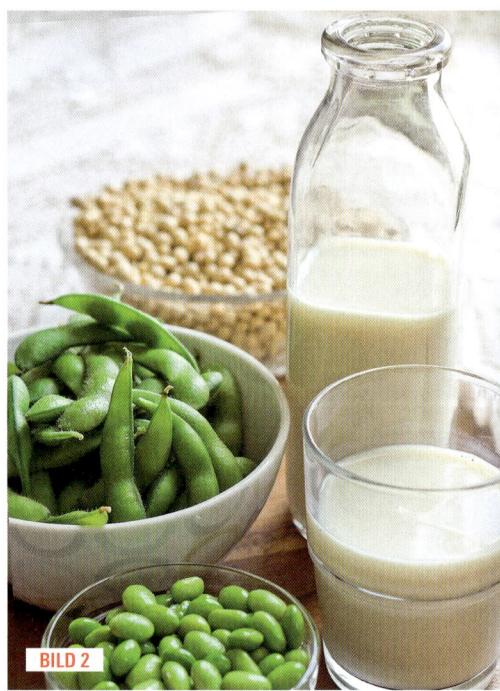

BILD 1 BILD 2

Allergie zu vermeiden, ist auch bei Fertigprodukten und Restaurantbesuchen Vorsicht angeraten.

Bei Fertigprodukten sollten Sie unbedingt auf die Inhaltsstoffliste achten, denn
zum Beispiel Kuhmilch- oder Hühnereiweiß sind in vielen Produkten enthalten,
bei denen man es gar nicht ahnt.

Bei Restaurantbesuchen sichert eine
Frage an den Koch, ob eine bestimmte
Zutat verwendet wurde, die Gesundheit
des Kindes.

Medikamente

Mögliche Medikamente für eine Behandlung der Allergiezeichen sind Antihistaminika zum Einnehmen sowie bei Asthma-
und Schnupfensymptomen ein bronchien-
erweiterndes Mittel (z. B. ein Beta-2-Sym-
pathomimetikum) zum Inhalieren.

Eine Immuntherapie bei Nahrungsmittelallergien wird derzeit noch in wissenschaftlichen Studien geprüft (Seite 167).

Ernährung

Mit der Vermeidung eines Nahrungsbe-
standteiles ist es aber nicht getan, denn
eventuell fehlt dadurch ein wichtiger Baustein für eine gesunde Ernährung.

Muss ein Kind beispielsweise auf Kuhmilch verzichten, sollten die Eltern sich
unbedingt mit dem Arzt und einem Diät-
assistenten beraten, welche Alternative es
für die Zukunft gibt.

Denn Milch ist eine wichtige Kalziumquelle für Kinder. Müssen Milch und
Milchprodukte komplett vom Speiseplan
gestrichen werden, entsteht schnell eine
Mangelernährung.

Viele Kinder mit Kuhmilchallergie erhalten Sojamilch als Proteinersatz. Damit ist
allerdings der Kalziumbedarf noch nicht
gedeckt. Darüber hinaus ist bei ganz kleinen Kindern Vorsicht in Bezug auf Soja
angeraten, denn das Sojaeiweiß kann bei
ihnen ebenfalls allergische Reaktionen
hervorrufen.

BILD 1 + 2 Sojamilch dient als Proteinersatz, wenn das Kind auf Kuhmilch allergisch reagiert. Allerdings kann Soja bei kleinen Kindern Allergien auslösen.

Für Kinder sind Nahrungsmittelallergien bei ungenügender therapeutischer Betreuung mit einem größeren Risiko in Bezug auf ihre körperliche und geistige Entwicklung verbunden. Gerade in den ersten Lebensjahren sind die wichtigsten und häufigsten Allergene aber ausgerechnet die Grundnahrungsmittel und damit ist es besonders schwer, sie einfach wegzulassen. Hier ist nicht nur eine diagnostische Sorgfalt erforderlich, um unnötige Diäten von vornherein zu vermeiden, sondern es ist eine ernährungstherapeutische Betreuung nötig, wenn die Allergien eindeutig nachgewiesen wurden.

Diese Ernährungstherapie sollte eine allergologisch versierte Ernährungsfachkraft übernehmen, damit es nicht zu einer Mangelernährung kommt. Die Ernährungstherapeutin wird die Eltern durch ein optimales Krankheitsmanagement über den Bedarf an Nährstoffen und die optimale Zusammensetzung der Ersatz-Nahrung beraten, Alternativen anbieten und die manchmal schwierige Umsetzung in den Alltag begleiten.

Notfallset

Lassen Sie sich vom behandelnden Arzt ein Notfallset zusammenstellen und seine Anwendung genau erklären. Ein solches Set enthält vor allem eine Adrenalin-Spritze, zusätzlich auch ein Antihistaminikum und ein Kortisonpräparat, falls das Kind aus Versehen das auslösende Nahrungsmittel zu sich genommen hat.

Hinweise, wie man verhindern kann, dass das Kind gar nicht erst eine Nahrungsmittel-Allergie bekommt, erhalten Sie im Kapitel Prävention (Seite 178).

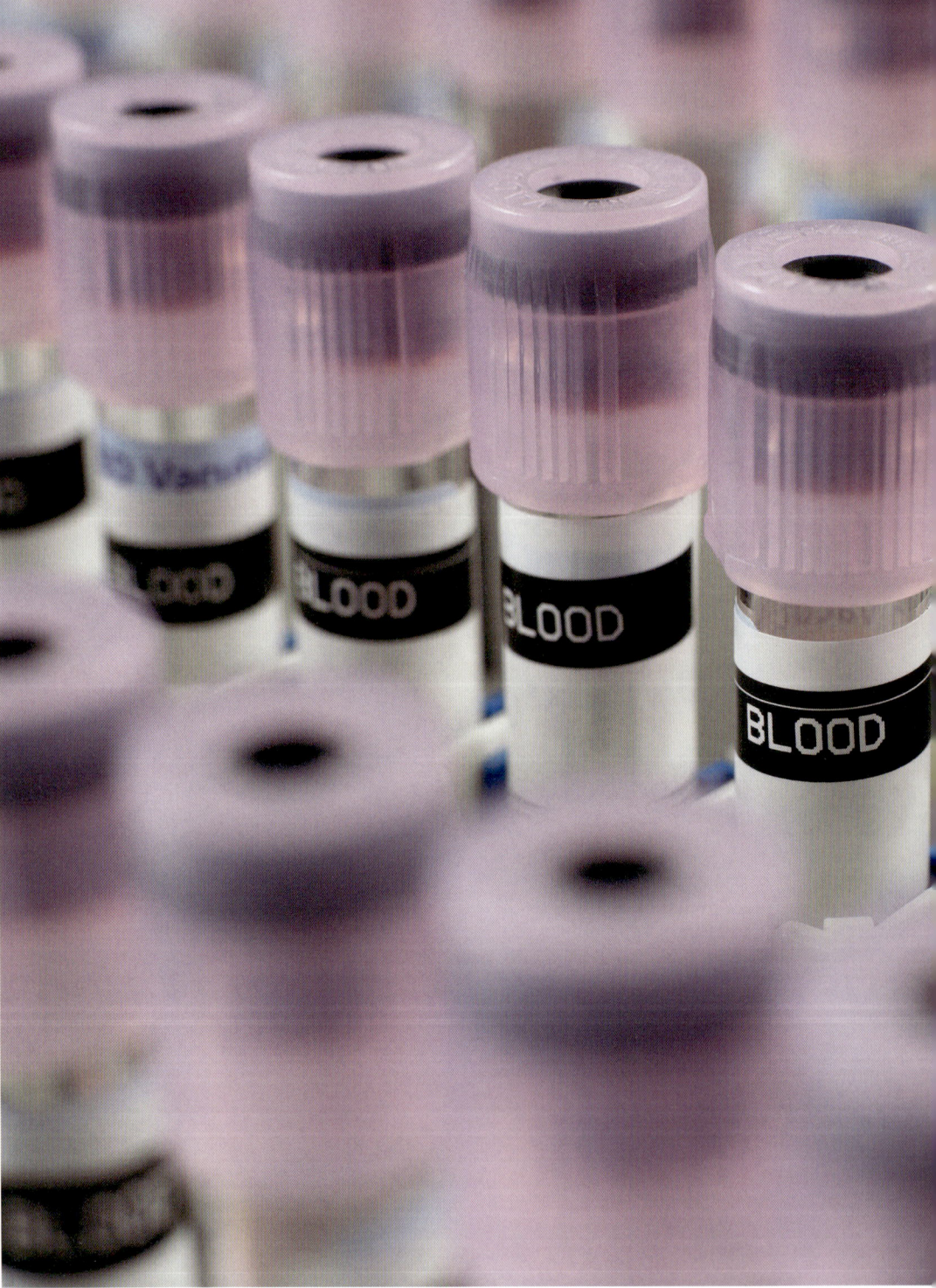

DIAGNOSE –
GEZIELTE SUCHE

Der Verdacht auf eine Allergie kommt schnell auf – Juckreiz, Niesattacken, Schnupfen, tränende Augen, Quaddeln auf der Haut, Müdigkeit und Abgeschlagenheit – all das gehört dazu. Zwar ist nicht jeder Juckreiz, nicht jede unvermittelte Niesattacke wirklich eine Allergie, eine zu lange nicht behandelte Allergie kann sich aber deutlich verschlimmern. Achten Sie auf solche Anzeichen und suchen Sie bei einem ernsthaften Allergieverdacht einen Arzt auf.

ES BEGINNT MIT BEOBACHTUNG

Ganz zu Beginn ist bei der Suche nach einem Allergen vor allem ein Allergietagebuch für den Arzt sehr hilfreich. Es hilft, eventuelle Zusammenhänge zwischen Auslöser und Beschwerden zu erkennen und ermöglicht gezielter die nächsten Schritte wie Hauttests, Labortest und/oder Provokationstest einzuleiten.

Allergietagebuch

Ein solches Tagebuch soll helfen, die Allergieauslöser schnell aufzufinden. Wird das Tagebuch sorgfältig über einige Wochen geführt, wird es helfen, den Zusammenhang zwischen Ort, Zeit, Aktivitäten, Nahrung, Kontakt zu Pflanzen, Tieren, chemischen Substanzen und den Beschwerden aufzudecken. Mithilfe dieser Zusammenhänge können auslösende All-

ergene zumindest eingegrenzt und die Suche dann mit Blut- oder Hauttests fortgesetzt werden .

Folgende Fragen sollten in den Aufzeichnungen beantwortet sein:
- Welche Symptome treten auf und an welchen Organen?
- Wann treten sie auf und unter welchen Umständen?
- Vermuten Sie bestimmte Auslöser?
- Verschlimmern sich die Beschwerden in der Natur oder im Innenraum?
- Gibt es bestimmte Tages- oder Jahreszeiten, in denen die Krankheitszeichen besonders stark oder schwach sind?
- Gibt es einen Zusammenhang zur Ernährung oder zum Kontakt mit Tieren?

Nach der Einleitung der Behandlung empfiehlt es sich, das Tagebuch weiterzufüh-

BILD 1 Der Pricktest ist der Standardhauttest für die Allergensuche.

INTERVIEW Forschung im „Allergielabor"

Antworten zu Grundlagen der Allergieforschung gibt Prof. Margitta Worm vom Berliner Allergie-Centrum Charité. Sie betreut Allergiker mit Hautsymptomen und forscht im Labor zu Allergieantikörpern.

Prof. Worm, gibt es Hinweise auf molekularer Ebene, dass die Psyche mit dem Immunsystem in Verbindung steht?
Die Psyche und das Immunsystem können über bestimmte Botenstoffe – die sogenannten Neurotransmitter – miteinander kommunizieren. Es ist bekannt, dass diese Neurotransmitter auch direkt Immunantworten beeinflussen können, zum Beispiel kann nur das Bild eines Fisches bei einem schweren Asthmatiker mit Fischeiweißallergie einen Asthmaanfall auslösen.

Wie kommt es, dass Allergieantikörper IgE im Blut eines Menschen nachgewiesen werden, der aber keine Allergiesymptome hat?
Das Entstehen einer allergischen Reaktion ist ein komplexer Prozess. Allein das Vorhandensein der Allergieantikörper ist nicht gleichzusetzen mit der Auslösung einer allergischen Reaktion. Wahrscheinlich spielt die Bindungsfähigkeit der Allergieantikörper gegenüber den Allergenen eine Rolle, auch die Gesamtmenge der spezifischen IgE-Antikörper scheint bedeutsam zu sein. Schließlich spielt die Reaktivität der Effektorzellen, das sind unter anderem die Mastzellen, die auf ein Allergen mit der Ausschüttung von Histamin reagieren, eine Rolle. Ohne dieses zusätzliche Wissen kann man noch keine Diagnose stellen. Das IgE ist nur ein Puzzlestein.

Wie könnte man verhindern, dass es zu einer Reaktion kommt?
Die beste Strategie, um die Auslösung einer allergischen Reaktion zu verhindern, ist, das Allergen zu meiden. Allerdings wissen wir, dass dies im Alltag schwer (Nahrungsmittel) oder unmöglich (Pollen) umzusetzen ist.

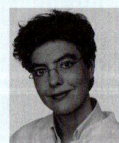

Prof. Margitta Worm

ren, um zu beobachten, ob die Medikamente eine Veränderung der Beschwerden gebracht haben – es dient dann der Verlaufskontrolle und kann helfen, die Therapie zu verbessern. Für den Arzt ist auch die familiäre Vorgeschichte von großem Interesse: Gibt es Allergien in der Familie, vor allem bei Verwandten ersten Grades wie Eltern, Geschwister oder Kinder? Daran kann er die genetische Komponente bei der Allergieentstehung abschätzen.

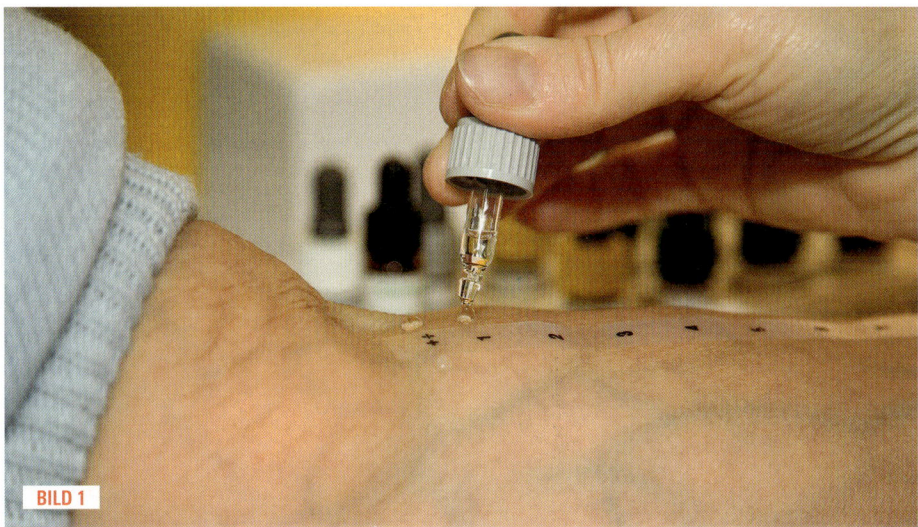

BILD 1

HAUTTESTS

Vielen Allergenen kommt man mit einem Hauttest auf die Spur. Dabei werden verschiedene Varianten eingesetzt.

Für alle Hauttests gilt: Mit dem Test allein kann der Arzt meist keine Diagnose stellen, aber die Suche eingrenzen. Erst zusammen mit der Krankengeschichte (Anamnese), mit Bluttests oder auch einem Provokationstest ist es möglich, der Ursache für die Beschwerden näherzukommen. Ein Hauttest kann nur gemacht werden, wenn die Ekzeme im Testfeld komplett ausgeheilt sind – sonst kann es zu Reaktionen kommen, die nicht durch das Allergen ausgelöst werden. Auch antiallergische Medikamente können eine Reaktion verhindern, weshalb Sie sie vor dem Test nicht mehr einnehmen sollte.

Pricktest

Bei Verdacht auf eine Allergie, die durch Pollen, Tierhaare, Hausstaubmilben, Bienen- und Wespengift, Naturlatex, Nahrungsmittel, Schimmelpilze oder Arzneimittel ausgelöst wurde, kann der Pricktest

einen ersten Aufschluss geben. Dabei werden unterschiedliche Allergenextrakte, die man vorher unter anderem aufgrund der Erkenntnisse aus dem Allergietagebuch passend ausgewählt hat, auf die Haut aufgetragen. Mit einer kleinen Lanzette werden die Allergene oberflächlich in die Haut eingebracht. Richtig gemacht, ist der Test kaum schmerzhaft. Nach zehn bis 20 Minuten bilden sich, wenn eine Sensibilisierung vorliegt, Rötungen oder Quaddeln auf der Haut. Der Pricktest bietet Hinweise auf eine IgE-vermittelte Allergie, jedoch muss ein positiver Pricktest immer zusammen mit der Anamnese und/oder einem Provokationstest bewertet werden. Mit der Hautreaktion lassen sich auch Nahrungsmittelallergien untersuchen. Für den Test sind am besten native Lebensmittel, z. B. ein Apfel, einzusetzen.

Scratchtest

Ganz ähnlich wie der Pricktest funktioniert der Ritz- oder Scratchtest. Hierbei wird die Haut ganz leicht angeritzt, ohne dass es

BILD 1 Der Atopie-Patch-Test
wird nach mehreren Tagen
„abgelesen" und zeigt an,
auf welche Stoffe der Körper
reagiert.
BILD 2 Bluttests können
neben den Hauttests für eine
Diagnose sinnvoll sein.

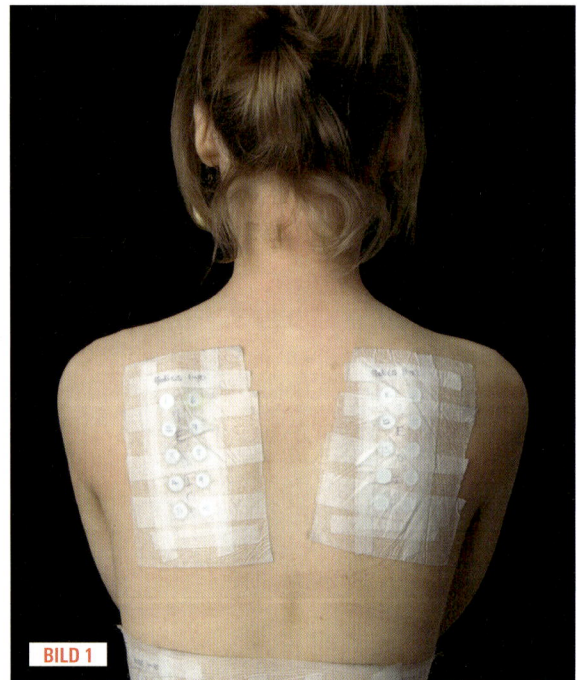

BILD 1

blutet. Da die damit verbundene Hautver-
letzung Überreaktionen begünstigt und
das Ritzen etwas schmerzhafter ist als der
Stich beim Pricktest, führt man den
Scratchtest nur noch selten durch.

Intrakutantest

War der Pricktest trotz eines starken Verdachts auf ein Allergen negativ, kann der
Intrakutantest durchgeführt werden. Dabei wird das Allergen mit einer feinen Ka-
nüle oberflächlich in die Haut gespritzt,
daher kommt es eher zu einer Reaktion.
Beim Intrakutantest werden schwächere
Sensibilisierungen als beim Pricktest erfasst. Dieser Allergietest kann unter Umständen eine heftige Reaktion auf das Allergen provozieren, die bis zu schwerer
Atemnot und/oder einem allergischen
Schock reichen kann. Deshalb ist eine
Überwachung durch allergologisch ge-
schultes Personal und manchmal ein län-
gerer Praxisaufenthalt notwendig.

Epikutantest

Der Epikutantest ist ein Hauttest, bei dem
die Allergene mithilfe eines Pflasters auf
die Haut gebracht werden und dort einige
Zeit verbleiben. Dieser Pflastertest wird
üblicherweise bei Verdacht auf ein Kontaktekzem (Kontaktallergie) eingesetzt.
Beim Epikutantest werden die Allergene
wie Nickel oder Duftstoffe in einem Pflaster mit kleinen Aluminiumkammern am
Rücken aufgeklebt und wirken dort ein bis
zwei Tage auf die Haut ein.

Eine positive Testreaktion, also eine
Sensibilisierung gegen den getesteten
Stoff, macht sich an der Teststelle durch
eine Rötung und Knötchenbildung der
Haut oder bei sehr starken Sensibilisierungen auch durch Pickel- oder Bläschenbil-
dung bemerkbar. Neben etwa 25 Stoffen
der sogenannten Standardreihe – Substanzen, die häufig Kontaktekzeme auslösen (Seite 77) und deshalb immer mitge-
testet werden – werden auch solche Allergene geprüft, die sich aus der Befragung

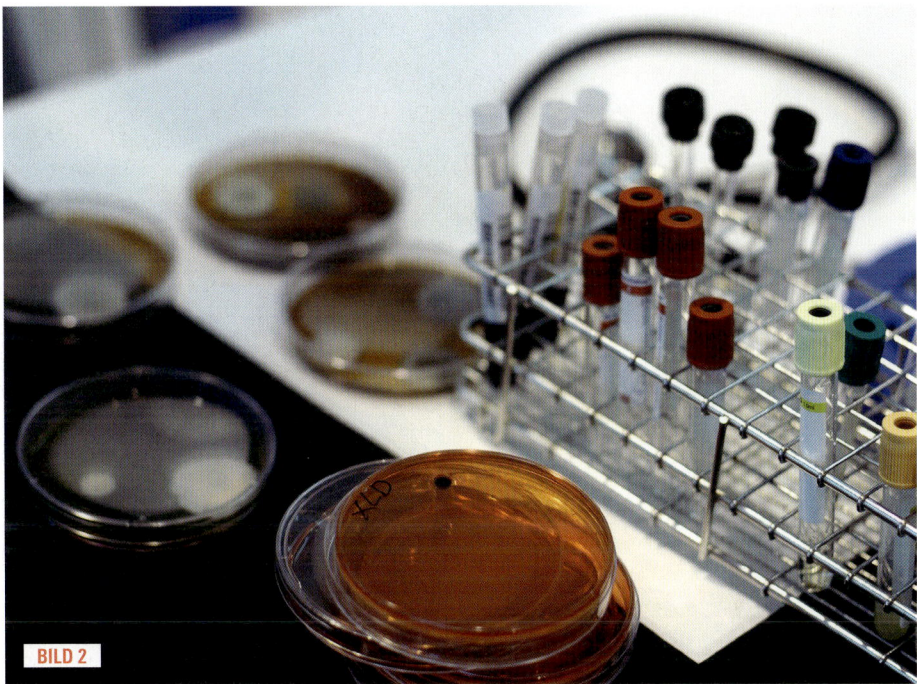

des Patienten als mögliche Auslöser herausgestellt haben. Das Ablesen des Tests erfordert viel Erfahrung, denn nicht jede Rötung ist eine positive Reaktion.

Für den Test wird das Pflaster mit den verschiedenen Substanzen auf den oberen Teil des Rückens geklebt. Nach ein bis zwei Tagen wird das Pflaster entfernt und die Testfelder werden abgelesen. Auch am Tag danach, manchmal noch einige Zeit später, wird die Haut auf dem Rücken des Patienten überprüft. Eine Ekzemreaktion liegt vor, wenn die Testsubstanz eine gerötete Schwellung, Knötchen oder Blasen hinterlassen hat.

Bei Schwangeren und Stillenden sollte kein Epikutantest gemacht werden.

miniumkammern auf die Haut gebracht werden und ebenfalls mehrere Tage einwirken können. Der Arzt schaut dann nach ein bis zwei Tagen und nach drei Tagen ebenfalls nach einem richtigen „Mini"-Ekzem durch den Test.

Damit wird vor allem bei solchen Neurodermitis-Patienten nach Allergieauslösern gesucht, die zum Beispiel im Pricktest keine Reaktion gezeigt haben. Das Verfahren ist bislang noch kein Routinetest. Der Atopie-Patch-Test wird deshalb im allgemeinen nicht in Hautarztpraxen, sondern an (Universitäts-) Hautkliniken durchgeführt. Weitere Studien müssen zeigen, ob der Atopie-Patchtest zusätzlich zum Pricktest weitere Informationen liefert.

Atopie-Patchtest

Der Atopie-Patchtest ist eine besondere Variante des Epikutantestes, bei dem die typischen Allergene der Neurodermitis in einem Pflaster mit besonders großen Alu-

Foto-Patchtest

Wenn ein Verdacht auf ein fotoallergisches Kontaktekzem vorliegt, werden auf dem Rücken des Patienten jeweils zwei kleine Proben der verdächtigen Allergene aufgetragen. Nach 24 Stunden wird je eine Probe davon mit UV-A-Licht bestrahlt. Die andere Probe bleibt unbestrahlt. Später werden beide Testreihen miteinander verglichen. Zeigt sich bei einer bestimmten Substanz der bestrahlten Testreihe eine Hautreaktion, ist der Patient wahrscheinlich fotosensibilisiert.

BLUTTESTS

Im Zusammenspiel mit der Krankengeschichte und verschiedenen Hauttests kann ein Bluttest auf IgE-Antikörper sinnvoll sein. Ein erhöhter Blutwert des Gesamt-IgE allein beweist zwar noch keine Allergie, aber er kann auf eine Überempfindlichkeit der Testperson gegenüber mehreren Allergenen hinweisen.

Allerdings können auch Medikamente oder Infekte die IgE-Antikörper erhöhen. Neben dem Gesamt-IgE ist es möglich, allergenspezifische Antikörper zu bestimmen. Diese liefern Hinweise auf eine konkrete Sensibilisierung, zum Beispiel auf bestimmte Blütenpollen oder Nahrungsmittel.

Bei folgenden Allergenen ist ein IgE-Test unsinnig: Metalle (z. B. Nickel, Chromat, Eisen, Quecksilber), Lebensmittelzusatzstoffe wie Farbstoffe und Konservierungsmittel, bestimmte Schmerzmittel wie Azetylsalizylsäure (ASS) und viele Nahrungsmittel.

Die gezielte Untersuchung des Bluts auf Antikörper gegen einzelne Antigene (spezifisches IgE) ist sinnvoll, wenn beispielsweise eine Immuntherapie geplant ist oder bei kleinen Kindern, die Angst vor Hauttests haben sowie bei Patienten mit entzündeter Haut.

Die praktische Bedeutung von Labortests

Der Nachweis von spezifischen IgE-Antikörpern im Haut- oder Bluttest heißt nicht, dass zwangsläufig eine Allergie gegen dieses Allergen vorliegt.

Liefert die Laboruntersuchung den Nachweis auf ein allergenspezifisches IgE – zum Beispiel gegen Birkenpollen –, bedeutet das nur, dass eine Sensibilisierung gegen Birkenpollen besteht. Das heißt aber nicht, dass tatsächlich zur Zeit der Birkenblüte Symptome wie Heuschnupfen oder allergisches Asthma durch die Pollen auftreten.

Praktisch bedeutet das für die Diagnostik, dass durch einen positiven IgE-Antikörper-Test eine Sensibilisierung nachgewiesen wird. Die weitere Diagnostik, wie zum Beispiel Provokationstests, kann dann bei Übereinstimmung feststellen, welcher Auslöser für die Allergie verantwortlich ist.

Immunglobulin IgE

Von den fünf körpereigenen Immunglobulinen spielt das IgE bei den Allergien vom Soforttyp die wichtigste Rolle.

IgE sind stark spezialisierte Antikörper, die von Plasmazellen gebildet werden. Sie sind an allergischen Reaktionen vom Soforttyp beteiligt. IgE-Antikörper docken an „ihrem" Rezeptor auf Mastzellen und Basophilen (spezifische weiße Blutkörperchen) an. Wenn das Allergen dann zwei benachbarte IgE-Antikörper miteinander vernetzt, werden die Zellen aktiviert. Die daraufhin einsetzende Überreaktion des Immunsystems wird als Allergie bezeichnet.

Im Blutserum von Allergikern können die IgE-Antikörper nachweisbar sein, die zum jeweiligen Allergen passen.

Test auf IgG

Neben den Diagnosesets auf IgE sind auf dem Markt auch Testsysteme erhältlich, die IgG-Antikörper (Immunglobuline G) bestimmen können. Erhöhte Werte dieser Antikörper zeigen, dass es Kontakt zwischen einem möglichen Allergen und dem Immunsystem gegeben hat – eine Soforttyp-Allergie oder gar eine Nahrungsmittelallergie lassen sich damit aber nicht nachweisen.

IgG-Antikörper gegen Nahrungsmittel sind nach aktuellen wissenschaftlichen Erkenntnissen nicht als Indikator für krankmachende Vorgänge misszuverstehen, sondern Ausdruck der natürlichen Immunantwort des Menschen nach wiederholtem Kontakt mit Nahrungsmittelbestandteilen. Nur bei sehr wenigen Erkrankungen wie der allergischen Entzündung der Lungenbläschen (Alveolitis) oder einer Reaktion der Lunge auf Schimmelpilze ist es überhaupt sinnvoll, allergenspezifisches IgG zu messen.

Die europäischen sowie deutschsprachigen Allergiegesellschaften warnen ausdrücklich vor IgG-Tests, die Antikörper gegen Nahrungsmittel nachweisen sollen. Sie seien unseriös, da diese Tests als IGe-Leistungen vom Patienten selbst zu bezahlen sind. Sie kosten zwischen 300 und 800 Euro, ohne dass es eine diagnostische Notwendigkeit gebe.

Ein möglicher Nutzen dieser Untersuchungen konnte in bisher vorliegenden Studien nicht belegt werden.

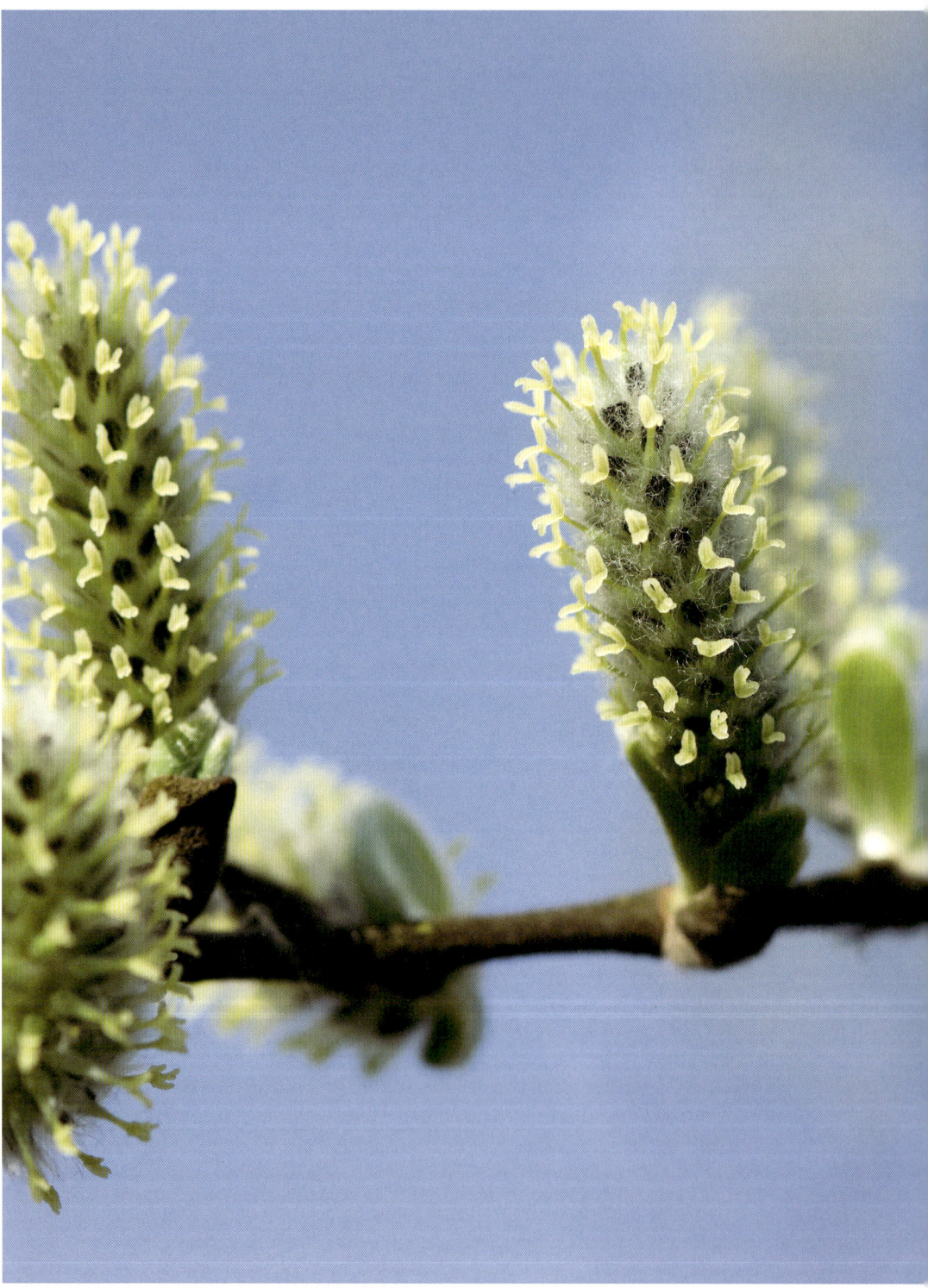

THERAPIE NACH MASS

Eine Allergie zu heilen – das ist der Traum der betroffenen Patienten und ihrer Ärzte. Solange die Ursachen für die hohe Allergiebereitschaft der Bevölkerung nicht genau geklärt sind, wird es aber mit der Umsetzung dieses Traums noch ein bisschen dauern. Bis dahin geht es darum, sich mit der Allergie als chronischer Krankheit zu arrangieren, damit man das Leben mit möglichst kleinen Einschränkungen genießen kann.

BEHANDLUNG NACH STUFENPLAN

Allergien werden wirksam nach einem Stufenplan behandelt, der heißt:

- Zuerst Allergenkarenz – Auslöser meiden, doch das ist mitunter leichter gesagt als getan, zum Beispiel bei umherfliegenden Pollen.
- In der Folge Medikamente zum Lindern der Beschwerden einsetzen. So blockieren beispielsweise Antihistaminika das Histamin im Blut und können so eine allergische Reaktion unterdrücken. Glukokortikoide (Kortison) wirken entzündungshemmend.
- Ein weiterer Schritt ist die Immuntherapie als kausale Behandlung, die versucht das Immunsystem unempfindlich gegen die Auslöser zu machen. Mit kleinsten Mengen des allergieauslösenden Stoffes soll der Körper sich langsam an ihn gewöhnen. Die Immuntherapie hat in den letzten Jahren große Fortschritte gemacht, so dass immer mehr Menschen für eine bestimmte Zeit oder gänzlich von ihrer Allergie befreit werden können.

Medikamente gegen Allergie

Ob Sprays, Augentropfen, Inhalationen oder Tabletten – ohne Medikamente geht es bei der Allergietherapie oftmals nicht, wenn man den Alltag meistern möchte. Einige allgemeine Hinweise zur medikamentösen Therapie sollten Sie als Patient immer berücksichtigen, unabhängig davon, ob es sich um rezeptpflichtige oder nichtverschreibungspflichtige Medikamente handelt.

ANWENDUNGSGEBIETE

WIRKSTOFFGRUPPE	WIRKSTOFF	ANWENDUNGSGEBIETE
Mastzellstabilisatoren als Tropfen und Spray für Augen und Nase	Cromoglizinsäure	allergischer Schnupfen / Asthma
	Lodoxamid	
	Nedocromil	
Antihistaminika als Tropfen und Spray für Augen und Nase	Azelastin	allergischer Schnupfen
	Levocabastin	
Antihistaminika zum Einnehmen	Cetirizin	allergischer Schnupfen / Neurodermitis / Nahrungsmittelallergie / Kontaktekzem / Nesselsucht
	Clemastin	
	Desloratadin	
	Dimetinden	
	Doxylamin	
	Fexofenadin	
	Hydroxyzin	
	Levocetirizin	
	Loratadin	
	Mizolastin	
	Terfenadin	
Glukokortikoide (kortisonhaltige Mittel) als Nasenspray	Beclometason	allergischer Schnupfen
	Budenosid	
	Dexamethason	
	Flunisolid	
	Fluticason	
	Mometason	
	Triamcinolon	
Glukokortikoide (kortisonhaltige Mittel) zum Inhalieren	Beclometason	Asthma
	Budenosid	
	Fluticason	

WIRKSTOFFGRUPPE	WIRKSTOFF	ANWENDUNGSGEBIETE
Beta-2-Sympathomimetika	Fenoterol	Asthma
	Formoterol	
	Salbutamol	
	Salmeterol	
	Terbutalin	
harnstoffhaltige Cremes und synthetischer Gerbstoff	Harnstoff	Kontaktekzem / Neurodermitis
	synthetischer Gerbstoff	Kontaktekzem / Neurodermitis
örtlich betäubende Mittel zur äußeren Anwendung	Benzokain	Kontaktekzem / Neurodermitis
	Polidocanol	
Glukokortikoide (kortisonhaltige Mittel) als Creme, Gel oder Salbe	Amcinonid	Kontaktekzem / Neurodermitis / Angioödem
	Betamethason	
	Clobetasol	
	Clocortolon	
	Desoximetason	
	Dexamethason	
	Flumetason	
	Fluocinolon	
	Fluodinonid	
	Hydrokortison	
	Hydrokortisonbuteprat	
	Hydrokortisonbutyrat	
	Methylprednisolonaceponat	
	Mometason	
	Prednicarbat	
	Prednisolon	
	Triamcinolon	
Immunsuppressiva	Pimecrolimus	Neurodermitis
	Tacrolimus	

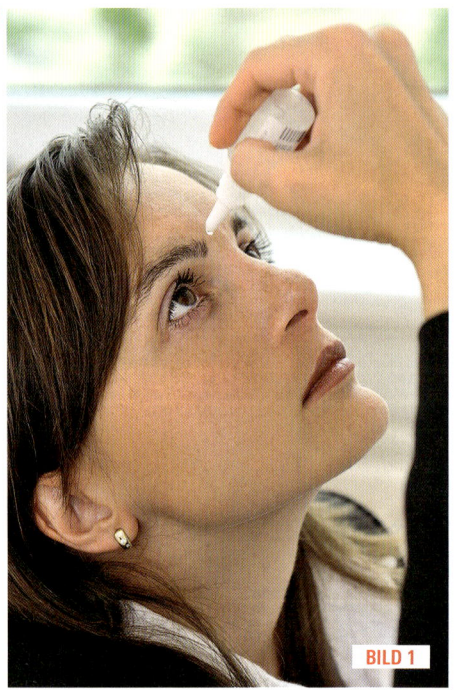

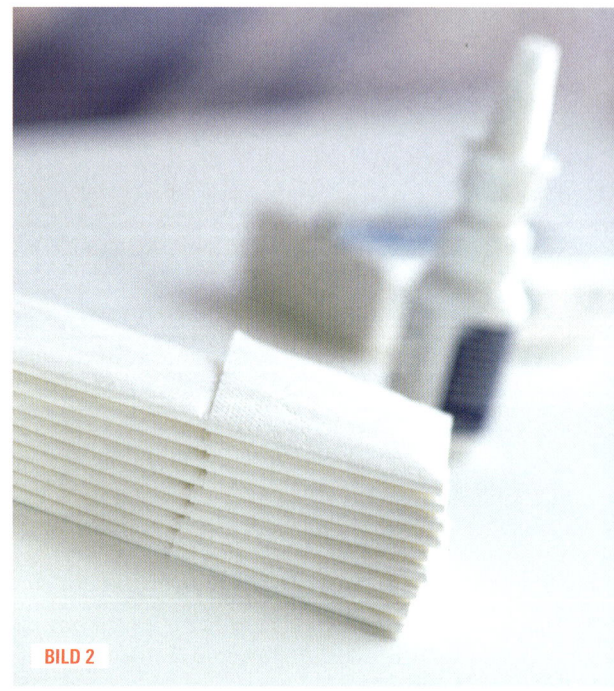

BILD 1   BILD 2

ARZNEIMITTEL

Es gibt viele Arzneistoffe und Arzneistoff-
gruppen, die gegen die Allergiezeichen
eingesetzt werden. Jeder einzelne Stoff
hat seine speziellen Wirkungen und Nebenwirkungen, Chancen und Risiken. Die
Bewertungen der Arzneimittel finden Sie
im Anhang (Seite 195) oder laufend aktualisiert unter www.test.de/medikamente.
Allgemein sollten Sie beachten:

Konservierungsmittel und Parastoffe
Nasen- und Augenarzneimittel müssen
besonderen hygienischen Anforderungen
entsprechen, daher enthalten sie teilweise
Konservierungsmittel. Vermeiden Sie
Tropfen und Sprays mit Konservierungs-
mitteln, da bei Allergien die Schleimhäute
ohnehin gereizt sind. Konservierungsmittel können die Schleimhäute schädigen
und selbst oft Allergien auslösen. Mitunter
sind in Kombipackungen mit Augen- und

Nasentropfen konservierte Produkte enthalten, obwohl unkonservierte Mittel mit
dem identischen Wirkstoff sogar von der
gleichen Firma zur Verfügung stehen. Eine
Alternative sind auch Mittel, die in Einzel-
dosen angeboten werden.

Schwangerschaft und Stillzeit
In Schwangerschaft und Stillzeit gibt es
für viele Wirkstoffe nur wenige Erfahrun-
gen und wissenschaftliche Untersuchungen, deshalb sollten Sie immer mit Ihrem
Arzt über einen Einsatz sprechen, auch
bei rezeptfreien Mitteln. Er sollte Nutzen
und Risiken – insbesondere für die ersten
drei Schwangerschaftsmonate – sorgfältig
abwägen.

Dosierung
Wie oft und in welcher Dosierung das entsprechende Mittel eingenommen werden

muss, sagt der Arzt oder es steht in der Packungsbeilage. An diese Angaben, insbesondere in Hinblick auf maximale Dosen und die längste Anwendungsdauer, sollten Sie sich unbedingt halten.

Allergische Reaktion auf Arzneimittel

Wenn die Haut sich nach Einnahme des Medikaments zusätzlich rötet und juckt, deutet das auf eine allergische Reaktion auf das Mittel hin. Dann sollten Sie es absetzen. Gehen die Hauterscheinungen nicht innerhalb von 24 Stunden zurück, sollten Sie einen Arzt aufsuchen.

Kontaktlinsen bei Augentropfen

Für Mastzellstabilisatoren und Antihistaminika als Augentropfen gilt: Tragen Sie besser keine Kontaktlinsen, solange Ihre Augen entzündet sind, da sie sonst noch zusätzlich belastet werden. Wenn Sie dennoch nicht auf die Linsen verzichten möchten, sollten Sie stabile Linsen herausnehmen, bevor Sie die Tropfen einträufeln, und frühestens nach einer Viertelstunde wieder einsetzen. Benutzen Sie bei einer Allergie und wenn Sie Augenmedikamente anwenden, keine weichen Kontaktlinsen, an diese können sich die Pollen, die Wirkstoffe und Konservierungsmittel anlagern.

Verkehrstüchtigkeit

Für Mastzellstabilisatoren und Antihistaminika als Augentropfen gilt, dass Sie nach der Anwendung dieser Tropfen fünf bis zehn Minuten lang schlechter sehen.

Während dieser Zeit dürfen Sie keine Fahrzeuge und Maschinen bedienen. Diese Einschränkungen müssen Sie ebenfalls beachten, wenn Ihre Augen durch die Tropfen lichtempfindlicher werden.

Antihistaminika als Nasenspray: Wenn Sie die Mittel (entgegen den Empfehlungen) häufiger als zweimal täglich und mehrere Monate lang benutzen, können diese müde machen und die Konzentrationsfähigkeit beeinträchtigen.

Einige Antihistaminika zum Einnehmen machen müde, das ist aber wirkstoff- und dosisabhängig und individuell verschieden. Beachten Sie die Einschränkungen, die Sie dadurch haben, beispielsweise beim Lenken von Fahrzeugen.

Andere Erkrankungen

Haben Sie noch andere chronische Krankheiten wie beispielsweise einen Diabetes, sollten Sie den Arzt vor der Einnahme der Mittel davon informieren, um mögliche Wechselwirkungen auszuschließen.

Mastzellstabilisatoren

Mastzellstabilisatoren werden als Tropfen und Spray für Augen und Nase angeboten. Sie wirken, indem sie sich in den Mastzellen im Gewebe anreichern und die Freisetzung von Histamin und anderen Entzündungsstoffen behindern, die bei Allergien eine wichtige Rolle spielen. Die Wirkstoffe sind Cromoglizinsäure, Lodoxamid und Nedocromil. Die hier genannten Mittel sind rezeptfrei erhältlich.

Wichtige Hinweise

Die Behandlung mit einem Mastzellstabilisator muss circa zwei Wochen vor dem Beginn der Pollensaison (oder dem Kontakt mit anderen allergieauslösenden Stoffen) begonnen und so lange fortgesetzt werden, wie Sie den Allergenen ausgesetzt sind. Dazu träufeln Sie viermal täglich – morgens, mittags, abends und vor dem Schlafengehen – einen Tropfen des Präparats in den Bindehautsack des Auges und/oder geben einen Sprühstoß in jedes Nasenloch. Reizerscheinungen wie vorübergehend bitterer Geschmack, manchmal Juckreiz, Brennen oder Stechen in der Nase oder Kopfschmerzen vergehen wieder und sind unbedenklich.

In Einzelfällen treten bei Cromoglizinsäure Nasenbluten oder Schleimhautgeschwüre in der Nase auf. Bitte suchen Sie in diesen Fällen einen Arzt auf.

Lokale Antihistaminika

Antihistaminika stehen als Tropfen und Spray für Augen und Nase zur Verfügung. Es sind lang erprobte und bewährte Mittel gegen Allergien. Sie schwächen die Wirkung des Gewebehormons Histamin ab. Allerdings können sie die allergische Reaktion nicht immer vollständig unterdrücken, da außer Histamin noch weitere Substanzen an der Entwicklung von Allergien beteiligt sind. Augentropfen und Nasensprays wirken direkt auf der Bindehaut oder der Nasenschleimhaut und gelangen nur in geringem Umfang in den Blutkreis-

lauf. Häufig eingesetzte Wirkstoffe sind Azelastin sowie Levocabastin. Beide zählen zu den nicht oder nur wenig müde machenden Antihistaminika. Die genannten Präparate sind rezeptfrei erhältlich.

Äußerlich aufzutragende Antihistaminika dringen nicht schnell und tief genug in die Haut ein. Wenn die Mittel dennoch Juckreiz lindern können, so beruht das eher auf dem Kühleffekt von Gel oder Creme. Da die Mittel selbst Allergien auslösen können, sollten sie nicht angewendet werden.

Wichtige Hinweise

Beachten Sie die Dosieranleitung der Mittel und steigern Sie die Dosis nicht über die angegebenen Grenzen hinaus.

Manchmal treten bei Augentropfen vorübergehende Reizungen der Augen und ein unangenehmer Geschmack auf. Bei Nasenspray kommt es mitunter zu einer vorübergehenden Reizung der Nasenschleimhaut.

Eine Rücksprache mit dem Arzt wird notwendig, wenn sich die Bindehautentzündung nicht innerhalb von drei bis sieben Tagen nach Behandlungsbeginn gebessert hat. Möglicherweise hat das Antihistaminikum dann selbst eine allergische Reaktion ausgelöst.

Antihistaminika zum Einnehmen

Ist eine längerfristige Behandlung erforderlich – zum Beispiel bei Allergien gegen unterschiedliche Blütenpollen oder Tierhaare –, sind Antihistaminika zum Einnehmen besser geeignet als Tropfen oder Sprays. Sie beeinflussen die Allergie über den Blutkreislauf und können Heuschnupfen und andere allergische Beschwerden – auch Asthma, Nahrungsmittelallergien und Neurodermitis – bessern. In dieser Wirkstoffgruppe gibt es Mittel, die nicht oder nur wenig müde machen, und solche, die müde machen. Der Wirkmechanismus ist der gleiche wie bei den lokal wirkenden Mitteln. Die Antihistaminika schwächen die Wirkung des Gewebehormons Histamin, das an der Allergiebildung beteiligt ist.

Wenig bis nicht müde machende Wirkstoffe sind Azelastin, Cetirizin, Desloratadin, Ebastin, Fexofenadin, Levocetirizin, Loratadin, Mizolastin und Terfenadin. Die Wirkstoffe Azelastin, Cetirizin, Desloratadin, Levocetirizin und Loratadin, die nur wenig oder kaum müde machen, sollten bevorzugt werden. Ebastin und Fexofenadin sind bislang weniger erprobt. Sie sollten daher nur eingesetzt werden, wenn die geeigneten Wirkstoffe nicht infrage kommen. Die älteren Substanzen – Clemastin, Dimetinden, Hydroxyzin – zählen zu den Antihistaminika der ersten Generation. Sie machen häufig schläfrig, unaufmerksam, träge und benommen. Diese Präparate gelten als Mittel der zweiten Wahl, da der müde machende Effekt tagsüber sehr störend sein kann. Werden die Medikamente jedoch zur Nacht eingenommen, kann die schlafanstoßende Wirkung – für begrenzte Zeit – nützlich sein.

Wichtige Hinweise

Unter folgenden Bedingungen sollten Sie Antihistaminika nur nach Rücksprache mit einem Arzt einsetzen, der Nutzen und Risiken sorgfältig abgewogen hat: bei vorherigen Geschwüren im Magen oder Zwölffingerdarm, zu hohem Blutdruck, eingeschränkter Leber- oder Nierenfunktion, bei erhöhtem Augeninnendruck oder Blasenentleerungsstörungen.

Wechselwirkungen mit Medikamenten: Für Cetirizin, Desloratadin, Levocetirizin und Loratadin wurden bislang keine relevanten Wechselwirkungen festgestellt.

Bei Clemastin, Dimetinden und Doxylamin müssen Sie auf folgende Wechselwirkungen mit anderen Medikamenten achten: Die Mittel verstärken die Wirkung vieler Arzneistoffe, die auf das zentrale Nervensystem (Gehirn und Rückenmark) einwirken. Dazu gehören neben Mitteln gegen Parkinson oder Schlafstörungen auch Scopolaminpflaster gegen Reisekrankheit.

Wechselwirkungen mit Alkohol: Wenn Sie Antihistaminika einnehmen und Alkohol trinken, werden Sie rascher und stärker müde.

Zum Arzt: Bei Beschwerden beim Wasserlassen mit Harnverhalt, Sehstörungen, bei Übelkeit, Erbrechen und/oder dunkel gefärbtem Urin und auffällig hellem Stuhl ist eine ärztliche Untersuchung notwendig. Bei Herzrasen, Atemnot, Schwäche, Schwindel oder wenn sich Hautausschlag und Juckreiz verstärken, sollte man sofort zum Arzt gehen.

Glukokortikoide als Nasenspray

Glukokortikoide hemmen oder unterdrücken die Entzündung in der Nasenschleimhaut. Die Substanzen werden von der Nasenschleimhaut aufgenommen und treten nur in geringer Menge in den Kreislauf über.

Ihre therapeutische Wirksamkeit bei allergischem Schnupfen ist gut belegt. Dennoch sollten diese Mittel erst zum Einsatz kommen, wenn Mastzellstabilisatoren oder Antihistaminika nicht ausreichend wirken. Ein solches Spray sollte nicht länger als zwei bis drei Monate angewendet werden. Bei Daueranwendung können Schäden an der Nasenschleimhaut entstehen. Mittel mit Glukokortikoiden wirken mittelschnell gegen die Symptome.

Folgende Wirkstoffe werden üblicherweise in der Allergiebehandlung eingesetzt: Beclometason, Budesonid, Dexamethason, Flunisolid, Fluticason, Mometason und Triamcinolon. Alle Präparate sind rezeptpflichtig.

Wichtige Hinweise

Wenn Sie unter schwerem Heuschnupfen leiden und wissen, auf welche Pollen Sie allergisch reagieren, ist es sinnvoll, das Spray schon anzuwenden, bevor Sie mit diesen Pollen in Kontakt kommen. Achten Sie hierzu genau auf die Pollenwarnungen in den Medien.

Bei Dauergebrauch können kortisonhaltige Sprays die Nasenschleimhaut schädigen. Der Wirkstoff sollte nicht ins Auge gelangen.

Glukokortikoide können die körpereigene Abwehr schwächen und deshalb gelegentlich Infektionen fördern. Bei einem Virusschnupfen sollten Sie die Therapie mit kortisonhaltigen Präparaten so lange unterbrechen, bis der Infekt auskuriert ist. Während dieser Zeit können Sie versuchen, die allergische Reaktion mit anderen Mitteln zu lindern.

Wenden Sie die Mittel bei Schnupfen, Nasenbluten und verletzter Nasenschleimhaut nicht an.

Leiden Sie an erhöhtem Augeninnendruck, müssen Sie auf Dexamethason verzichten.

Bei Diabetes entscheidet der Arzt je nach Nutzen und Risiken, ob der Einsatz dieses Glukokortikoides sinnvoll ist.

Glukokortikoide zum Inhalieren

Kortisonhaltige Arzneimittel zum Inhalieren hemmen oder unterdrücken die Entzündung in den Bronchien und beugen Asthmaanfällen vor. Sie gehören deshalb zu den Basismedikamenten bei Asthma. Alle Präparate sind rezeptpflichtig.

Häufig eingesetzte Wirkstoffe bei der die Behandlung eines Asthmas sind Beclometason, Budesonid und Fluticason. Der Standardwirkstoff unter den Kortisonpräparaten zum Inhalieren ist Beclometason.

Die Wirkung der Glukokortikoide an den Bronchien setzt nur langsam ein, deshalb müssen Sie bei akuter Atemnot ein Beta-2-Sympathomimetikum anwenden.

Wichtige Hinweise

Wenn ein Glukokortikoid über längere Zeit auf Mundhöhle und Rachen einwirkt, begünstigt es das Wachstum von Pilzen. Das kann man verhindern, indem man Mund und Rachen nach dem Inhalieren gründlich mit Wasser ausspült.

Manchmal kommt es dennoch zu Heiserkeit und Pilzinfektionen in Mund und Rachen (Soor), erkennbar an weißen Stippchen oder Flecken auf den Schleimhäuten. Dann sollten Sie Ihren Arzt aufsuchen, der Ihnen ein wirksames Pilzmittel verordnen wird. Das Kortisonspray können Sie während dieser Therapie weiter benutzen.

Sämtliche Mittel zum Inhalieren können in Einzelfällen krampfartige Verengungen in den Bronchien hervorrufen (Bronchospasmen), die mit bronchienerweiternden Medikamenten wie Beta-2-Sympathomimetika zum Inhalieren akut behandelt werden müssen.

Anders als bei Präparaten zum Einnehmen treten bei Kortisonpräparaten zum Inhalieren kaum unerwünschte Wirkungen auf, weil die Arzneistoffe überwiegend örtlich begrenzt wirken. Kortisonangst ist deshalb bei der Anwendung von Sprays zum Inhalieren unbegründet.

Beta-2-Sympathomimetika zum Inhalieren

Beta-2-Sympathomimetika lassen die Muskeln der Bronchien erschlaffen. Dadurch weiten sich die Atemwege. Bei einem akuten Asthmaanfall sind kurzwirksame Beta-2-Sympathomimetika mit den Substanzen Fenoterol, Salbutamol und Terbutalin die empfohlenen Mittel. Zwei Hübe eines solches Sprays genügen, die Wirkung setzt sofort ein. Für eine Dauertherapie taugen kurzwirkende Mittel nicht.

Der Effekt der langwirkenden Substanzen Formoterol und Salmeterol hält etwa zwölf Stunden an. Diese Mittel sollen zur Dauertherapie bei Asthma der Stufe 3 vorbeugend eingesetzt werden, wenn Glukokortikoide zum Inhalieren nicht ausreichend wirken. Zur Behandlung eines akuten Asthmaanfalls sind die beiden Arzneistoffe nicht geeignet.

Wichtige Hinweise

Die meisten unerwünschten Wirkungen von Beta-2-Sympathomimetika sind dosisabhängig. Beta-2-Sympathomimetika wirken auch am Herzmuskel und an der Skelettmuskulatur, manchmal kann das unerwünschte Folgen haben:
Bei Herzschwäche (Herzinsuffizienz) und/oder koronarer Herzkrankheit oder Herzrhythmusstörungen sollte der Arzt die Herztätigkeit mit einem EKG kontrollieren, um unerwünschte Wirkungen möglichst früh zu erkennen.

Unter den folgenden Bedingungen müssen Nutzen und Risiken der Behandlung besonders sorgfältig abgewogen werden: bei Schilddrüsenüberfunktion (Hyperthyreose), hohem Blutdruck, bei Hypokaliämie, bei Herzproblemen und Herzinfarkt.

Bei gleichzeitiger Einnahme von Medikamenten, die den Kaliumspiegel des Blutes beeinflussen (zum Beispiel kaliumsparenden Diuretika), muss der Arzt diesen beobachten.

Betablocker (gegen zu hohen Blutdruck) dürfen bei Asthma generell nicht verabreicht werden, da sie selbst einen Krampf der Bronchialmuskulatur auslösen können.

Bei gleichzeitiger Einnahme von MAO-Hemmern (bei Depressionen), trizyklischen Antidepressiva, Chinidin, Disopyramid (bei Herzrhythmusstörungen), Terfenadin (Antihistaminikum bei Allergien) können Herzrhythmusstörungen auftreten und der Blutdruck kann abfallen.

In seltenen Fällen können die Wirkstoffe die Atemwege reizen und Husten auslösen. Muskelzittern, Herzklopfen, Nervosität und Unruhe bilden sich oft in den ersten ein bis zwei Wochen der Behandlung wieder zurück.

Zum Arzt: Bei Herzrasen, wenn der Puls dauerhaft auf über 100 Schläge pro Minute steigt, müssen Sie einen Arzt aufsuchen. Bei Herzrhythmusstörungen, Herzstolpern, Engegefühl in der Brust oder Muskelkrämpfen ebenfalls.

Kombinationspräparate mit Beta-2-Sympathomimetika

Es gibt verschiedene Präparate, in denen sich außer Beta-2-Sympathomimetika noch weitere Arzneistoffe befinden. Sie sind verschreibungspflichtig. Geeignet von diesen Kombination sind – sofern die Dosierung für Sie passend ist – folgende Paarungen:

Beta-2-Sympathomimetikum + Glukokortikoid zum Inhalieren

Kombinationen, die oft verschrieben werden, sind Formoterol + Budesonid oder Beclometason und Salmeterol + Fluticason. Sie sind sinnvoll zur Dauertherapie von Asthma ab Stufe 3, da sich die Substanzgruppen in der Wirkung ergänzen.

Beta-2-Sympathomimetikum + Anticholinergikum zum Inhalieren

Oft wird die Kombination mit den Wirkstoffen Fenoterol + Ipratropiumbromid eingesetzt. Das Mittel sollte nur genommen werden, wenn der Einsatz von kurzwirkenden Beta-2-Sympathomimetika nicht möglich ist oder wenn sich das Asthma akut stark verschlimmert und kurzwirkende Beta-2-Sympathomimetika allein nicht ausreichend wirken. Die Anwendung kann bei älteren Menschen sinnvoll sein, wenn Fenoterol allein unerwünschte Wirkungen am Herzen ausgelöst hat, die fixe Kombination in der vorgegebenen Dosierung ausreichend wirkt und gut vertragen wird. Als Dauermedikament bei Asthma ist das Mittel wenig geeignet, weil es im Gegensatz zu Kortisonsprays nicht gegen Entzündungen wirkt.

Harnstoffhaltige Cremes und Salben

Harnstoff erhöht den Feuchtigkeitsgehalt der Haut und hilft, sie weich und geschmeidig zu erhalten. Da er das Eindringen anderer Wirkstoffe in die Haut verstärkt, wird Harnstoff bei Neurodermitis und Kontaktekzemen gleichzeitig oder im Wechsel mit kortisonhaltigen Cremes eingesetzt.

Wichtige Hinweise

Da Harnstoff die Haut „durchlässiger" für alle Stoffe macht, die auf die Haut aufgetragen werden, sollten Sie, solange Sie das Mittel einsetzen, Kosmetika benutzen, die möglichst wenig Konservierungsmittel, Farb- oder Duftstoffe enthalten.

Auf entzündete oder verletzte Hautstellen darf keine harnstoffhaltige Salbe aufgetragen werden.

Die Haut kann sich röten, brennen und schuppen. Das geschieht vor allem an entzündeten Stellen. Bei einer Harnstoffkonzentration über 10 Prozent kann das Brennen schmerzhaft sein. Deshalb wird bei Kleinkindern inzwischen auf die Anwendung verzichtet.

Zum Arzt: Kommt es durch das Mittel zu starkem Hautausschlag, Juckreiz, Herzrasen, Atemnot, Schwäche und Schwindel, müssen Sie die Anwendung sofort abbrechen und unverzüglich den Notarzt (Telefon 112) rufen.

Synthetischer Gerbstoff

Synthetischer Gerbstoff wird als Wirkstoff in Lotionen, Puder und Cremes eingesetzt. Er bewirkt, dass die Haut sich etwas zusammenzieht und nässende Wunden trocknen. Bakterien und Pilzen wird so der Nährboden entzogen. Außerdem wirkt Gerbstoff leicht entzündungshemmend, schmerzlindernd und juckreizstillend. Die Wirksamkeit des Mittels bei leichten Hautentzündungen und juckenden Hauterkrankungen ist erwiesen.

Gerbstoff als Lotion, Puder oder Creme ist nur dann angebracht, wenn die Haut nicht nässt. Pulver als Badezusatz ist bei allen Ausschlägen geeignet.

Wichtige Hinweise

Gerbstoff sollte nicht ins Auge gelangen. Wenn es doch passiert, müssen Sie das Auge 10 bis 15 Minuten lang mit klarem Wasser spülen und anschließend möglichst bald einen Augenarzt aufsuchen.

Gerbstoffe als Badezusatz sollten Sie nur in Wannen verwenden, die kein Metall enthalten.

Wenn die Haut trotz Behandlung gerötet bleibt und juckt und sich zusätzlich Bläschen bilden, kann es sein, dass Sie das Mittel nicht vertragen. Dann sollten Sie einen Arzt aufsuchen und das weitere Vorgehen mit ihm besprechen.

Örtlich betäubende Mittel

Einige örtlich betäubende Mittel werden als Präparate zur äußerlichen Anwendung wie Puder, Badezusätze oder Lotionen angeboten. Eingesetzt werden beispielsweise die Wirkstoffe Benzokain und Polidocanol (auch Macrogollaurylether). Es sind oberflächlich betäubende Mittel, die die

Empfindlichkeit der Nervenenden und -fasern für Schmerzen und Juckreiz verringern. Benzokain löst häufig selbst Allergien aus und sollte deshalb nicht mehr verwendet werden. Polidocanol hingegen verursacht kaum Allergien und ist zur Behandlung von Juckreiz bei Ekzemen und Neurodermitis geeignet.
Die Präparate sind rezeptfrei erhältlich.

Wichtige Hinweise
Kommt es nach der Anwendung von Polidocanol zu starkem Hautausschlag, Juckreiz, Herzrasen, Atemnot, Schwäche und Schwindel, müssen Sie die Behandlung sofort abbrechen und unverzüglich den Notarzt (Telefon 112) rufen, da diese Symptome Anzeichen einer lebensbedrohlichen Allergie sein können.

Äußerlich anzuwendende Glukokortikoide
Glukokortikoide werden als Creme, Gel, Lotion und Salbe angeboten. Kortisonpräparate helfen gegen Hautentzündungen und Juckreiz. Ihre therapeutische Wirksamkeit bei Neurodermitis und Kontaktekzemen ist erwiesen. Da Glukokortikoide durch die Haut in den Blutkreislauf eindringen, entfalten sie ihre Wirkung nicht nur an der Haut, sondern im ganzen Körper – wenngleich die Wirkung im Körper in sehr viel geringerem Maße eintritt als bei Tabletten. Kombiniert mit Harnstoff oder Salizylsäure wirken sie besser, da diese beiden Stoffe das Eindringen von Wirkstoffen in die Haut erleichtern.

Kortisonhaltige Mittel gibt es in vier Wirkklassen von „schwach" (Klasse 1) bis „sehr stark wirkend" (Klasse 4). Welche Wirkstoffe geeignet sind, muss der Arzt im Einzelfall entscheiden. Alle glukokortikoidhaltigen Präparate sind verschreibungspflichtig, die Ausnahme bilden niedrig dosierte Mittel mit Hydrokortison.

Wichtige Hinweise
Sie sollten kortisonhaltige Cremes so gering dosiert wie möglich und nur so lange wie nötig, am besten nicht länger als vier Wochen anwenden.

Der Einsatz von kortisonhaltigen Mitteln im Gesicht sollte möglichst vermieden werden, stattdessen können Sie beispielsweise gerbstoffhaltige Salben verwenden. Die Glukokortikoide dürfen nicht regelmäßig in die Augen gelangen, da die Mittel den Augeninnendruck stark erhöhen können.

Glukokortikoidhaltige Mittel dürfen Sie nicht anwenden, wenn Sie eine bakterielle Hautentzündung haben, wenn die Hautreaktion infolge einer Impfreaktion besteht, bei einer Pilzinfektion oder Kupferfinne (Rosacea). Eine Anwendung sollte auch bei einem Trommelfellriss, bei Windpocken oder einer Gürtelrose (Herpes zoster) unterbleiben.

Zum Arzt: Wenn bei der Behandlung das Auge plötzlich schmerzt und sich das Sehvermögen verschlechtert, müssen Sie sofort einen Augenarzt aufsuchen. Bei Hautausschlag, Juckreiz, Herzrasen, Atemnot, Schwäche und Schwindel müssen Sie die Therapie sofort abbrechen und unverzüglich den Notarzt (Telefon 112) rufen.

Salben mit Immunmodulatoren

Immunsuppressiva unterdrücken bestimmte Abwehrreaktionen des Immunsystems, sie modulieren es. Sie können die entzündliche Hautreaktion bei Neurodermitis abschwächen. Bei ausgedehnten oder schweren Neurodermitis-Ekzemen verschreiben Ärzte meist Medikamente, die das Immunsystem sehr stark dämpfen. Die neueren Cremes mit den Wirkstoffen Tacrolimus und Pimecrolimus (rezeptpflichtig) lindern die Entzündungssymptome genauso gut wie mittelstark wirkende Kortisonsalben. Deswegen eignen sie sich, wenn Kortisonsalben nicht genug wirken oder nicht verwendet werden können.

Die Risiken sind allerdings schwer abzuschätzen, da es noch keine Langzeiterfahrungen mit diesen Mitteln gibt. Beide Wirkstoffe stehen nach Tierversuchen und einigen Berichten zur Anwendung bei Menschen im Verdacht, krebserregend wirken zu können.

Wichtige Hinweise

Achten Sie darauf, dass die Substanzen nicht mit Schleimhäuten in Kontakt kommen. Nach der Anwendung müssen Sie die Hände waschen.

Während der Anwendung sollten Sie sich nicht in die Sonne setzen und auch nicht ins Solarium gehen, weil unklar ist, ob die Haut empfindlicher für UV-Strahlung wird.

Wenn Sie auf eine bestimmte Art von Antibiotika (sogenannte Makrolide, dazu gehört zum Beispiel der Wirkstoff Erythromyzin) allergisch reagieren, dürfen Sie die Mittel nicht anwenden.

Zum Arzt: Das Risiko für Hautinfektionen, wie beispielsweise Herpes, Akne oder Entzündungen am Haarbalg, steigt. Bei wässrigen Bläschen oder Pickeln sollten Sie den Arzt fragen, ob die Behandlung fortgesetzt werden kann.

Spezifische Immuntherapie

Die spezifische Immuntherapie wird häufig auch als Hyposensibilisierung (früher: Desensibilisierung) oder als Allergieimpfung bezeichnet. Sie ist die einzige kausale Allergietherapie. Sie kann den Langzeitverlauf einer Atemwegsallergie und einer Insektengiftallergie grundlegend ändern, denn sie wirkt noch Jahre nach dem Absetzen der Behandlung.

Die Immuntherapie soll das überempfindliche Immunsystem trainieren und langsam an das Allergen gewöhnen. Dazu erhalten Allergiker winzige Mengen des Allergens, das in höherer Konzentration eine heftige Immunreaktion auslösen würde. Die geringe Dosis ermöglicht es dem Abwehrsystem, die angemessene Reaktion auf Pollen, Hausstaubmilben oder Insektengifte zu erlernen. Wie genau dieser Gewöhnungsprozess im Körper abläuft,

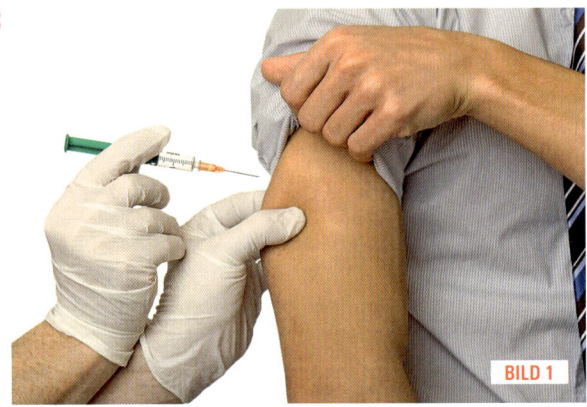

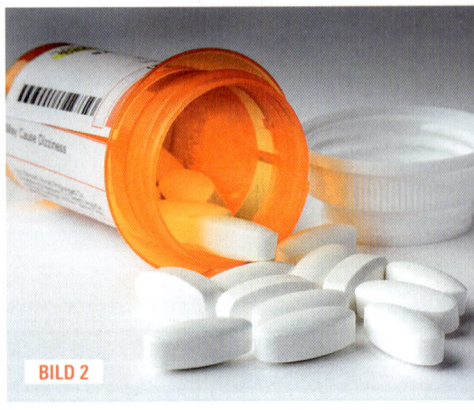

BILD 1

BILD 2

ist noch nicht in allen Einzelheiten geklärt. Sicher ist aber: Fast immer findet er statt.

Mit der Spritze

Standard ist die Immuntherapie mit einer Spritze unter die Haut. Ärzte nennen das die subkutane Immuntherapie (SCIT). Dabei spritzt der Mediziner den Allergenextrakt in die Rückseite des Oberarms.

Die Spritzentherapie besteht aus zwei Phasen: In den ersten Wochen spritzt der Arzt das Allergen einmal wöchentlich – jedes Mal ein wenig mehr, bis die größtmögliche Dosis erreicht ist. Danach werden die Allergenspritzen nur noch alle vier bis acht Wochen gesetzt. So prägt sich das Immunsystem auch auf Dauer ein, dass es auf dieses Allergen nicht mehr zu reagieren braucht. Erst nach etwa drei Jahren ist die Behandlung abgeschlossen. Bessert sich die Allergie nach spätestens zwei Jahren überhaupt nicht, wird der Arzt die Therapie möglicherweise vorzeitig abbrechen.

Die Behandlung birgt das Risiko einer allergischen Reaktion – manchmal nur als roter juckender Knubbel an der Einstichstelle, selten mit Kreislaufproblemen oder Übelkeit bis hin zum allergischen Schock. Die Therapie kann also selbst einen Allergieschub auslösen.

Schneller geht es in der Anfangsphase mit einer Kurzzeit-Immuntherapie, die aus vier bis acht Injektionen vor der Pollenflugsaison besteht.

Eine weitere Variante wird nur in der Klinik angeboten: Die Rush-Immuntherapie ist sinnvoll für Menschen, die besonders heftig auf Insektengifte reagieren. Sie gewöhnen ihren Körper dann schnell an das Gift und die Therapie dauert nicht Wochen und Monate, in denen weiterhin jeder Insektenstich lebensbedrohlich sein kann. Sie birgt aber ein deutlich höheres Risiko einer heftigen allergischen Reaktion durch die Therapie. Mit Ausnahme der Rush-Immuntherapie bei Insektengiftallergie ist bislang unklar, ob die Schnellverfahren überhaupt Vorteile gegenüber der normalen Spritzkur haben.

Erfolge

Die Erfolgsaussichten sind am größten, wenn die Allergie auf wenige Stoffe begrenzt ist und die Therapie möglichst bald nach dem Ausbruch der Allergie durchgeführt wird. Früher empfahl man Patienten nur bis zu einem Alter von 40 Jahren die Immuntherapie. Diese Empfehlung ist heute überholt. Die spezifische Immuntherapie kann auch einem 60-Jährigen noch helfen – vorausgesetzt, er hat die Allergie erst innerhalb der vergangenen drei bis fünf Jahre entwickelt.

Die besten Ergebnisse durch eine Immuntherapie werden bei einer Bienen-

BILD 1 Bei der subkutanen Immuntherapie spritzt der Arzt das Allergen unter die Haut.
BILD 2 Leider hat die sublinguale Immuntherapie auch Nebenwirkungen: Juckreiz im Mund oder eine geschwollene Schleimhaut.

und Wespengiftallergie erzielt. Doch auch beim allergischen Schnupfen und bei beginnendem Asthma liegt die Erfolgsquote zwischen 70 und 90 Prozent. Oftmals gehen die Beschwerden dauerhaft zurück. Bei erneutem Auftreten kann die Behandlung wiederholt werden. Die Hyposensibilisierung gegenüber Pollen sollte sinnvollerweise im Herbst – vor der nächsten Pollensaison – beginnen.

Die Immuntherapie gibt es gegen Gräser-, Baum- und Kräuterpollen, gegen Hausstaubmilben, Katzenhaare und Schimmelpilze. Derzeit arbeiten Forscher an neuen Impfstoffen gegen Nahrungsmittel- oder Kontakt-Allergene, zum Beispiel gegen Latex.

Tabletten oder Tropfen

Seit einigen Jahren gibt es die sublinguale Immuntherapie (SLIT). Dabei wird der Wirkstoff ein bis zwei Minuten unter der Zunge gehalten und dann geschluckt. Diese Therapieform ist besonders wirksam bei der Gräserpollenallergie.

Verglichen mit der gespritzten Immuntherapie, muss bei der sublingualen Therapie eine deutlich größere Menge des Allergens aufgenommen werden. Und im Vergleich mit der subkutanen Therapie besteht eine Unsicherheit darin, dass bei der sublingualen Immuntherapie die Einnahme des Mittels nicht in Gegenwart des Arztes erfolgt, so dass Fehldosierungen nicht auszuschließen sind. Die Therapie hat Nebenwirkungen: Bis zu 70 Prozent

der Allergiker klagen über Juckreiz im Mund oder eine geschwollene Schleimhaut. Manchmal kommen auch Magen-Darm-Probleme dazu. Deshalb brechen mehr Menschen eine Tablettentherapie ab als eine Spritzentherapie.(s. Interview Seite 127)

Was spricht gegen die Immuntherapie?

Die Hyposensibilisierung sollte nicht angewendet werden

- bei schweren Herz-Kreislauf-Krankheiten, vor allem bei der Einnahme von Betablockern. Diese Medikamente wirken gegen Bluthochdruck, genau wie ACE-Hemmer, die eine Immuntherapie gegen Insektengifte unmöglich machen.
- wenn Sie schwanger sind oder stillen.
- bei einer Überfunktion der Schilddrüse.
- bei chronischen Infektionskrankheiten wie Tuberkulose oder chronischen Entzündungen durch Rheuma oder andere Autoimmunkrankheiten.
- bei Immundefekten.
- bei mittelschwerem oder schwerem allergischen Asthma oder eingeschränkter Lungenfunktion, wenn die sogenannte Einsekundenkapazität unter 70 Prozent des Sollwertes liegt.
- bei Krebs, wenn Sie aktuell daran erkrankt sind.
- bei anderen schweren Krankheiten wie einer schlechten Nieren- oder Leberfunktion.
- bei einem Infekt oder einer kürzlich verabreichten Impfung.

AUSBLICK

Die Allergietherapie hat in den vergangenen Jahren viele Fortschritte erzielen können, doch noch immer warten Allergiker auf eine wirksame, nebenwirkungsarme und kausale Therapie ihrer Krankheit.

Es gibt einige interessante Ansätze, an denen Wissenschaftler für die Behandlung forschen, manche sind schon in der Erprobung, andere noch nicht so weit entwickelt.

Anti-IgE-Therapie mit Omalizumab

Omalizumab ist ein künstlich hergestellter Antikörper gegen die körpereigenen Antikörper IgE. Es ist zugelassen für die Therapie schwerer Asthmaformen.

Dieser Anti-Antikörper blockiert das IgE und verhindert dadurch, dass die Mastzellen, die eine Allergie mit in Gang setzen, in Alarm versetzt werden. Das Anti-IgE bindet alle spezifischen IgE, also nicht nur die zum Asthma führenden, sondern die gesamten IgE-Antikörper. Damit ist in der Allergologie ein wichtiger Schritt vorwärts gelungen.

Dieses Medikament wird ein- bis zweimal im Monat unter die Haut gespritzt. Die Dosierung hängt vom Körpergewicht und der jeweils vorliegenden Menge an IgE-Antikörpern ab. Omalizumab hemmt dann die allergische Früh- und Spätreaktion und senkt so den Bedarf an kurzwirksamen Beta-2-Sympathomimetika und Glukokortikoiden, verringert die Häufigkeit von Verschlechterungsschüben und verbessert die Lebensqualität. Eine Kombination mit allen anderen Asthma-Medikamenten ist möglich.

Dieses Mittel ist in erster Linie für Patienten mit schwerem anhaltendem Asthma ab einem Alter von sechs Jahren gedacht, die trotz Behandlung mit inhalativen Kortikoiden und langwirkenden Beta-2-Sympathomimetika das Asthma nicht befriedigend kontrollieren können.

Omalizumab wird aber versuchsweise auch eingesetzt bei ausgeprägten allergischen Beschwerden (Nahrungsmittelallergie, Heuschnupfen) und bei ganzjährigem Asthma gegenüber nichtvermeidbaren Auslösern (zum Beispiel Berufsasthma), vor allem wenn es mit anderen Methoden nicht gelingt, die Krankheit in den Griff zu bekommen.

Bei den unerwünschten Wirkungen ist darauf zu achten, dass es eventuell zu einer Verminderung der Blutplättchen kommen kann. Omalizumab darf nicht angewendet werden bei nichtallergischem Asthma, bei Kindern unter sechs Jahren und Schwangeren sowie bei akuten Verschlechterungsschüben.

Im Gegensatz zur Immuntherapie gibt es durch Omalizumab vermutlich keine Langzeitwirkung. Das Mittel wirkt nur so lange, wie man es einnimmt.

Das neue Mittel Omalizumab sollte nur bei Patientinnen und Patienten zur Anwendung kommen, die trotz intensiver Therapie ihres Asthmas mit Kortisonspray und langwirksamem Beta-2-Sympathomimetikum keine ausreichende Verringerung ihrer Asthmabeschwerden erreichen.

Dabei ist vor dem Einsatz von Omalizumab zu berücksichtigen, dass ein Nutzen dieses Mittel über längere Behandlungszeiten noch nicht ausreichend belegt ist. Außerdem kommen teilweise gefährliche Überempfindlichkeitsreaktionen bis hin zu Schockzuständen vor und es wird ein Risiko für die Entstehung neuer Krebserkrankungen diskutiert. Daher sollte die Anwendung dieses Mittels sehr kritisch überdacht werden. Die Behandlungskosten betragen pro Patient und Jahr bis zu 20 000 Euro.

Vorbeugende Allergie-Schluckimpfung

An der Berliner Charité laufen unter dem Kinderallergologen Prof. Ulrich Wahn wissenschaftliche Studien für eine vorbeugende Schluckimpfung gegen Allergien. Der Impfstoff stammt aus Bakterienlysaten unserer hauptsächlichen Darmkeime. Dieser Ansatz stammt aus der Alternativmedizin und wurde im Mausexperiment bestätigt. Die entsprechende Studie, die jetzt an Menschen durchgeführt wird (Stand Ende 2009), wird vermutlich in den nächsten Monaten auswertbare Ergebnisse zeigen.

Das Ziel der Studie war es, bei Risikosäuglingen durch Gabe dieser Schluckimpfung vom zweiten Lebensmonat an das Auftreten der Neurodermitis zu reduzieren. „Wir sind sehr gespannt. Wir verfolgen die Gesundheit der Kinder, die an dieser Studie teilgenommen haben, noch weitere drei Jahre, um zu sehen, ob die Schluckimpfung auch Asthma verhindert", so Prof. Ulrich Wahn.

ALTERNATIVE HEILMETHODEN

Wie bei jeder bisher nicht heilbaren Krankheit gibt es auch bei Allergien eine große Nachfrage nach Therapien jenseits der Schulmedizin. Sie beruht zum einen auf dem Wunsch nach dauerhafter Heilung der Allergie und zum anderen auf der Angst vor den unerwünschten Wirkungen von Arzneimitteln. Viele Allergiker suchen deshalb nach Ausweichmöglichkeiten und Ergänzungen zu der medikamentösen Therapie.

Große Bandbreite an alternativen Therapien

Es gibt eine große Bandbreite an alternativen Therapieformen, doch nur für wenige Angebote sind bisher Nachweise erbracht worden, dass sie zumindest bei bestimmten Erkrankungen auch wirken. Zu den geeigneten Verfahren, die im Bereich Asthma bestimmte Heilerfolge zeigen konnten, gehören die Entspannungsme-

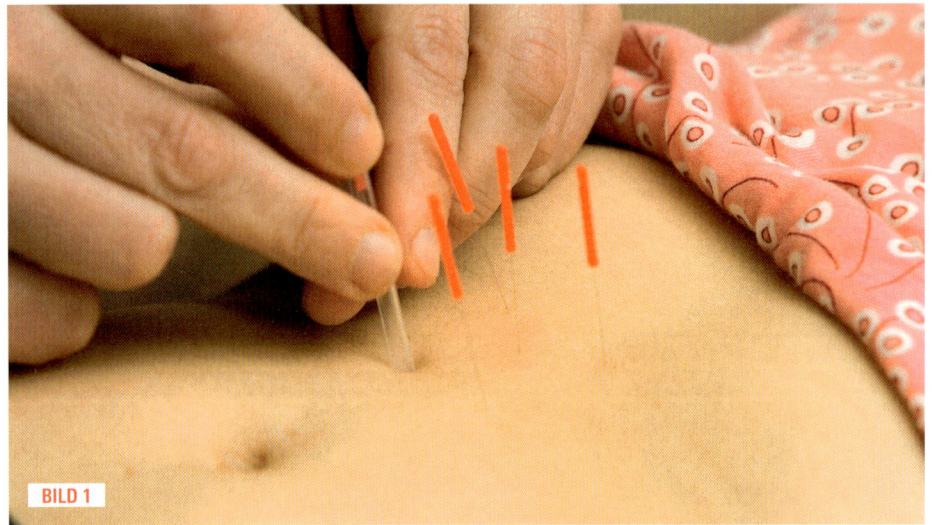

BILD 1

BILD 1 Manch einer versucht mit Nadeln gegen seine Allergie vorzugehen.

thoden (autogenes Training oder progressive Muskelentspannung nach Jacobson), Massage und Meditation.

Für die Behandlung der Neurodermitis konnte für die Eigenbluttherapie zumindest in einer Untersuchung ein Nutzen gezeigt werden.

Und für die Behandlung von Heuschnupfen und anderen allergischen Erkrankungen haben wissenschaftliche Untersuchungen bisher nur Hinweise auf eine Wirksamkeit gefunden, dazu gehören die Homöopathie und die mikrobiologische Therapie.

Viele andere Methoden müssen nach den bisherigen Untersuchungen als ungeeignet zur Behandlung von allergischen Erkrankungen eingeschätzt werden, wie Auspendeln, Elektroakupunktur, Bachblütentherapie oder Nachweismethoden wie die Irisdiagnostik oder Haaranalyse.

Im Folgenden werden einige Therapiemethoden vorgestellt, die häufig von allergiekranken Patienten nachgefragt werden und deren Wirksamkeit teilweise durch Stiftung Warentest überprüft wurde.

Die ausführlichen Ergebnisse aus dem Handbuch „Die Andere Medizin" der Stiftung Warentest und die Methodik der Untersuchung finden Sie im Internet unter www.test.de im Bereich „Alternative Heilmethoden".

Akupunktur

Akupunktur ist eine Behandlungstechnik, die sich als Teil der traditionellen chinesischen Medizin entwickelt hat. Dabei werden bestimmte Punkte der Haut, die auf gedachten Linien (Meridianen) liegen, gereizt, um einen blockierten Energiefluss zu regulieren und dadurch Krankheiten und Beschwerden zu heilen.

Die Stimulation der Akupunkturpunkte erfolgt durch das Einstechen von dünnen Nadeln. Der Name Akupunktur setzt sich aus zwei lateinischen Wörtern zusammen: acus bedeutet Nadel, pungere stechen. Die chinesische Bezeichnung lautet Zhen jiu und bedeutet Nadelstechen und Brennen.

Varianten der Akupunktur sind Moxibustion oder Moxa (Wärmebehandlung an den Akupunkturpunkten), Elektroakupunktur (elektrische Stimulierung), Laserakupunktur (Behandlung mit Laserlicht, auch

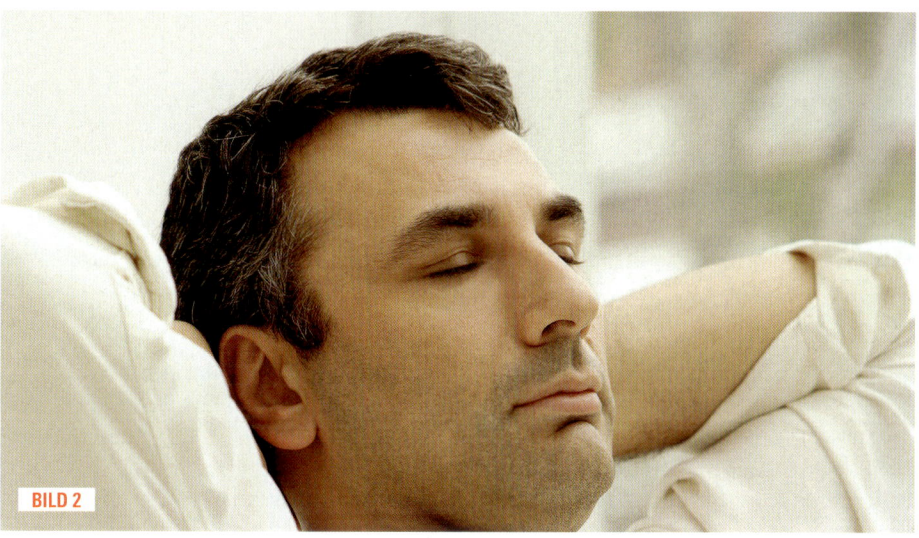

BILD 2 Andere üben sich in Entspannungsmethoden.

Softlasertherapie), Homöosiniatrie (Einspritzen von Homöopathika in Akupunkturpunkte), Ohrakupunktur (Aurikulotherapie), Akupressur und Shiatsu.

Wirksamkeit

Akupunktur wird vorwiegend in der Schmerzbehandlung angewendet. Beim allergischen Schnupfen wird die Akupunktur angewandt, um akut die Schnupfensymptome zu lindern und langfristig die Empfindlichkeit der Nasenschleimhaut herabzusetzen. Allerdings ist die Studienlage dazu nicht eindeutig. Die Akupunktur wird deshalb bei der Behandlung von allergischen Krankheiten als Methode von zweifelhafter Wirksamkeit bewertet.

Entspannungsmethoden

Entspannungsübungen sind zur Unterstützung der medizinischen Therapie besonders bei Asthma und Neurodermitis empfehlenswert. Das gilt sowohl für Erwachsene als auch für Kinder. Am besten belegt ist die therapeutische Wirksamkeit bei Asthma. Wissenschaftliche Untersuchungen zeigen, dass sich bei konsequent an-

gewandter Entspannung die Peak-Flow-Messwerte deutlich verbessern. Allerdings stellt sich der Erfolg nicht sofort, sondern meist erst nach einigen Monaten regelmäßiger Übung ein. Regelmäßig bedeutet, dass man sich dreimal pro Woche jeweils mindestens 15 Minuten Zeit zum Üben nehmen muss. Besonders gute Ergebnisse lassen sich mit einer Kombination aus entspannungs- und psychotherapeutischen Maßnahmen erzielen.

Als Entspannungsmethode bei Allergien hat sich vor allem das autogene Training, die progressive Muskelentspannung nach Jacobson und Meditation bewährt. Möglicherweise hat auch Hypnose eine unterstützende Wirkung bei der Therapie von bestimmten allergischen Erkrankungen. Entspannungsverfahren sollten immer unter fachlicher Anleitung erlernt und danach regelmäßig angewendet werden.

Viele Ärzte und Psychotherapeuten bieten die Verfahren als verhaltenstherapeutische Maßnahmen im Rahmen einer Einzeltherapie an. Oder Sie besuchen einen Kurs in einem Gesundheitszentrum oder an der Volkshochschule. Wenn Sie an einem speziellen Schulungsprogramm teilnehmen, werden Ihnen auch Entspannungskurse angeboten.

Die Krankenkassen übernehmen die Kosten, wenn die Anleitung in eine ärztliche oder verhaltenstherapeutische Einzelbehandlung eingebettet ist. Häufig erstatten sie ebenfalls einen Teil der Gebühren, wenn die Versicherten an Entspannungskursen teilnehmen, die von fachlich qualifizierten Kräften (zum Beispiel von Ärzten, Psychologen, Sozialpädagogen oder Krankengymnasten) in eigener Praxis oder in Kursen an Volkshochschulen und anderen Einrichtungen durchgeführt werden.

Psychotherapie

Angst, Unruhe und Stress wirken sich negativ auf die Gesundheit aus und lösen besonders bei Asthma- oder Neurodermitispatienten häufig neue Krankheitsschübe aus. Umgekehrt können Allergien seelisch sehr belastend sein und Ängste, Nervosität oder depressive Stimmungen hervorrufen. Eine Psychotherapie kann verborgene emotionale oder soziale Konflikte aufdecken, die allergische Beschwerden verstärken oder aufrechterhalten. Für die Behandlung von Allergien kommen verschiedene psychotherapeutische Verfahren infrage.

Gute Erfolge liefert die Verhaltenstherapie, wobei die Wirksamkeit bei Asthma umstritten ist. Auch eine tiefenpsychologisch fundierte Psychotherapie kann sinnvoll sein. Beide werden sowohl als Einzel-, Familien- oder auch als Gruppentherapie

angeboten. Eventuell helfen zusätzlich Stressbewältigungsseminare, um die Krankheit zu bessern. Eine jahrelange Psychoanalyse ist bei allergischen Erkrankungen in der Regel nicht nötig.

Eine Einzeltherapie kann notwendig werden, wenn sich beispielsweise Insektenallergiker aus Furcht vor einem allergischen Schock im Sommer kaum noch ins Freie oder Nahrungsmittelallergiker nicht mehr in Cafés und Restaurants wagen. Bei Kindern, die an Allergien leiden, haben sich Familientherapien und bei Neurodermitispatienten, die aus Angst vor Ablehnung soziale Kontakte meiden, Gruppentherapien als sehr hilfreich erwiesen.

Die Kassen übernehmen für einen bestimmten Zeitraum die Kosten für Psychoanalyse, tiefenpsychologisch fundierte Psychotherapie und Verhaltenstherapie.

Elektroakupunktur nach Voll

Die Elektroakupunktur nach Voll (EAV) ist eine Diagnose- und Therapiemethode, bei der mit einem elektrischen Gerät krankmachende Belastungen und Krankheiten im Körper an Akupunkturpunkten erkannt und durch schwachen Impulsstrom geheilt werden sollen. Darüber hinaus werden mit dem Gerät Allergene festgestellt und Medikamente ausgewählt.

Gleichbedeutend mit Elektroakupunktur nach Voll werden die Namen funktionsanalytische Biometrie, biometrische Systemdiagnostik, elektrodermale Testung, elektronisches Organometriesystem, Regulationstherapie und Vega-Test (Vegetativer Reflextest) verwendet.

Verwandte Verfahren sind die bioelektr(on)ische Funktions- oder Regulationsdiagnostik (BFD, BRT), Impulsdermografie (IDG), Neo-Bioelektronische Diagnostik, Segmentelektrogramm (SEG) und Decoder-Dermografie.

Die EAV bezieht neben Vorstellungen der Akupunktur Gedankengut der Elektrotherapie und der Homöopathie in ihr Konzept mit ein. Der Arzt Reinhard Voll übernahm auch Ideen aus der früher weit verbreiteten, heute aber als widerlegt geltenden Herdlehre, die auch Grundlage für die Neuraltherapie nach Huneke ist. Sie besagt, dass die Ursachen von Krankheiten fernab der erkrankten Körperbereiche liegen können.

Nach der Lehre der EAV stören Herde das Befinden und reizen oder beeinträchtigen den Körper ständig. Kann ein Herd nicht ausheilen und wird der Organismus weiteren Belastungen ausgesetzt, bricht die Abwehr zusammen. Dann kann an einer vom Herd entfernten Stelle des Körpers eine Krankheit entstehen.

Das EAV-Gerät wird eingesetzt, um diese Krankheitsherde aufzuspüren und zu behandeln. Es sollen Reaktionspotenziale einzelner Organe, der „Widerstand der Leitungsbahnen oder Elektrobatterien" erfasst werden.

Wirksamkeit

Der Nutzen der Elektroakupunktur nach Voll konnte für die Diagnostik von Allergien nicht nachgewiesen werden, auch zur Behandlung von Allergien und anderen Erkrankungen mit der EAV liegen keine Belege zur Wirksamkeit vor.

Homöopathie

Die Homöopathie ist ein Medizinsystem, in dem spezielle Arzneimittel eingesetzt werden, die – anders als sonst – danach ausgewählt werden, dass sie bei gesunden Menschen ähnliche Symptome und Beschwerden hervorrufen wie die Krankheiten, gegen die sie wirken sollen (lateinisch: similia similibus curentur). Der Name Homöopathie ist vom griechischen Wort „homoios" (ähnlich) abgeleitet und bezieht sich auf die dem Verfahren zugrundeliegende Ähnlichkeitsregel.

Wirksamkeit

Seit Jahren sind immer wieder Studien veröffentlicht worden, mit denen die Wirksamkeit homöopathischer Behandlungen bei genau definierten Erkrankungen nachgewiesen werden sollte. In den Untersuchungen wurde häufig der Effekt der homöopathischen Therapie mit dem einer Scheinbehandlung verglichen.

Die Ergebnisse dieser Prüfungen fielen unterschiedlich aus. Demnach gibt es lediglich Hinweise jedoch keine verlässlichen Nachweise, für eine therapeutische Wirksamkeit einer homöopathischen Behandlung bei Allergien. Die Homöopathie wird für die Behandlung von Allergien als „wenig geeignet" bewertet.

Bioresonanztherapie

Die Bioresonanztherapie (BRT) ist sowohl ein Diagnostik- als auch ein Therapieverfahren, das mit einer speziellen Apparatur die körpereigenen Schwingungen aufnimmt und Krankheiten mit Schwingungen behandelt. Der Name leitet sich ab von griechisch „bios" das Leben und „Resonanz" in der Bedeutung von „Mitschwingen".

Die Bioresonanztherapie und die ihr verwandten Verfahren beruhen auf der Annahme, dass jede materielle Struktur, also auch der menschliche Körper, ein komplexes Schwingungssystem darstellt und dass demzufolge alle Lebensvorgänge eine „Bioenergie" in Form von elektrischen Signalen oder Biophotonen erzeugen. Gesunde Organe mit intakter Funktion sollen harmonische elektromagnetische Schwingungen abgeben, die bei allen Gesunden nahezu gleich sind. Krankhafte Prozesse erzeugen demnach disharmonische (pathologische) Schwingungen. Diese Schwingungen werden ähnlich wie bei der Elektroakupunktur nach Voll über Hand- oder Fußelektroden erfasst und an ein Bioresonanzgerät übermittelt. Die BRT sieht sich als eine Therapie, die dem „ultrafeinen Energiebereich" nachspürt und ihn nutzt.

Wirksamkeit

Im Bereich der Diagnostik sehen die Anwender der Bioresonanztherapie einen besonderen Nutzen bei der Allergietestung. Als Therapie wird sie häufig zur Behandlung von Allergien und Neurodermitis eingesetzt, insbesondere bei Kindern.

Allerdings ergab eine klinische Studie zu Diagnostik und Therapie von Pollenallergie, dass das Verfahren in der Mehrzahl Fehldiagnosen liefert und auch zur Therapie von Allergien ungeeignet ist. In einer klinischen Studie zur Bioresonanztherapie bei Neurodermitis konnte kein Rückgang der entzündlichen Ekzeme und kein über eine Scheinbehandlung hinausgehender therapeutischer Effekt festgestellt werden.

Mikrobiologische Therapie

Mikrobiologische Therapie ist die Anwendung lebender und/oder abgetöteter Mikroorganismen und/oder deren Bestandteile, um die Mikroflora im Körper und den Stoffwechsel zu beeinflussen und das Immunsystem zu regulieren. Lebende Mikroorganismen mit einer solchen Wirkung werden auch als Probiotika bezeichnet. Die heutige mikrobiologische Therapie sieht sich als ein Verfahren, mit dem die körpereigene Abwehr beeinflusst werden soll. Die eingesetzten Produkte mit isolierten Mikroorganismen oder Bestandteilen von diesen betrachtet man in Deutschland als Arzneimittel, die nach dem Arzneimittelgesetz von der zuständigen Behörde zugelassen werden müssen.

Neben der Anwendung von Mikroorganismen oder ihren Bestandteilen in Arzneimitteln gibt es seit etwa Mitte der 1990er-Jahre eine Reihe von Verzehrprodukten, vor allem Milchprodukte, mit sogenannten probiotischen Bakterien. In Deutschland sind diese Produkte als Lebensmittel im Handel. In anderen Staaten, auch innerhalb der EU, gelten andere gesetzliche Regeln. Dort sind Produkte mit probiotischen Bakterien teilweise als Nahrungsergänzungsmittel im Handel, die – ähnlich den Arzneimitteln – für gesundheitliche Zwecke eingesetzt werden dürfen.

Die im Rahmen der mikrobiologischen Therapie in den Körper eingebrachten Bakterienprodukte sollen die Immunabwehr stärken. Gleichzeitig sollen die Besiedelung des Darmes mit Mikroorganismen und damit auch die Stoffwechselleistungen, die die Bakterienflora erbringt, verändert werden.

Wirksamkeit

Vielfach wird versucht, durch die Einnahme von Probiotika die Gesundheit zu fördern. In Studien konnte mittlerweile eine Wirksamkeit einzelner probiotischer Stämme gezeigt werden. Probiotika unterstützen die Darmflora und können möglicherweise die Dauer eines akuten wie auch eines durch Antibiotika ausgelösten Durchfalls verkürzen.

Die Ergebnisse von zahlreichen Einzelstudien legen nahe, dass Probiotika möglicherweise wirksam sind bei Kindern mit Neurodermitis und Heuschnupfenpatienten. Andere Studien können den Nutzen dieser Mittel dagegen nicht bestätigen. Die Risiken einer solchen Therapie sind in aller Regel gering.

Weil die Wirksamkeit der Behandlung aber nicht gesichert ist, wird die Behandlung mit Probiotika bei diesen Anwendungsgebieten als „wenig geeignet" bewertet.

Nachgewiesen ist die Wirkung von Bakterienzubereitungen im Sinne der mikrobiologischen Therapie bei Laktoseintoleranz. Hier konnten die Symptome gelindert werden, die Therapie ist geeignet.

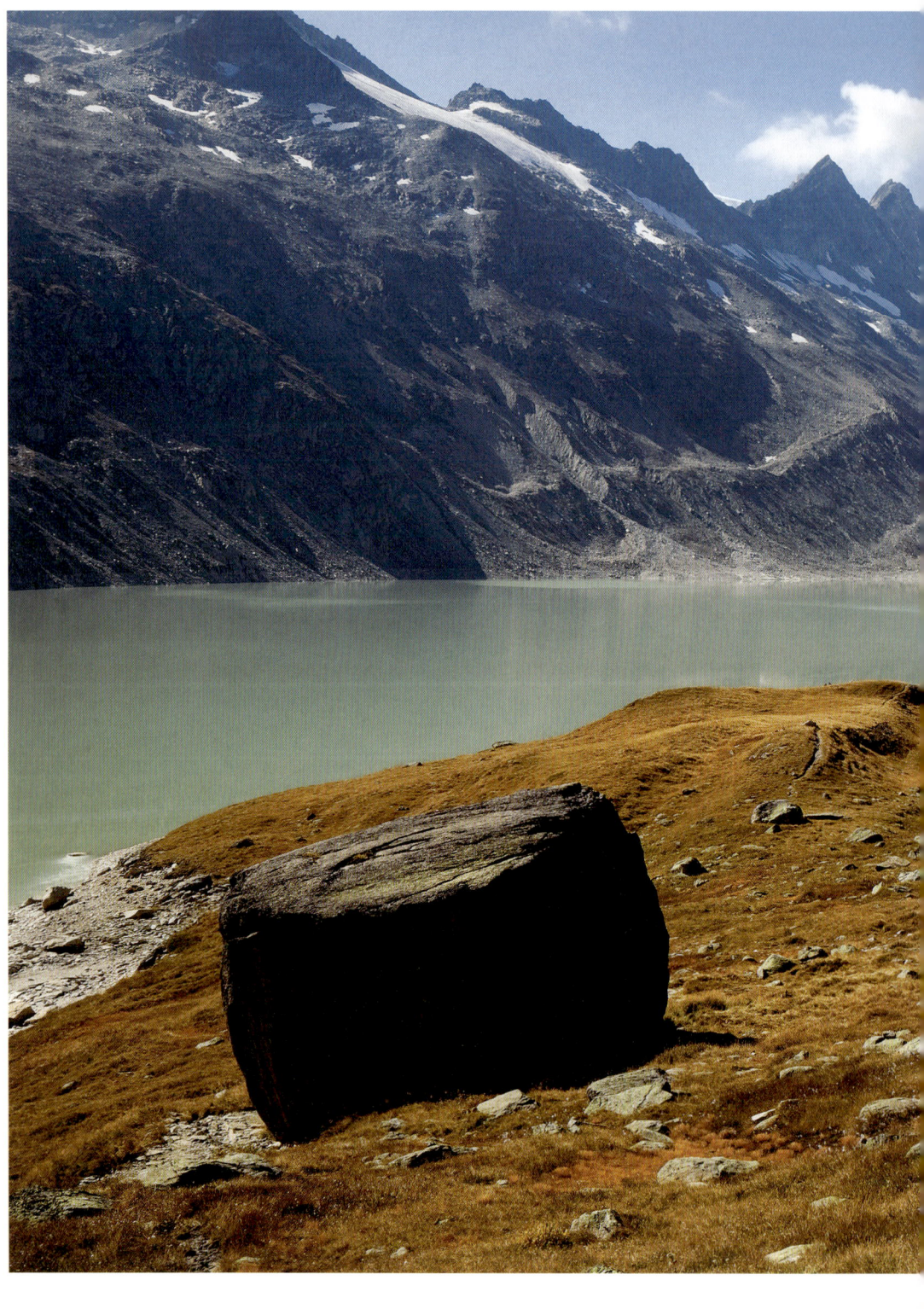

WO MÖGLICH, VORBEUGEN

Allergieprävention ist heute viel einfacher als noch vor ein paar Jahren. Alte Zöpfe wurden abgeschnitten – aufgrund wissenschaftlicher Erkenntnisse, die in die sogenannte S3-Leitlinie zur Allergieprävention Eingang fanden. Die neue Leitlinie fordert: Toleranz entwickeln statt Allergene meiden. Schützende Einflüsse, die verloren gegangen sind, „wiederbeleben". Experten ermuntern zu mehr Gelassenheit bei der Allergievorbeugung.

ALLERGIEN VORBEUGEN

Eine Leitlinie ist die Richtschnur ärztlichen Handelns, aber auch eine Empfehlung für den Einzelnen, der etwas dafür tun möchte, damit er oder sein Kind erst gar keine Allergie bekommt. Die neue Leitlinie hat direkten Einfluss auf die Behandlung beim Arzt. Zudem wurden daraus die aktuellen Empfehlungen zur Vorbeugung abgeleitet. Da die Behandlungsmöglichkeiten immer noch sehr eingeschränkt sind, kommt der Prävention eine wichtige Rolle zu, um eine weitere Zunahme an allergischen Erkrankungen zu stoppen.

Der Paradigmenwechsel, der durch die neue Leitlinie vollzogen wurde, fordert: Toleranzentwicklung fördern statt Allergene vermeiden. Das soll ein wenig mehr Gelassenheit in die Auseinandersetzung mit der Allergie bringen.

Immer nur Verzicht?

Ohne Allergen keine Allergie. Ohne Auslöser keine Sensibilisierung. Also lässt man den Auslöser weg, dann kann man keine Allergie entwickeln. So ungefähr hieß bislang das Motto, mit dem man Allergien vorbeugen wollte. Das erwies sich als Holzweg. Inzwischen sind sich die Experten einig, dass es beim Thema Allergieprävention weniger um den fehlenden Allergenkontakt geht, als darum, schützende Einflüsse, die im Laufe der Zeit verloren gegangen sind, wieder zu nutzen.

Um der Entstehung von Allergien im Ansatz, also schon im Säuglingsalter, vorzubeugen, muss man sich mit den Studien und Hypothesen, die sich mit der Ursachenforschung beschäftigen, auseinandersetzen (Seite 11).

BILD 1 Während der Schwangerschaft und in der Stillzeit empfiehlt sich eine vollwertige Kost mit Milch und Milchprodukten, Eiern, Fisch und reichlich Obst und Gemüse.
BILD 2 Stillen Sie Ihr Kind wenigstens vier Monate voll, dann können Sie Gläschenkost dazugeben.

Ursprünglich dachte man, dass das Meiden eines Stoffes, der ein allergenes Potenzial besitzt, wie beispielsweise Kuhmilch bei einem Kleinkind, der Goldstandard der Prävention sei. Unbestritten ist die Entwicklung einer Allergie nur möglich, wenn es einen Kontakt mit einem Allergen gab. Aber was bedeutet das, wenn man alles, was eventuell eine Allergie auslösen könnte, meidet?

Man verhungert oder ernährt sich zumindest äußerst einseitig, darf sich nicht mehr in blühenden Landschaften aufhalten und muss sein Wohnumfeld antiseptisch gestalten. Das bedeutet – keine Pflanzen, keine Tiere, keine Staubfänger und keine Chemie.

Im Übrigen: Die meisten Substanzen, die die Menschen in unserer Zeit allergisch machen, gab es auch früher, bis auf bestimmte chemische Stoffe. Dennoch hat die Allergierate zugenommen, besonders auf Pollen, Nahrungsmittel, Tierhaare.

Die Ursachen für den deutlichen Anstieg an Allergien sind sehr komplex: Umweltverschmutzung, bestimmte Erbanlagen, ein Immunsystem, das nicht gefordert wird. Chemikalien, Umweltgifte und Abgase galten lange Zeit als Auslöser Nummer 1. Experten gaben jedoch schon vor 20 Jahren Entwarnung, denn in der Nähe stark verschmutzter Industriestädte in den Ballungsräumen der ehemaligen DDR litten Menschen sogar seltener an Allergien als anderswo. Deshalb gilt heute der Verzicht, die Meidung, die Karenz auf ein Allergen, als Irrweg für die Prävention.

Die Gene spielen eine Rolle

Wenn beide Eltern eines Säuglings an einer Allergie, an Asthma oder Neurodermitis leiden, steigt die Wahrscheinlichkeit, dass das Kind eine Allergie entwickelt, auf bis zu 80 von 100 Kindern. Diese Bereitschaft, eine Überempfindlichkeit zu entwickeln, nennen Ärzte Atopie.

Die angeborene Neigung zu Allergien muss aber beim Kind nicht unbedingt zum Tragen kommen. Es gibt Hinweise darauf, dass bestimmte Umweltbedingungen sogar einer Allergie entgegenwirken können. Zum Beispiel: Dreck.

Kinder, die auf Bauernhöfen aufwachsen, leiden 15-mal seltener an Heuschnupfen und Asthma als Stadtkinder mit ähnlichem Risikoprofil. Wenn Kinder im Schmutz spielen, werden sie mit vielen Keimen, Bakterien, Viren konfrontiert. Das ist offenbar ein lebenswichtiges „Training" für ihr Immunsystem.

Wir verweichlichen vermutlich das Immunsystem unserer Kinder, wenn wir sie in einer sterilen Umwelt aufwachsen lassen. Das Zusammenspiel aus Immunzellen, Antikörpern und Botenstoffen benötigt ein gewisses Maß an Training, damit es nicht auf harmlose Substanzen wie Blütenpollen überempfindlich reagiert.

Vorbeugen – schon vor der Geburt

Es ist nicht sinnvoll, dass werdende Mütter während der Schwangerschaft eine bestimmte Diät einhalten oder Allergene meiden. Schwangere sollten essen, wo-

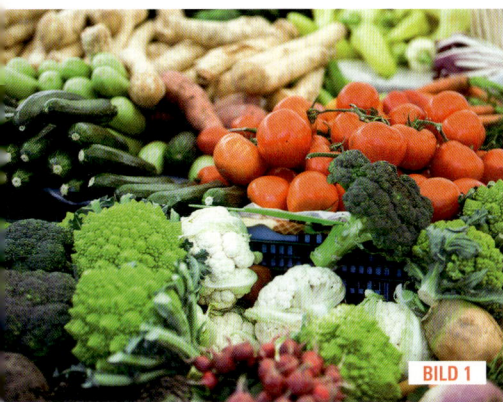

BILD 1

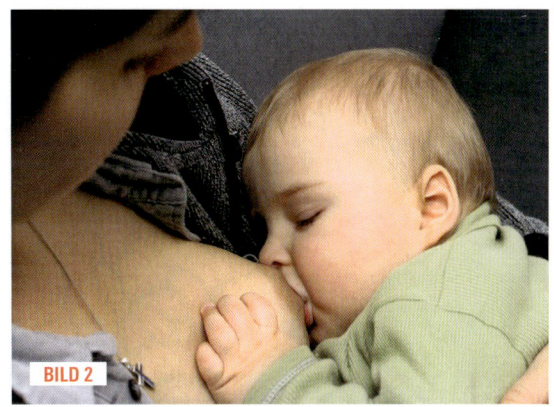

BILD 2

rauf sie Appetit haben, und vor allem das, was wichtige Nährstoffe enthält. Es gibt keinen Grund, auf wertvolle Lebensmittel wie Milch und Milchprodukte, Eier, Fisch oder Nüsse zu verzichten, um damit Allergien beim Kind zu vermeiden.

Im Gegenteil – eine Ernährung, die alle genannten Lebensmittel und daneben reichlich Obst und Gemüse enthält, ist günstig im Sinne einer Allergievorbeugung beim Kind.

Vermutlich lernt das Kind bereits im Mutterleib und später über die Muttermilch seine Umwelt und die Nahrungsmittel kennen und ordnet es später, wenn es tatsächlich mit diesen Lebensmitteln in Kontakt kommt, als nicht „gefährlich" ein.

Eine große Studie aus dem Mittelmeerraum untersuchte die Ernährung während der Schwangerschaft und verglich sie mit dem Auftreten von allergischen Beschwerden bei den Kindern im Alter von sechs Jahren. Es zeigte sich, dass die mediterrane Ernährung, die Getreide, Früchte, Nüsse, Hülsenfrüchte, Gemüse, Fisch, Fleisch und Milchprodukte enthielt, einen schützenden Effekt für die Kinder hatte. Die Bereitschaft, eine allergische Erkrankung zu entwickeln, wurde gesenkt.

Es gibt darüber hinaus Hinweise, dass Fisch in der mütterlichen Ernährung während der Schwangerschaft und Stillzeit das Kind vor Allergien schützen kann. Allerdings muss insbesondere während der Schwangerschaft auf die sonstigen Belastungen des Fisches durch Umweltgifte geachtet werden: Fisch in verarbeiteter Form von Lachs, Hering (außer aus der Ostsee), Makrele, Sardinen und Regenbogenforelle hat die wenigsten Schwermetalle.

Stillen Sie Ihr Kind

Schon während der Schwangerschaft kann die Mutter vieles für ein geringes Allergierisiko des Kindes unternehmen. Eine weitere sehr wichtige Zeit liegt nach der Geburt.

Hier gilt der Rat für Mütter: Versuchen Sie Ihr Kind in den ersten Lebensmonaten zu stillen. Denn besonders in dieser Zeit beugt Stillen Allergien vor. Insbesondere wenn die Eltern bereits an Allergien leiden, mindert Stillen das Risiko, dass auch die Kinder erkranken. Wissenschaftler vermuten, dass bestimmte Immunfaktoren in der Muttermilch das Kind vor Allergien schützen.

Die Stillempfehlung hat sich aber in einem Punkt inzwischen verändert – die Kinder sollen nicht mehr sechs Monate ausschließlich gestillt werden. Mit anderen Worten: Die Mutter kann und sollte nach dem vierten Monat weiterstillen, aber gleichzeitig mit der Beikost beginnen.

Für die Ernährung der stillenden Mütter gelten die gleichen Empfehlungen wie in der Schwangerschaft: Nicht auf wertvolle Lebensmittel verzichten (Milch, Milchprodukte, Eier, Fisch, Nüsse), um dadurch Allergien beim Kind zu vermeiden, im Gegenteil, diese Lebensmittel plus Obst und Gemüse sind auch in dieser Zeit günstig. Keine Diät für stillende Mütter!

Experten empfehlen heute, vier Monate lang ausschließlich zu stillen, um Allergien vorzubeugen. Danach ist es sinnvoll, parallel zur Beikost, sprich die noch nicht ersetzten Mahlzeiten, weiterzustillen.

Empfehlung für nicht stillende Mütter

Mütter, die nicht stillen können oder wollen, sollten ihre Kinder, wenn keine familiäre Vorbelastung besteht, mit normaler Säuglingsnahrung füttern.

Bei Risikokindern mit familiärer Veranlagung für Allergien sind spezielle Säuglingsnahrungen, deren Eiweißanteil verändert und damit in der Allergenität vermindert ist, den normalen Säuglingsnahrungen vorzuziehen. Bei einer solchen hypoallergenen Säuglingsnahrung (HA), auch Hydrolysate genannt, wird inzwischen nicht mehr nach den verschiedenen Hydrolysegraden unterschieden. Das liegt daran, dass fast alle auf dem Markt befindlichen Produkte nicht auf ihre allergiereduzierende Wirkung hin in Studien überprüft wurden.

Säuglingsnahrungen auf Sojabasis werden zum Zweck der Allergieprävention überhaupt nicht mehr empfohlen, unter anderem aufgrund der enthaltenen Pflanzenstoffe wie den Phytoöstrogenen.

Rauchen

Rauchen in der Schwangerschaft kann das Kind lebenslang schädigen. Schon während der Schwangerschaft ist Tabakrauch auch aus allergologischer Sicht schädlich für das Ungeborene.

Die aktuellen Zahlen des Deutschen Krebsforschungszentrums in Heidelberg von 2008 zeigen, dass über 170 000 Neugeborene jährlich bereits im Mutterleib den Schadstoffen des Tabakrauchs ausgesetzt waren.

Es gilt heute als sicher, dass das Passivrauchen der Kinder ihr Risiko erhöht, an Allergien zu erkranken. Mehr als acht Millionen Kinder und Jugendliche leben in einem Haushalt, in dem mindestens ein Erwachsener raucht. Sind Kinder Tabakrauch ausgesetzt, steigt aber das Risiko für die Entwicklung von Asthma um 30 Prozent.

Beikost

Die Änderung der empfohlenen Vollstilldauer von sechs auf vier Monate hat automatisch eine Änderung des Beikostbeginns zur Folge. Entsprechend der wissenschaftlichen Datenlage kann Beikost – je nach Bereitschaft des Säuglings – zusätzlich zur Muttermilch oder einer Kuhmilchformulanahrung nach dem vollendeten vierten Monat zugefüttert werden.

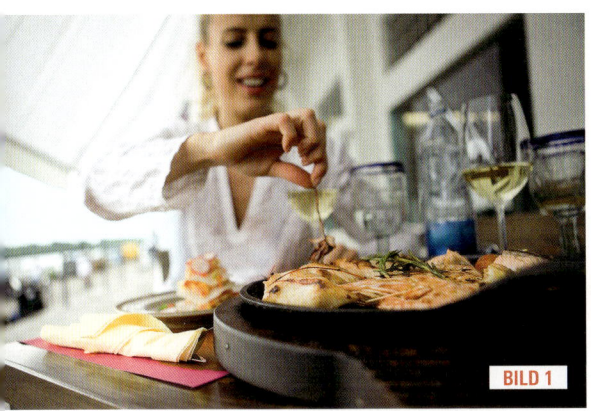

BILD 1

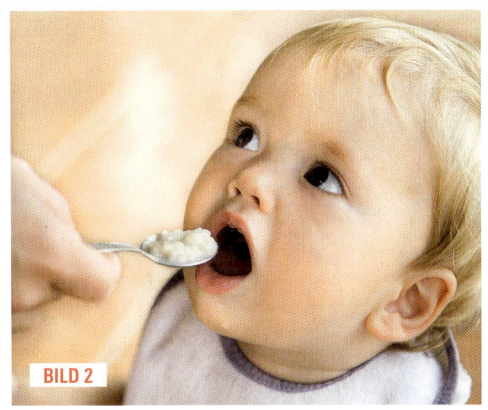

BILD 2

Ein weiterer Diskussionspunkt bei der Ernährung von Kleinkindern ist die Gabe von Kuhmilch. Immer noch gibt es Säuglinge, die nach Vollendung des ersten Lebensjahres aus Sorge vor einer Allergie keine Kuhmilch bekommen. Ein solcher Verzicht ist wissenschaftlich nicht mehr zu halten. Füttern Sie Ihrem Kind ruhig einen Grießbrei am Abend, die Allergologen haben keine Einwände und er ist eine wichtige Kalziumquelle für das Kind.

Allerdings unterliegt die Kuhmilchgabe im ersten Lebensjahr einer Mengenbeschränkung: Die empfohlene Vollmilchmenge bei einen Kind unter einem Jahr ist auf 200 ml/Tag begrenzt. Anders sieht es aus, wenn das Kind eine Milchallergie hat, dann müssen Sie auf Milch verzichten und unbedingt eine andere Kalziumquelle finden.

Fisch auch für Kleinkinder

Fisch ist gesund – dieses Wissen ist nicht neu, aber für Kinder unter einem Jahr mit einem Allergierisiko wurde bisher Fisch abgelehnt. Inzwischen haben mehrere skandinavische Studien gezeigt, dass Kinder, die ab dem sechsten oder neunten Monat mehrmals im Monat Fisch auf den Teller bekamen, ein erniedrigtes Risiko für allergische Erkrankungen haben. Diese Kinder hatten mit vier Jahren weniger Heuschnupfen, weniger Asthma und weniger häufiger Neurodermitis als Kinder, die keinen Fisch bekamen. Darüber hinaus fand man heraus, dass die frühen Fischesser auch ein geringeres Risiko für Sensibilisierungen gegen Nahrungsmittel- und Inhalationsallergene hatten. Fazit: Auch im ersten Lebensjahr kann und soll Ihr Kind Fisch (mediterrane Ernährung) essen.

STATT VERMEIDEN – KONFRONTATION

Wenn das erste gemeinsame Jahr vorbei ist, ändern sich langsam die Bedürfnisse der Kinder. Und Sie werden sich fragen, wie eine allergieprotektive Ernährung von Kleinkindern aussehen könnte. Darauf gibt es von den Wissenschaftlern bisher keine Antwort. Die Studienlage ist zu diesem Thema äußerst dünn, die Vermutungen gehen dahin, dass es wiederum der Fisch ist, der vor Allergien schützen soll.

Ganz grundsätzlich gilt für die gesamte Kindheit: Beugen Sie einer Nahrungsmittelallergie dadurch vor, dass Sie die Kinder die unterschiedlichen Lebensmittel pro-

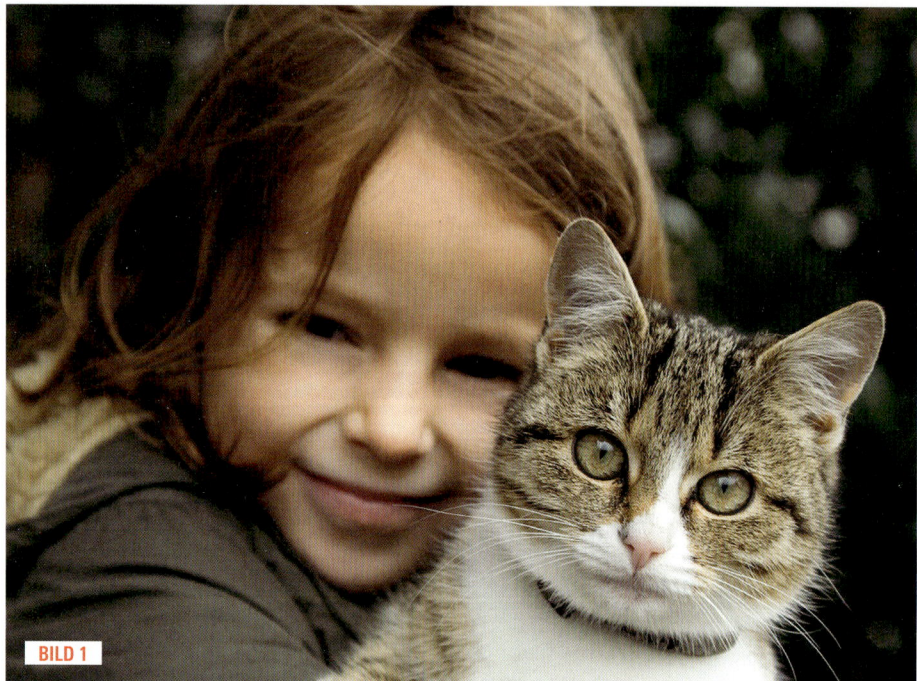

BILD 1

bieren lassen, statt sie davon fernzuhalten. Verträgt das Kind ein neues Nahrungsmittel nicht – außer bei einer nachgewiesenen Unverträglichkeitsreaktion –, sollte man es später immer mal wieder damit versuchen, in kleinen Mengen und vielleicht gegart.

Getränke

Ernährungsberater raten, Kindern nur Wasser zum Trinken anzubieten. Wenn das Kind Kohlensäure mag, auch mit Kohlensäure. Verdünnte Säfte aus Obst und Gemüse ist für die Zähne nicht günstig und sollte die Ausnahme bleiben.

Bei Tee sollte man darauf achten, dass er nicht aus Heilkräutern gebrüht wird, zumindest nicht als Dauergetränk. Tees sollten zudem nicht gesüßt werden. Achten Sie insbesondere darauf, wenn Sie Instant-Tees verwenden. Auch Milch ist kein Durstlöscher, sondern ein sättigendes Getränk.

Probiotika

Vielfach wird Probiotika ein vorbeugender Effekt im Hinblick auf Allergien zugesprochen. Hierbei geht es um die Allergieprävention mit hochdosierten Probiotika in Kapselform, nicht um die Ernährung mit probiotisch angereicherten Lebensmitteln. In einer skandinavischen Studie gab es Hinweise, dass Ekzeme dadurch verhindert werden können.

Da diese erfolgversprechenden Studienergebnisse in anderen Studien nicht wiederholt werden konnten, bleibt die Datenlage kontrovers. Bisher kann zur Allergieprävention keine Empfehlung für Probiotika ausgesprochen werden.

Haustiere

Bislang gingen Wissenschaftler davon aus, dass Kinder umso allergischer reagieren, je mehr Allergene in ihrer Umgebung sind. Die Empfehlung lautete demzufolge: Keine Haustiere. Nun besitzt aber die

Hälfte aller bundesdeutschen Haushalte ein Haustier, und nur wenige davon haben eine Tierhaarallergie, genauer eine Allergie auf Hautschuppen von Tieren.

Und Kinder, die auf einem Bauernhof aufgewachsen sind, haben anscheinend Schutzmechanismen ausgebildet, die sie vor einer Allergie schützen.

Vielleicht fragen Sie sich nun, ob Sie besser schnellstens ein kleines Haustier kaufen sollten, damit Ihr Kind besser gegen eine Allergie gewappnet ist. Aktuelle Untersuchungen zum Zusammenleben von Kindern mit Hamster, Meerschweinchen oder gar Hund und Katze ergeben aber keine einheitliche Aussage zur Allergieprävention.

Einiges spricht dafür, dass manche Haustiere Kinder vor Allergien schützen könnten. Kinder, deren Eltern kein Asthma hatten, entwickelten seltener Asthmasymptome, wenn sie mit einem oder mehreren Hunden aufwuchsen. Das galt allerdings nicht für Kinder, deren Eltern bereits unter Asthma litten. Experten tendieren dazu, bei Risikokindern eher von Haustieren abzuraten, vor allem, wenn in der Familie schon jemand an Asthma oder einer Allergie leidet.

Andererseits spricht auch einiges dafür, dass manche Haustiere sogar vor Allergien schützen können, das ist aber wissenschaftlich nicht belegt. Wenn überhaupt, dann sind es Hunde. Dennoch gibt es aus Gründen der Allergieprävention keine Empfehlung, sich einen Hund nur deswegen anzuschaffen.

Bei anderen Tieren als dem Hund, die ein Fell haben, ist eine Schutzwirkung erst recht umstritten und das Risiko für eine Tierhaarallergie offenbar größer.

Katzen

Hamster, Meerschweinchen, Hunde kann man abschaffen, falls man allergisch auf sie reagiert, und ist nach einer gründlichen Reinigung das Problem los. Katzenhaarallergiker allerdings haben keine Chance, das Allergen zu meiden. Die Haare und Hautschuppen finden sich fast überall. Wenn in einem Hochhaus auch nur eine Katze gehalten wird, findet man ihre Spuren in jedem Zimmer, in jeder Wohnung. Katzenallergene sind auch noch lange Zeit nachdem das Tier nicht mehr in einem Haus lebt dort nachweisbar. Sie sind extrem klein und können auch in tiefe Schichten unserer Atemwege vordringen. Deshalb gelten sie als sehr aggressiv.

Eine einmal erworbene Katzenhaarallergie behält man meist lebenslang. Dazu kommt, dass es kaum eine geeignete Therapie gegen diese Allergie gibt.

Experten sehen die Haltung einer Katze als Risiko in Bezug auf eine Allergieentwicklung an, besonders für Risikokinder.

Wohnumfeld

Ob in unseren Häusern oder draußen – die Luft ist für einen Allergiker kein Genuss. Dabei ist es nicht nur die Luftverschmutzung durch Industrie und Verkehr,

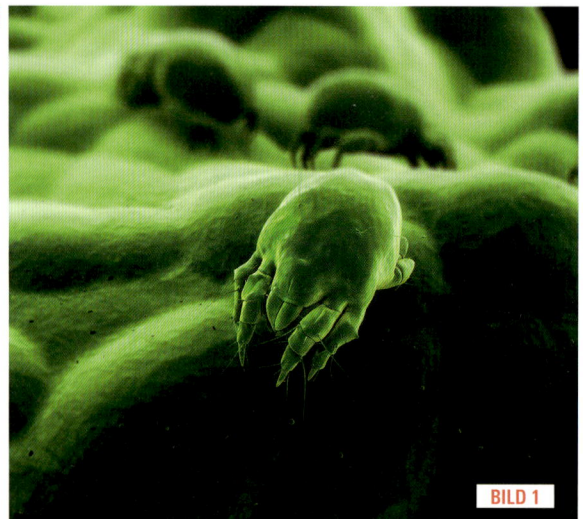

BILD 1

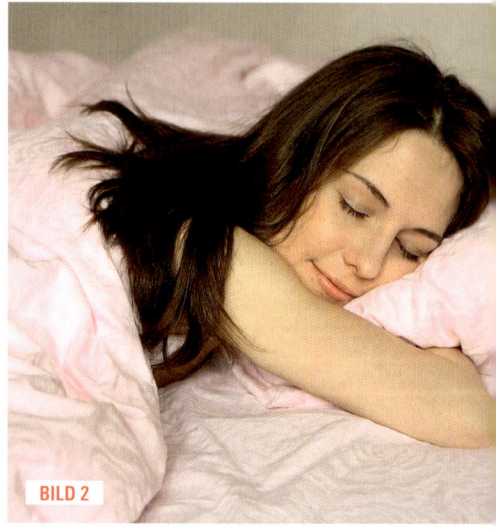

BILD 2

die belastend ist, sondern es sind viele Stoffe des alltäglichen Gebrauchs, die bei einigen Menschen die Luft wegbleiben lassen.

Außenluft

Feinstaub und andere Emissionen wie Stickoxide und Kohlendioxid in unseren Städten sind allergieverursachend. Wer an einer stark befahrenen Straße wohnt, ist einem hohen Allergierisiko ausgesetzt. Der Feinstaub besteht aus winzigen Rußpartikeln der Dieselmotoren, solange diese keine Filter haben. Stickoxide stammen aus Benzinmotoren. In Industriegegenden gibt es zehnmal so viele Stickoxidpartikel in der Luft als auf dem Land. Wer es ermöglichen kann, sollte nicht da wohnen, wo es viel Verkehr gibt: Umweltzonen und Katalysatoren haben noch nicht den entscheidenden Durchbruch beim Schadstoffausstoß gebracht.

Innenraumschadstoffe

Wer in seine eigenen vier Wände tritt, wähnt sich in Sicherheit – doch in unserer Raumluft sind über hundert organische Verbindungen nachweisbar, die Allergien auslösen können. Die bekanntesten sind Formaldehyd, Pestizide, Lösungsmittel, Asbest, organische Verbindungen aus Klebern, Farben, Lacken, Reinigungsmitteln, zum Beispiel Triclosan und Weichmacher, die in Kunststoffen verwendet werden. In wissenschaftlichen Studien gibt es Hinweise darauf, dass Innenraumluftschadstoffe das Risiko für Allergien, insbesondere Asthma, erhöhen. Soweit man in der Lage ist, sollte man diese Substanzen aus seinem Wohnumfeld entfernen.

Dennoch sind es nicht die chemischen Schadstoffe, die die meisten Allergien auslösen können, sondern die häufigsten Innenraumallergene heißen Milbe, Tierhaar, Schimmel. Im Gegensatz zu den in der Außenwelt herumfliegenden Pollen hat der Mensch einen gewissen Einfluss auf seine Wohnung.

Hausstaubmilben

Hausstaubmilben bevölkern Matratzen, Betten, Kopfkissen sowie Polstermöbel und sie können Allergien auslösen. Ohne Lupe kann man sie nicht erkennen. Es sind unendlich viele und sie vermehren sich rasant. Sie fressen die Hautschuppen der Menschen. Ihrer ganz Herr wird man nicht. Also muss man, besser gesagt das

Immunsystem, sich arrangieren, was bedeutet, man muss mit ihnen vernünftig umgehen und durch den Kontakt zu ihnen Toleranz ausbilden. Das heißt, unser Immunsystem muss lernen, mit dem allgegenwärtigen Kot der Milben umzugehen, ihn quasi links liegen zu lassen.

Die Existenz von Milben führt nicht zwingend zu einer Haustaub- oder Milbenallergie. Dennoch lohnt es sich, Milben zu bekämpfen und einzudämmen, ihnen die Nahrungsgrundlage zu entziehen und ihre Lebensbedingungen zu verschlechtern. Viel Hoffnung kann man sich durch solche Maßnahmen allerdings nicht machen. Studien an Risikokindern haben ergeben, dass eine Verminderung der Milbenbelastung als alleinige Maßnahme keine Auswirkung auf die Allergiewahrscheinlichkeit hatte.

Das Fazit dieser Studien war, dass alle Maßnahmen, die über das normale Maß des Saubermachens hinausgehen, keinen Zusatznutzen im Hinblick auf eine Prävention bringen. Auf keinen Fall sollte man nur zum Zwecke der Allergievorbeugung Milbenschutzbezüge für die Betten anschaffen.

Nachstehende Präventionsmaßnahmen haben sich als sinnvoll erwiesen, um ein Gleichgewicht zwischen Mensch und Milbenallergenen zu schaffen.

Schimmelpilze

Schimmelpilze in der Wohnung haben ein hohes allergenes Potenzial. Sie benötigen zum Überleben Pflanzen- oder Tiermaterial und eine hohe Luftfeuchtigkeit.

Achten Sie insbesondere darauf, dass Sie alles tun, um feuchte Wände zu vermeiden. Durch eine falsche Wärmedämmung zum Beispiel kann sich häufig Tauwasser bilden, dieses fördert das Wachstum des Schimmels besonders. Wichtig ist ganzjährig richtiges Lüften mit einem komplett geöffneten Fenster (Stoßlüftung bis zu zehn Minuten) ist das besonders effektiv.

TIPP **Präventions-Tipps gegen Milben**

- Matratze und Oberbett auslüften, damit Feuchtigkeit verdunstet.
- Schlafanzug anziehen.
- Raumluftfeuchtigkeit unter 50 % halten, durch regelmäßiges Lüften.
- Keine elektrischen Luftbefeuchter und Wasserbehälter an Heizkörpern.
- Betten regelmäßig frisch beziehen.
- Matratze mit geeignetem Staubsauger (HEPA-Feinstaubfilter) absaugen.
- Raum unter dem Bett frei zugänglich lassen.
- Im Schlafzimmer keine offenen Bücherregale.
- Kleidung in abgeschlossenem Schrank aufbewahren.

Die wichtigsten Informationen aus dem Impfkalender der STIKO, Stand Juli 2009

Impftermine:	Alter in Monaten					Alter in Jahren		
	2	3	4	11-14	15-23	5-6	9-11	12-17
Zeitgleich mit den Früherkennungsuntersuchungen	U4			U6	U7	U9		J1
Impfung gegen	G = Grundimpfschutz (bis zu vier Teilimpfungen)					A = Auffrischungsimpfung (bis zu zwei Teilimpfungen)		
Tetanus (T) (Wundstarrkrampf)	G 1	G 2	G 3	G 4		A 1		A 2
Diphtherie (D/d)	Kombinationsimpfung	Kombinationsimpfung	Kombinationsimpfung	Kombinationsimpfung		A 1		A 2
Keuchhusten (aP)						A 1		A 2
Hib (Haemophilus influenzae Typ B)								
Kinderlähmung (IPV)								A
Hepatitis B (HB)								G
Pneumokokken	G 1	G 2	G 3	G 4				
Meningokokken				G (ab 12 Monate)				
Masern, Mumps, Röteln (MMR)				G 1	G 2			
Varizellen (V) (Windpocken)				G 1	G 2			G 1-2 (ohne frühere Windpockenerkrankung / - Impfung)
Grippe (Influenza)	Jährlich bei Kindern und Jugendlichen mit chronischen Erkrankungen							

Die Ständige Impfkommission (STIKO) beim Robert Koch-Institut gibt gemäß des Infektionsschutzgesetzes (IfSG) Empfehlungen zur Durchführung von Schutzimpfungen.

Körperkontakt mit Allergenen

Mit vielen potenziellen Allergenen haben wir täglich direkten Kontakt, das können Körperpflegemittel, Schmuck oder Arzneimittel sein. Um das Thema Prävention zu vervollständigen, eine kurze Zusammenfassung dazu.

Unser größtes Organ, die Haut, ist ganz besonders den unterschiedlichen Umwelteinflüssen ausgesetzt. Zudem seifen, cremen, duften wir sie ständig ein. Daher lautet die Empfehlung zur Allergievorsorge: Pflegen Sie sich und Ihr Kind mit Produkten ohne Zusatzstoffe. Berücksichtigen Sie bei der Auswahl, dass möglicherweise Produkte mit Erdnussöl Nahrungsmittelallergien auf Erdnüsse begünstigen können. Manche Experten raten dazu, Öle und

TIPPS Gegen Schimmel vorgehen

Einige Tipps, wie Sie Schimmelbefall verhindern oder wirksam bekämpfen können:
- Mehrmalige Stoßlüftung (fünf bis zehn Minuten).
- Bei Duschen und Bädern ohne Fenster das Wasser von Wänden und Boden entfernen.
- Dusche und WC gut lüften.
- Dunstabzugshauben in Küchen als Ablufthaube montieren.
- Zimmerpflanzen auf Schimmelbefall überprüfen.
- Schlafzimmer und kühle Nebenzimmer nicht durch Wärme aus anderen Räumen aufwärmen.
- Schlafzimmer gut lüften.
- Fenster- und Türrahmen auf Schimmelbefall überprüfen.
- Obst und Gemüse sachgerecht lagern.
- Schimmelbefall mit Schimmelentferner oder Alkohol oder Brennspiritus sachgerecht entfernen.
- Silikonabdichtungen erneuern, wenn sich diese zu lösen beginnen.

Cremes zu meiden, die stark parfümiert sind oder Konservierungsstoffe enthalten.

Antibiotika

Antibiotika sind, wenn angezeigt, hervorragende Arzneimittel. Diese sehr sinnvollen Arzneimittel sollten auch im Sinn der Allergieprävention bei Kleinkindern nur in begründeten Fällen eingesetzt werden und nur gegen bakterielle Erkrankungen. Bedenken Sie bei der Gabe, dass Antibiotika gegen Erkältungskrankheiten und Grippe wirkungslos sind. Studien haben gezeigt, dass eine Antibiotikagabe bei kleinen Kindern mit einem erhöhten Allergierisiko (Asthma) assoziiert ist. Allerdings sollte man auf Antibiotika in begründeten und notwendigen Fällen nicht verzichten.

Impfungen

Das Fazit vorweg: Schutzimpfungen wirken sich weder positiv noch negativ auf das Allergierisiko aus.

Doch man muss hinzufügen: Zwar gibt es keine Belege, dass Impfungen das Allergierisiko erhöhen, aber Hinweise, dass Impfungen das Allergierisiko senken können. Die Leitlinien zur Vorbeugung von Allergien empfehlen, dass alle Kinder, auch Risikokinder, nach den Empfehlungen der Ständigen Impfkommission (STIKO) geimpft werden. Die STIKO empfiehlt entsprechend Impfkalender Impfungen gegen Diphtherie, Keuchhusten, Polio, Tetanus, Masern, Mumps, Röten und neuerdings auch Windpocken.

Lassen Sie sich im Zweifel von Ihrem Kinderarzt beraten.

LITERATUR, ADRESSEN, ANALYSEN

Zum Weiterlesen

Abeck, D.; R. Fölster-Holst: **Was hilft meinem Kind bei Neurodermitis?** Auslösefaktoren, Behandlung und Vorbeugung, Georg Thieme Verlag, Stuttgart, 2003

Behr-Völtzer, C.; M. Hamm; D. Vieluf; J. Ring (Hrsg.): **Diät bei Nahrungsmittelallergien und -intoleranzen**, 4. aktualisierte Auflage, Urban & Vogel, München, 2008

Constien, A.; I. Reese; C. Schäfer: **Praxisbuch Lebensmittelallergien**. Südwest Verlag, München, 2007

Hellermann, M.: **Neurodermitis bei Kindern**, Trias Verlag, Stuttgart, 2004

Kamp, A.; C. Schäfer: **Fructosearm genießen. Gesund essen**. GU, München, 2007

Mann, G.: **Neurodermitis – was koche ich für mein Kind?** 5. überarbeitete und ergänzte Auflage, Pala Verlag, Darmstadt, 2009

Meyer-Rebentisch, K.; K. Friedrichsen: **Nahrungsmittel-Allergie**: So helfen Sie Ihrem Kind, Trias Verlag, Stuttgart, 2000

Reese, I.; Constien. A.; C. Schäfer: **Richtig einkaufen bei Nahrungsmittel-Allergie**. Mehr Sicherheit beim Einkauf, im Restaurant und im Ausland, Trias Verlag, Stuttgart, 2007

Reese, I.; C. Schäfer: **Allergien vorbeugen – Allergieprävention heute**: Toleranzentwicklung fördern statt Allergene vermeiden, Systemed Verlag, Lünen, 2009

Schäfer, C.; A. Kamp: **Das TRIAS-Kochbuch für Kreuz-Allergiker**: Die Allergiespirale stoppen. Trias Verlag, Stuttgart, 2008

Schäfer, C.; A. Kamp: **Köstlich essen; Fruktose, Laktose & Sorbit vermeiden**. Über 90 Rezepte: Unbeschwert genießen trotz mehrerer Intoleranzen. Trias Verlag, Stuttgart, 2009

Schmoller, T.; A. Meyer: **Asthma: Mehr wissen, besser verstehen**. Alles über Auslöser, Formen und die wirksamsten Therapien, Trias Verlag, Stuttgart, 2007

Stiftung Warentest mit A. Bopp; V. Herbst: **Handbuch Medikamente**, 7. Auflage, Berlin, 2008 (8. Auflage in Vorbereitung)

Stiftung Warentest mit A. Bopp; V. Herbst: **Handbuch Rezeptfreie Medikamente**, 3., aktualisierte und erweiterte Auflage, Berlin, 2009

Szczepanski, R.; T. Lob-Corzilius; M. Schon: **Neurodermitis**: Das juckt uns nicht! Ein fröhliches Lern- und Lesebuch für Kinder und ihre Eltern, Pabst Science Publishers, Lengerich, 2009

Thiel, C.: **Der große TRIAS-Ratgeber Nahrungsmittelallergie**: Alles über Formen, Symptome und Verlauf; persönliche Auslöser erkennen und meiden; Allergen-Checkliste: was ist wo drin? 2. überarbeitete Auflage, Trias Verlag, Stuttgart, 2004

Fachliteratur (auch für interessierte Laien)

Jäger L.; Wüthrich B.; Ballmer-Weber B.; Vieths S.: **Nahrungsmittelallergien und -intoleranzen**. Immunologie – Diagnostik – Therapie – Prophylaxe, 3. Auflage, Urban & Fischer, München, 2008

Kratzer, P.: **Neurodermitis und Mutter-Kind-Interaktion**, Waxmann Verlag, Münster, 2000

Raab, W.; U. Kindl: **Pflegekosmetik**, 4., überarbeitete und erweiterte Auflage, Wissenschaftliche Verlagsgesellschaft, Stuttgart, 2004

Ring, J.: **Angewandte Allergologie**, 3. neubearbeitete Auflage, unveränderter Nachdruck, Urban & Vogel, München, 2003

Ring J.; Bachert C.; Bauer C. P.; Czech W.: **Weißbuch Allergie in Deutschland**, 3. Auflage, Urban & Vogel, München, 2009

Saloga J.; L. Klimek; R. Buhl; W. Mann; J. Knop (Hrsg.): **Allergologie-Handbuch**, Grundlagen und klinische Praxis, Verlag Schattauer, Stuttgart, 2005

Wahn, U.; R. Seger; V. Wahn; G. A. Holländer (Hrsg.): **Pädiatrische Allergologie und Immunologie**, 4. Auflage, Urban & Fischer, München, 2005

Werfel T.; I. Reese: **Diätetik in der Allergologie**. Diätvorschläge, Positionspapiere und Leitlinien zu Nahrungsmittelallergie und anderen Unverträglichkeiten, 3. Auflage, 2010 (im Druck)

Interessante Internetadressen

www.aktionsplan-allergien.de – Allergieportal vom Bundesamt für Verbraucherschutz und Lebensmittelsicherheit

www.allum.de – Informationen zu Allergie, Umwelt und Gesundheit von Kinderumwelt gemeinnützige GmbH. Etwas fachlicher werden vom gleichen Anbieter die Informationen unter **www.uminfo.de** präsentiert.

www.damit-ihnen-nichts-fehlt.de – Arztsuche und Gesundheitsinfos von den Kassenärztlichen Vereinigungen und der Kassenärztliche Bundesvereinigung

www.dwd.de/pollenflug – Pollenflugvorhersage des Deutschen Wetterdienstes

www.gesetze-im-internet.de/bkv/ BJNR262300997.html – Berufskrankheitenverordnung

www.kindergesundheit-info.de/fileadmin/filead min-kgs/pdf/Das_Wichtigste_aus_dem_Impfka- lender_der_STIKO_PDF_.pdf – Das Wichtigste aus dem Impfkalender von der BZgA

www.met.fu-berlin.de/de/polleninfo – Pollen- informationen der Freien Universität Berlin

www.pollenstiftung.de – Stiftung Deutscher Polleninformationsdienst

www.urtikaria.net – Informationen für Urti- karia-Betroffene des urticaria network e. V.

www.versorgungsleitlinien.de/patienten/pl_asth ma – Patientenleitlinie Asthma, Ärztliches Zentrum für Qualität in der Medizin

Kontaktadressen

aid infodienst Verbraucherschutz – Ernährung – Landwirtschaft e. V.
Heilsbachstr. 16
53123 Bonn
Tel. 0228/8 49 90
E-Mail: aid@aid.de
www.aid.de

Allergie-, Dokumentations- und Informationszentrum (ADIZ)
Antoniusstr. 21
33175 Bad Lippspringe
Tel. 05252/95 45 00
E-Mail: info.adiz@medizinisches- zentrum.de
www.adiz.de

Arbeitsgemeinschaft allergiekrankes Kind e. V.
Augustastr. 20
35745 Herborn
Tel. 02 772/9 28 70
E-Mail: koordination@aak.de
www.aak.de

Arbeitsgemeinschaft Asthmaschulung e. V.
Geschäftsstelle
Iburger Straße 187
49082 Osnabrück
Tel. 0541/5 60 20 oder 0541/5 60 22 13
E-Mail: HesseAKOS@uminfo.de
www.asthmaschulung.de

Arbeitsgemeinschaft Neurodermitisschulung e. V.
AGNES e. V. Geschäftsstelle
Augustenburger Platz 1
13353 Berlin
Tel. 030/4 50 56 68 23
E-Mail: petra.wagner@charite.de
www.neurodermitisschulung.de

Arbeitskreis Diätetik in der Allergologie
c/o Dr. Imke Reese
Ansprengerstr. 19
80803 München
Tel. 089/33 99 57 32
E-Mail: info@ernaehrung-allergologie.de
www.ak-dida.de

Ärzteverband Deutscher Allergologen (ÄDA)
Blumenstraße 14
63303 Dreieich
Tel. 06103/6 22 73 und 06103/6 36 57
E-Mail: info@aeda.de
www.aeda.de

Deutsche Atemwegsliga e. V.
Burgstr. 12
33175 Bad Lippspringe
Tel. 05252/93 36 15
E-Mail: koordination@atemwegsliga.de
www.atemwegsliga.de

Deutscher Allergie- und Asthmabund e. V. (DAAB)
Fliehtstr. 114
41061 Mönchengladbach
Tel. 02 161/81 49 40
E-Mail: info@daab.de
www.daab.de

Deutscher Neurodermitisbund e.V (DNB)
Baumkamp 18
22299 Hamburg
Tel. 040/23 08 10
E-Mail: info@neurodermitis-bund.de
www.neurodermitis-bund.de

Förderkreis Schulung chronisch kranker Kinder und deren Betreuer e. V.
Charité, Prof. Dr. med. U. Wahn
Augustenburger Platz 1
13353 Berlin
Tel. 030/4 50 56 68 23
www.patientenschulung-berlin.de/

pina e. V.
Charité, Klinik für Pädiatrie
Augustenburger Platz 1
13353 Berlin
Tel. 030/4 50 56 68 43
E-Mail: sem-meyer@t-online.de
www.pina-infoline.de

Stiftung Deutscher Polleninformationsdienst (PID)
Charitéplatz 1
10117 Berlin
Tel. 0 30/4 50 51 80 06
E-Mail: pollenstiftung@t-online.de
www.pollenstiftung.de

Verband der Oecotrophologinnen (VDOE)
Reuterstr. 161
53113 Bonn
Tel. 0228/28 92 20
E-Mail: vdoe@vdoe.de
www.vdoe.de

Informationen der Stiftung Warentest

Ob Schimmelpilz oder Schadstoffe: Die Stiftung Warentest bietet die Möglichkeit zu kostenpflichtigen Analysen. Eine Übersicht zu den Angeboten und den Kosten finden Sie unter www.test.de/analysen im Bereich Gesundheit+Kosmetik.

Bewertungen und Preise von Arzneimitteln finden Sie – 14-tägig aktualisiert – unter www.test.de/medikamente, ebenso wie die Methodik der Bewertung ausführlich erläutert www.test.de/themen/gesundheit-kosmetik/medikamente/methodik.

Die Grundlagen der Bewertung der komplementärmedizinischen Methoden finden Sie unter www.test.de/themen/gesundheit-kosmetik/alternative-heilmethoden/methodik.

ALLERGISCHE ERKRANKUNGEN

Wirkstoff	Zusatzinfo	Hinweise
GEEIGNET		
Azelastin	Rezeptpflichtig.	Der Wirkstoff macht nicht oder nur wenig müde.
Cetirizin		Der Wirkstoff macht nicht oder nur wenig müde.
Desloratadin	Rezeptpflichtig.	Der Wirkstoff macht nicht oder nur wenig müde.
Loratadin		Der Wirkstoff macht nicht oder nur wenig müde.
Levocetirizin	Rezeptpflichtig.	Der Wirkstoff macht nicht oder nur wenig müde.
AUCH GEEIGNET		
Ebastin	Rezeptpflichtig.	Noch wenig erprobt. Der Wirkstoff macht nicht oder nur wenig müde.
Fexofenadin	Rezeptpflichtig.	Noch wenig erprobt. Der Wirkstoff macht nicht oder nur wenig müde.
MIT EINSCHRÄNKUNG GEEIGNET		
Allergenextrakte	Rezeptpflichtig.	Hyposensibilisierung. Wenn die Behandlung mit Standardmedikamenten nicht ausreicht. Sie birgt das Risiko schwerwiegender allergischer Nebenwirkungen.
Clemastin	Achten Sie beim Sirup auf Parabene*.	Der Wirkstoff macht müde. Kann z. B. zum Abend durch seine schlafanstoßende Wirkung sinnvoll sein.
Dimetinden	Achten Sie beim Sirup auf Alkohol und Parabene*.	Der Wirkstoff macht müde. Kann z. B. zum Abend durch seine schlafanstoßende Wirkung sinnvoll sein.
Hydroxyzin	Rezeptpflichtig.	Der Wirkstoff macht sehr müde. Kann z. B. zum Abend durch seine schlafanstoßende Wirkung sinnvoll sein.
Mizolastin	Rezeptpflichtig.	Noch wenig erprobt. Der Wirkstoff macht nicht oder wenig müde. Unerwünschte Wirkungen am Herzen sind noch nicht abschließend zu beurteilen.

WENIG GEEIGNET		
Terfenadin	Rezeptpflichtig.	Bei gleichzeitiger Einnahme von Medikamenten, die den Herzrhythmus, den Elektrolythaushalt oder den Abbau von Terfenadin beeinflussen, besteht die Gefahr schwerwiegender Herzrhythmusstörungen. Der Wirkstoff macht nicht oder nur wenig müde.

NOTFALLMEDIKAMENT BEI ALLERGISCHEM SCHOCK

GEEIGNET	
Epinephrin	Rezeptpflichtig.

* Kann zu Allergien führen.
Die Auswahl und Bewertung der hier aufgeführten Mittel beruhen auf dem Handbuch „Medikamente" (Stand Februar 2010) sowie dem Handbuch „Rezeptfreie Medikamente", 3. Auflage der Stiftung Warentest. Die Grundlagen zum Vorgehen und zur genauen Bewertungsmethodik lesen Sie unter www.test.de/themen/gesundheit-kosmetik/medikamente/methodik.

ALLERGISCHE BINDEHAUTENTZÜNDUNG

Wirkstoff	Zusatzinfo	Hinweise
ZUR VORBEUGUNG GEEIGNET		
Cromoglizin Augentropfen	Einige Präparate mit diesem Wirkstoff enthalten Konservierungsmittel, diese sind nur mit „auch geeignet" bewertet. Bevorzugen Sie konservierungsmittelfreie Präparate.	Achten Sie darauf, dass Kombinationspackungen mit Augentropfen und Nasentropfen meist konservierungsmittelhaltige Augentropfen enthalten. Diese werden nur mit „auch geeignet" bewertet.
Lodoxamid Augentropfen	Einige Präparate mit diesem Wirkstoff enthalten Konservierungsmittel, diese sind nur mit „auch geeignet" bewertet. Bevorzugen Sie konservierungsmittelfreie Präparate.	

GEEIGNET		
Ketotifen Augentropfen	Rezeptpflichtig. Einige Präparate mit diesem Wirkstoff enthalten Konservierungsmittel, diese sind nur mit „auch geeignet" bewertet. Bevorzugen Sie konservierungsmittelfreie Präparate.	
AUCH GEEIGNET		
Azelastin	Rezeptpflichtig. Achten Sie auf Konservierungsmittel.	
Levocabastin	Achten Sie auf Konservierungsmittel.	
Olopatadin	Rezeptpflichtig.Achten Sie auf Konservierungsmittel.	Noch wenig erprobtes Mittel.
MIT EINSCHRÄNKUNGEN GEEIGNET		
Naphazolin	Achten Sie auf Konservierungsmittel.	Nur zur kurzzeitigen Anwendung. Bei Anwendung über längere Zeit kann sich die Bindehaut erneut röten.
Tetryzolin	Achten Sie auf Konservierungsmittel.	Nur zur kurzzeitigen Anwendung. Bei Anwendung über längere Zeit kann sich die Bindehaut erneut röten.
WENIG GEEIGNET		
Tetryzolin und Antazolin	Achten Sie auf Konservierungsmittel.	Die therapeutische Wirksamkeit der fixen Kombination ist nicht ausreichend nachgewiesen. Die Daueranwendung einer gefäßverengenden Substanz wie Tetryzolin ist nicht sinnvoll.

* Kann zu Allergien führen.
Die Auswahl und Bewertung der hier aufgeführten Mittel beruhen auf dem Handbuch „Medikamente" (Stand Februar 2010) sowie dem Handbuch „Rezeptfreie Medikamente", 3. Auflage der Stiftung Warentest. Die Grundlagen zum Vorgehen und zur genauen Bewertungsmethodik lesen Sie unter www.test.de/themen/gesundheit-kosmetik/medikamente/methodik.

ALLERGISCHER SCHNUPFEN

Wirkstoff	Zusatzinfo	Hinweise
GEEIGNET		
Azelastin	Einige Präparate rezeptpflichtig.	
Cromoglizinsäure	Einige Präparate mit diesem Wirkstoff enthalten Konservierungsmittel, diese sind nur mit „auch geeignet"" bewertet. Bevorzugen Sie konservierungsmittelfreie Präparate.	Zur Vorbeugung.
AUCH GEEIGNET		
Levocabastin	Achten Sie auf Konservierungsmittel.	
MIT EINSCHRÄNKUNGEN GEEIGNET		
Beclometason	Rezeptpflichtig. Achten Sie auf Konservierungsmittel.	Erst empfohlen, wenn wenig bis nicht müde machende Antihistaminika oder Cromoglizinsäure nicht ausreichend wirken.
Budenosid	Rezeptpflichtig.	Erst empfohlen, wenn wenig bis nicht müde machende Antihistaminika oder Cromoglizinsäure nicht ausreichend wirken.
Dexamethason	Rezeptpflichtig.	Erst empfohlen, wenn wenig bis nicht müde machende Antihistaminika oder Cromoglizinsäure nicht ausreichend wirken.
Flunisolid	Rezeptpflichtig. Achten Sie auf Konservierungsmittel.	Erst empfohlen, wenn wenig bis nicht müde machende Antihistaminika oder Cromoglizinsäure nicht ausreichend wirken.

Fluticason	Rezeptpflichtig. Achten Sie auf Konservierungsmittel.	Erst empfohlen, wenn wenig bis nicht müde machende Antihistaminika oder Cromoglizinsäure nicht ausreichend wirken.
Mometason	Rezeptpflichtig. Achten Sie auf Konservierungsmittel.	Erst empfohlen, wenn wenig bis nicht müde machende Antihistaminika oder Cromoglizinsäure nicht ausreichend wirken.
Triamcinolon	Rezeptpflichtig. Achten Sie auf Konservierungsmittel.	Erst empfohlen, wenn wenig bis nicht müde machende Antihistaminika oder Cromoglizinsäure nicht ausreichend wirken.
WENIG GEEIGNET		
Cetirizin + Pseudoephedrin		Die Kombination ist nicht sinnvoll. Pseudoephedrin kann bei Daueranwendung zu schwerwiegenden Nebenwirkungen führen.
Pseudoephedrin + Tripolidin		Die Kombination ist nicht sinnvoll. Tripolidin ist ein müde machender Stoff. Pseudoephedrin kann bei Daueranwendung zu schwerwiegenden Nebenwirkungen führen.

* Kann zu Allergien führen.
Die Auswahl und Bewertung der hier aufgeführten Mittel beruhen auf dem Handbuch „Medikamente" (Stand Februar 2010) sowie dem Handbuch „Rezeptfreie Medikamente", 3. Auflage der Stiftung Warentest. Die Grundlagen zum Vorgehen und zur genauen Bewertungsmethodik lesen Sie unter www.test.de/themen/gesundheit-kosmetik/medikamente/methodik.

BEI EKZEMEN UND NEURODERMITIS

Wirkstoff	Zusatzinfo	Hinweise
GEEIGNET		
Amcinonid	Rezeptpflichtig.	Zur kurzzeitigen Anwendung, stark wirkend.
Betamethason	Rezeptpflichtig. Achten Sie auf Parabene*.	Zur kurzzeitigen Anwendung, stark wirkend.
Betamethason+ Salizylsäure	Rezeptpflichtig.	Zur kurzzeitigen Anwendung, stark wirkend. Der Zusatz von Salizylsäure erleichtert das Eindringen des Wirkstoffs in die Haut.
Clobetasol	Rezeptpflichtig. Achten Sie auf Parabene*.	Zur kurzzeitigen Anwendung, sehr stark wirkend.
Clocortolon	Rezeptpflichtig.	Zur kurzzeitigen Anwendung, mittelstark wirkend.
Desoximetason	Rezeptpflichtig.	Zur kurzzeitigen Anwendung, stark wirkend.
Dexamethason	Rezeptpflichtig.Achten Sie auf Parabene*.	Zur kurzzeitigen Anwendung, mittelstark wirkend.
Diflucortolon	Rezeptpflichtig. Achten Sie auf Parabene*.	Zur kurzzeitigen Anwendung, stark wirkend.
Flumetason	Rezeptpflichtig. Achten Sie auf Parabene*.	Zur kurzzeitigen Anwendung, mittelstark wirkend.
Fluocinolon	Rezeptpflichtig. Achten Sie auf Parabene*.	Zur kurzzeitigen Anwendung, stark wirkend.
Fluocinonid	Rezeptpflichtig.	Zur kurzzeitigen Anwendung, stark wirkend.
Flupredniden	Rezeptpflichtig.	Zur kurzzeitigen Anwendung, mittelstark wirkend.
Hydrokortison	Je nach Konzentration rezeptpflichtig. Achten Sie auf Parabene*.	Zur kurzzeitigen Anwendung, schwach wirkend.
Hydrokortison-butyrat	Rezeptpflichtig. Achten Sie auf Parabene.	Zur kurzzeitigen Anwendung, mittelstark wirkend.

Hydrokortison + Harnstoff	Rezeptpflichtig.	Zur kurzzeitigen Anwendung, schwach wirkend. Der Zusatz von Harnstoff verbessert das Hautbild und erleichtert das Eindringen des Wirkstoffs in die Haut.
Methylpredniso-lonaceponat	Rezeptpflichtig.	Zur kurzzeitigen Anwendung, mittelstark wirkend.
Mometason	Rezeptpflichtig.	Zur kurzzeitigen Anwendung, stark wirkend.
Prednicarbat	Rezeptpflichtig.	Zur kurzzeitigen Anwendung, mittelstark wirkend.
Prednisolon	Rezeptpflichtig. Achten Sie auf Parabene*.	Zur kurzzeitigen Anwendung, schwach wirkend.
Triamcinolon	Rezeptpflichtig.	Zur kurzzeitigen Anwendung, mittelstark wirkend.
MIT EINSCHRÄNKUNGEN GEEIGNET		
Flupredniden + Miconazol	Rezeptpflichtig. Nutzen Sie bevorzugt Monopräparate.	Die Kombination eines Glukokortikoids mit einem Antipilzmittel ist nur selten erforderlich.
Pimecrolimus	Rezeptpflichtig. Bei leichter und mittelschwerer Neurodermitis.	Wenn geeignete Mittel nicht ausreichend wirken, nicht vertragen werden oder nicht angewendet werden können (z. B. im Gesicht oder in Hautfalten). Die Langzeitverträglichkeit des Wirkstoffes ist noch nicht ausreichend nachgewiesen.
Tacrolimus	Rezeptpflichtig. Bei mittelschwerer und schwerer Neurodermitis.	Wenn geeignete Mittel nicht ausreichend wirken, nicht vertragen werden oder nicht angewendet werden können (z. B. im Gesicht oder in Hautfalten). Die Langzeitverträglichkeit des Wirkstoffes ist noch nicht ausreichend nachgewiesen.
WENIG GEEIGNET		
Betamethason + Fusidinsäure	Rezeptpflichtig. Achten Sie auf Parabene*.	Das Antibiotikum ist normalerweise nicht erforderlich und führt leicht zu Allergien und Resistenzen. **Mit Einschränkung geeignet** allenfalls zur Anfangsbehandlung, wenn der Hautausschlag bakteriell infiziert ist.

Betamethason + Gentamicin	Rezeptpflichtig.	Das Antibiotikum ist normalerweise nicht erforderlich und führt leicht zu Allergien und Resistenzen. **Mit Einschränkung geeignet** allenfalls zur Anfangsbehandlung, wenn der Hautausschlag bakteriell infiziert ist.
Bufexamac		Der Wirkstoff kann Allergien auslösen.
Flumetason + Clioquinol	Rezeptpflichtig.	Der Zusatz von Clioquinol ist unnötig und erhöht das Risiko für unerwünschte Wirkungen.
Fluocinolon + Neomyzin	Rezeptpflichtig. Achten Sie auf Parabene*.	Das Antibiotikum ist normalerweise nicht erforderlich und führt leicht zu Allergien und Resistenzen. **Mit Einschränkung geeignet** allenfalls zur Anfangsbehandlung, wenn der Hautausschlag bakteriell infiziert ist.
Flupredniden + Gentamicin	Rezeptpflichtig.	Das Antibiotikum ist normalerweise nicht erforderlich und führt leicht zu Allergien und Resistenzen. **Mit Einschränkung geeignet** allenfalls zur Anfangsbehandlung, wenn der Hautausschlag bakteriell infiziert ist.
Prednisolon + Chinolinol	Rezeptpflichtig.	Der Zusatz von Chinolinol ist normalerweise unnötig. **Mit Einschränkung geeignet** zur Anfangsbehandlung, wenn der Ausschlag bakteriell infiziert ist.

BEI EKZEM

GEEIGNET ZUR UNTERSTÜTZUNG

Zinkoxid	Bei Ekzemen.	

WENIG GEEIGNET ZUR BEHANDLUNG

Auszug aus Bittersüßstängel	Einige Zubereitungen enthalten Alkohol.	Allenfalls unterstützend.
Kamillenblütenöl		Allenfalls unterstützend zur Hautpflege.
Nachtkerzen-samenöl		Allenfalls zur symptomatischen Linderung, wenn geeignete Mittel nicht angewendet werden können oder nicht ausreichen.

GEGEN JUCKREIZ BEI NEURODERMITIS UND EKZEM

GEEIGNET

Polidocanol	Bei Juckreiz.	
Polidocanol + Harnstoff	Bei Juckreiz.	Pflegt die Haut.
Synthetischer Gerbstoff	Auch bei leichten Hautentzündungen. Achten Sie auf Parabene*.	

WENIG GEEIGNET

Chlorphenoxamin	Achten Sie auf Parabene*.	Der Wirkstoff kann selbst Allergien auslösen.
Dimentinden	Achten Sie auf Parabene*.	Der Wirkstoff kann selbst Allergien auslösen.

PFLEGE VON BESONDERS TROCKENER HAUT BEI EKZEMEN UND NEURODERMITIS

GEEIGNET

Ungesättigte Fettsäuren	Achten Sie auf Parabene*.	

* Kann zu Allergien führen.
Die Auswahl und Bewertung der hier aufgeführten Mittel beruhen auf dem Handbuch „Medikamente" (Stand Februar 2010) sowie dem Handbuch „Rezeptfreie Medikamente", 3. Auflage der Stiftung Warentest. Die Grundlagen zum Vorgehen und zur genauen Bewertungsmethodik lesen Sie unter www.test.de/themen/gesundheit-kosmetik/medikamente/methodik.

LEICHTES ALLERGISCHES ASTHMA

Wirkstoff	Zusatzinfo	Hinweise
GEEIGNET		
Cromoglizinsäure		Nur als Therapieversuch zur Vorbeugung bei Kindern. Für Erwachsene sind andere Mittel vorzuziehen.

ASTHMA

Wirkstoff	Zusatzinfo	Hinweise
GEEIGNET		
Beclometason	Rezeptpflichtig.	Zur Dauerbehandlung.
Budenosid	Rezeptpflichtig.	Zur Dauerbehandlung.
Ciclesonid	Rezeptpflichtig.	Zur Dauerbehandlung.
Fenoterol	Rezeptpflichtig.	Zur bedarfsweisen Inhalation.
Fluticason	Rezeptpflichtig.	Zur Dauerbehandlung.
Formoterol	Rezeptpflichtig.	Zur Dauerbehandlung nur in Kombination mit Glukokortikoiden zum Inhalieren, wenn diese nicht ausreichend wirksam waren. Die Langzeitverträglichkeit ist noch nicht abschließend zu bewerten.
Formoterol + Beclometason	Rezeptpflichtig. Achten Sie darauf, dass es sich um ein Kombinationspräparat handelt, dessen Dosierung für Sie passen muss.	Zur Dauerbehandlung, wenn die Kombinationstherapie notwendig ist. Die Ersteinstellung sollte mit Einzelsubstanzen erfolgen.
Formoterol + Budesonid	Rezeptpflichtig. Achten Sie darauf, dass es sich um ein Kombinationspräparat handelt, dessen Dosierung für Sie passen muss.	Zur Dauerbehandlung, wenn die Kombinationstherapie notwendig ist. Die Ersteinstellung sollte mit Einzelsubstanzen erfolgen.
Mometason	Rezeptpflichtig.	Zur Dauerbehandlung

Salbutamol	Rezeptpflichtig.	Zur bedarfsweisen Inhalation.
Salmeterol	Rezeptpflichtig.	Bei mittelschwerem Asthma zur Dauerbehandlung in Kombination mit Glukokortikoiden, wenn diese nicht ausreichend wirksam waren. Nicht im akuten Anfall. Die Langzeitverträglichkeit ist noch nicht abschließend zu bewerten.
Salmeterol + Fluticason	Rezeptpflichtig. Achten Sie darauf, dass es sich um ein Kombinationspräparat handelt, dessen Dosierung für Sie passen muss.	Zur Dauerbehandlung, wenn die Kombinationstherapie notwendig ist. Die Ersteinstellung sollte mit Einzelsubstanzen erfolgen.
Terbutalin	Rezeptpflichtig.	Zur bedarfsweisen Inhalation.
MIT EINSCHRÄNKUNGEN GEEIGNET		
Montelukast	Rezeptpflichtig.	Zur Dauerbehandlung in Kombination mit Glukokortikoiden zum Inhalieren empfohlen, wenn diese oder eine Kombination aus diesen und langwirkenden Beta-2-Sympathomimetika nicht ausreichend wirksam waren. Der therapeutische Stellenwert ist noch nicht ausreichend zu bestimmen.
Theophyllin	Rezeptpflichtig.	Theophyllin ist schlechter verträglich und wirkt schwächer als Beta-2-Sympathomimetika. Es wird zur Dauerbehandlung in Kombination mit Glukokortikoiden zum Inhalieren empfohlen, wenn Glukokortikoide zum Inhalieren gemeinsam mit langwirkenden Beta-2-Sympathomimetika nicht ausreichend wirksam waren.

WENIG GEEIGNET		
Ambroxol + Clenbuterol	Rezeptpflichtig.	Clenbuterol einzunehmen wird in der Regel als wenig zweckmäßig angesehen. Der Zusatz von Ambroxol ist nicht sinnvoll.
Aminophyllin	Rezeptpflichtig.	Aminophyllin besteht aus Ethylendiamin und Theophyllin. Ethylendiamin trägt zur Wirksamkeit nichts bei, kann aber unerwünschte Wirkungen hervorrufen.
Bambuterol Tabletten	Rezeptpflichtig. Allenfalls eine Option für Patienten, die nicht inhalieren können.	Es besteht ein höheres Risiko für unerwünschte Wirkungen als bei Mitteln zum Inhalieren.
Clenbuterol Tabletten	Rezeptpflichtig. Allenfalls eine Option für Patienten, die nicht inhalieren können.	Es besteht ein höheres Risiko für unerwünschte Wirkungen als bei Mitteln zum Inhalieren.
Ketotifen	Rezeptpflichtig. Achten Sie auf Parabene* und Alkohol.	
Reproterol + Cromoglizinsäure	Rezeptpflichtig.	Unsinnige Kombination da ein Wirkstoff bedarfsweise und einer dauerhaft angewendet werden soll. Außerdem ist Cromoglizinsäure bei Erwachsenen nur eingeschränkt nützlich.
Terbutalin Tabletten	Rezeptpflichtig. Allenfalls eine Option für Patienten, die nicht inhalieren können.	Es besteht ein höheres Risiko für unerwünschte Wirkungen als bei Mitteln zum Inhalieren.

* Kann zu Allergien führen.
Die Auswahl und Bewertung der hier aufgeführten Mittel beruhen auf dem Handbuch „Medikamente" (Stand Februar 2010) sowie dem Handbuch „Rezeptfreie Medikamente", 3. Auflage der Stiftung Warentest. Die Grundlagen zum Vorgehen und zur genauen Bewertungsmethodik lesen Sie unter www.test.de/themen/gesundheit-kosmetik/medikamente/methodik.

REGISTER

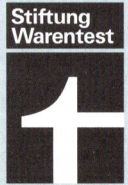

IMPRESSUM

© 2010 Stiftung Warentest, Berlin

Stiftung Warentest
Lützowplatz 11–13
10785 Berlin
Telefon 0 30/26 31–0
Fax 0 30/26 31–25 25
www.test.de

Vorstand: Dr. jur. Werner Brinkmann
Weiteres Mitglied der Geschäftsleitung:
Hubertus Primus (Publikationen)

Autorin: Ines Landschek, Berlin
Lektorat: Christiane Hefendehl
Mitarbeit: Lylah-Louisa Meiler
Fachliche Beratung: Prof. Gerd Glaeske, Universität
Bremen; Christine Lehmann, Psychologin, Klinik für
Pädiatrie, Charité Universitätsmedizin, Berlin; Dr. Imke
Reese, Diplom-Ökotrophologin, München; Prof. Dr.
med. Ulrich Wahn, Klinik für Pädiatrie, Charité Univer-
sitätsmedizin, Berlin; Prof. Dr. med. Margitta Worm,
Klinik für Dermatologie, Venerologie und Allergologie,
Charité Universitätsmedizin, Berlin

Titelentwurf: Susann Unger, Berlin
Layout: Pauline Schimmelpenninck Büro für
Gestaltung, Berlin
Grafik und Satz: Pauline Schimmelpenninck Büro für
Gestaltung, Berlin
Verlagsherstellung: Rita Brosius (Ltg.), Susanne Beeh
Produktion: Vera Göring
Bildredaktion: Rainer Ballin Büro für Gestaltung, Berlin
Bildnachweis – Titel: gettyimages: DOCK22 Ltd; U4 –
istock; **Innenteil:** Agentur Focus: DR. H.C. ROBIN-
SON / SPL S. 137, IAN BODDY / SPL S. 137; Corbis:
Adrianna Williams S. 8, Creativ Studio Heinemann/
Westend61 S. 11, S. 11, Keren Su S. 18, Martin Har-
vey S. 27, David Scharf/Science Faction S. 30, DenniS.
Kunkel Microscopy, Inc./VisualS. Unlimited S. 30,
www.corbis.com S. 30, www.corbis.com S. 40, Dr.
Milton Reisch S. 51, Lester V. Bergman S. 51, Image
Source S. 60, Andrew Brookes S. 69, Mauritius,
GMBH/MedNet S. 84, Andrew Brookes S. 99, moodboard S. 95, Image Source S. 64, Kristin Lee/Tetra
Images S. 65, Lester V. Bergman S. 87, moodboard S.
120, Corey Hochachka/Design Pics S. 122, Marnie
Burkhart S. 123, Tim Hall/cultura S. 123, Owen Fran-
ken S. 124, Heide Benser S. 124, S. 126, Bob Sacha S.
131, S. 134, W. Hanenberg S. 138, Glowimages S.
140, Bloomimage S. 140, StanislaS. Merlin/cultura S.
143, AgStock Images S. 144, Andrew Brookes S. 146,
istock: S. 7 (2), 15, 16, 21 (2), 25 (2), 27, 37 (2), S. 60,
65, 66 (2), 67, 69, 80, S. 80, 109, 112, 115 (2), 130,
138, 144, 149, 150 ,. 151, 154, 158, 168, 168, 172,
173, 178, 181, 181, 183, 183, 184, 186, 186; **plain-
picture:** Bias S. 10, Mira S. 95, apply pictures S. 105,
Westend61 S. 158, **SUCHBILD:** R. Ballin S. 105.
Litho: tiff.any GmbH, Berlin
Druck: Firmengruppe APPL, aprinta druck, Wemding

Einzelbestellung:
Stiftung Warentest
Telefon: 0 180 5/00 24 67
Fax: 0 180 5/00 24 68
(je 14 Cent pro Minute aus dem Festnetz, maximal
42 Cent pro Minute aus dem Mobilfunknetz)
www.test.de

Redaktionsschluss: 15. Februar 2010

ISBN: 978-3-86851-111-6